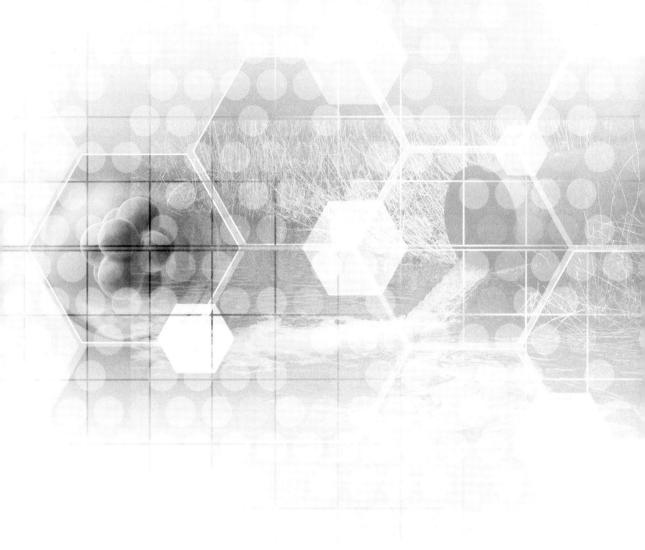

●本教材为研究生核心课程教材，获莆田学院研究生教材出版项目资助

环境毒理 与健康风险

赵晓旭◎主编

厦门大学出版社
XIAMEN UNIVERSITY PRESS

国家一级出版社
全国百佳图书出版单位

图书在版编目（CIP）数据

环境毒理与健康风险 / 赵晓旭主编. -- 厦门 ：厦
门大学出版社，2025.6. -- ISBN 978-7-5615-9737-8

Ⅰ. R994.6 ；R194.3

中国国家版本馆 CIP 数据核字第 2025EU2248 号

责任编辑　陈玉环
美术编辑　张雨秋
技术编辑　许克华

出版发行　*厦门大学出版社*
社　　址　厦门市软件园二期望海路 39 号
邮政编码　361008
总　　机　0592-2181111　0592-2181406(传真)
营销中心　0592-2184458　0592-2181365
网　　址　http://www.xmupress.com
邮　　箱　xmup@xmupress.com
印　　刷　厦门市明亮彩印有限公司

开　本　787 mm×1 092 mm　1/16
印　张　18.5
字　数　462 千字
版　次　2025 年 6 月第 1 版
印　次　2025 年 6 月第 1 次印刷
定　价　49.00 元

厦门大学出版社
微信二维码

厦门大学出版社
微博二维码

本书如有印装质量问题请直接寄承印厂调换

前　言

　　我国环境健康问题日益突出,已成为政府和公众高度关注的焦点。《"健康中国 2030"规划纲要》明确提出要"建设健康环境",加强对影响健康的环境问题的治理。2020 年 9 月,习近平总书记在科学家座谈会上提出"坚持面向世界科技前沿、面向经济主战场、面向国家重大需求、面向人民生命健康",这成为引领国家科技事业发展的新方针。科学地监测、评估和预测环境危险因素造成的人群健康风险,并进行科学的风险交流和精准的干预,是降低环境健康危害的重要手段,对于提高人民健康水平、促进健康中国与美丽中国建设具有重要意义。

　　本教材以编者在环境毒理与健康风险评估领域的教学和科研经验为基础,结合国内外最新和前沿的理论与实践编写,较为全面地介绍了典型污染物的环境暴露和健康危害机制,以及针对环境与健康研究领域科学前沿发展的新型研究手段和分析方法,反映了该领域近年来的新成果、新观点和研究趋势。本教材共 8 章,主要内容包括环境毒理学发展趋势与挑战、污染物体内转运和生物转化、化学品的剂量-效应关系、毒性测试方法学、化学污染物及其毒理学特征、化学混合物与联合毒性、毒理学与现代组学工具、环境健康风险评估等,每章均引入大量案例和最新研究成果,旨在培养学生应用理论知识解决专业问题的能力,并进一步激发学生的科研兴趣。

　　本教材由莆田学院的赵晓旭、黄建辉、林文婷、林秀春、张旭、刘媛利、傅梦茹共同编写。本教材由赵晓旭担任主编,黄建辉、林秀春、张旭、林文婷、刘媛利、傅梦茹担任副主编,第一章由黄建辉、林文婷编写(5.8 万字),第二章由傅梦茹、赵晓旭编写(4.5 万字),第三至第五章由赵晓旭编写(19.4 万字),第六章由张旭编写(5.3 万字),第七章由刘媛利、赵晓旭编写(5.9 万字),第八章由林秀春、赵晓旭编写(4.7 万字)。赵晓旭对全书进行了内容设计、审核和最终统稿。黄建辉教授和林文婷教授对本教材提出了具有前瞻性和系统性的指导意见。

　　本教材可作为环境类硕士研究生专业核心课程的配套教材,也可供高等院校环境科学、环境毒理学等专业的高年级本科生以及相关领域的科研人员和管理人员阅读参考。

　　在本教材的编写过程中,编者参考了毒理学、健康风险评估以及兄弟院校的相关资料,在此表示衷心的感谢。

　　由于编者水平有限,书中难免出现错误和不当之处,敬请有关专家和读者批评指正,不胜感激。

　　考虑到本教材的印刷方式为黑白印刷,在确保内容呈现清晰、准确的前提下,为了丰富读者的阅读体验,我们将彩图整合至二维码中。读者可通过扫描相应二维码,便捷地查看彩图,从而更全面、深入地理解书中内容。

编者

2025 年 2 月

目　录

第一章 环境毒理学发展趋势与挑战

> **主要内容**：毒理学起源与发展；毒理学与相关学科的交叉应用；环境毒理学的产生和发展；毒理学在环境科学领域的意义；毒理学核心概念和思想；环境毒理学当前关注的热点问题；环境毒理学新概念（包括有害结局路径、多组学技术等）；环境毒理学发展前瞻。
>
> **重点**：环境毒理学的基本概念。
>
> **难点**：环境毒理学的最新国际发展动态。

第一节 毒理学概述

毒理学是研究毒物对生物体（包括人类、动物和植物）的影响及其机制的科学。它融合了生物学、化学、医学、环境科学等多个学科的知识，是一个跨学科领域，其主要目的是理解和评估毒物对生物体的潜在危害，以便在实际应用中有效预防和控制这些危害，为生物体的健康或安全保护提供科学依据。毒理学既是一门基础学科，也是一门应用科学，这是由毒理学的研究内容和使命所决定的。毒理学的不同历史发展阶段的研究内容和任务不同，传统毒理学的基本任务是研究外源化学物毒性和毒性作用（general toxic effect）机制。现代毒理学是研究外源性有害因素（包括化学、物理和生物因素）对生物体及生物系统的损害作用、生物学机制，进行安全性评价和危险度管理的科学。毒理学的研究涉及多个层面，包括剂量-效应（反应）关系（dose-response relationship）、毒物的生物转化和代谢过程及毒物的靶器官（target organ）和靶细胞等方面。此外，随着工业化进程的推进，许多新型化学物质和污染物进入环境，这些物质的长期暴露可能对生态系统和人类健康造成严重威胁。因此，毒理学还包括环境毒理学，它关注的是环境污染物对生态系统和人类健康的影响，研究旨在评估这些污染物的潜在危害，制定相应的环境保护政策和措施。

毒理学作为一门综合性科学，在保护人类健康、改善环境质量以及促进科学技术进步等方面发挥着重要作用，其不仅是科学研究的重要组成部分，也是制定公共健康政策、保护生态环境以及促进社会发展的关键领域。

一、毒理学起源与发展

毒理学可以说是一门既古老又年轻的学科。其起源极为久远,在古代中国、古埃及、古希腊、古罗马和印度等国的古代医药文献中,均有关于毒物和中毒的记载,毒物"Toxic"一词就源于希腊文字"Toxikon"。说其年轻是因为毒理学作为一门学科发展开始于 20 世纪初,属于新兴边缘学科。我国最早的一部药物学专著《神农本草经》,将药物按其功用分为上品、中品和下品三类。上品药 120 种在当时被认为是无毒而可久服的药物;中品药 120 种被认为是防治一般疾病的药物;下品药 120 种中多半是有毒的药物。这说明我们的祖先对环境中的有害因素早有认识。中国的《黄帝内经》被认为是大多数中医药著作的基础,其中有很多毒物及解毒的记载。此外,610 年隋代巢元方著的《诸病源候论》,752 年唐代王焘的《外台秘要》等古代医书均注意了有毒物质的毒性,宋代宋慈所著《洗冤集录》(1247 年)记载了服毒、解毒和验毒的方法。明代医学家李时珍在他的不朽名著《本草纲目》(1590 年)中对许多毒物均有记载,并就生产中接触铅的危害做了详细的描述:"铅生山穴石间……其气毒人,若连月不出,则皮肤萎黄、腹胀不能食,多致病而死。"除早在《神农本草经》中就有汞的记载外,1637 年明代宋应星在《天工开物》中也介绍了职业性汞中毒等的预防方法。

公元前 580—前 498 年,Pathagoras 研究了金属对机体的毒性效应,提出了中毒的因果关系,对早期毒理学做出了重要贡献;公元前 120—前 63 年,Mithridates 系统研究了毒物对人体的作用,被认为是临床毒理学的创始人;公元 40—90 年,Dioscorides 研究了汞的毒性,并对毒物进行了分类,亦对毒理学做出了重要贡献。文艺复兴时期,随着科学方法的兴起,毒理学开始得到系统的研究。Paracelsus(1493—1541)是中世纪文艺复兴时期医学史和毒理学史上的一个重要人物,他指出,所有物质都是毒物,没有绝对的非毒物,剂量决定一种物质是不是毒物,他还确立了剂量-反应关系这一重要的毒理学概念,被认为是毒理学发展史上的重要里程碑;1775 年,英国著名医生 Pott 研究了烟筒清扫工患阴囊癌的因果关系,揭示了多环芳烃(polycyclic aromatic hydrocarbons,PAHs)致癌作用的事实,由此提出毒物作用于靶器官的概念,被认为是现代毒理学研究的开端。

19 世纪以后,有机化学的发展大大促进了现代毒理学的研究与发展。Magendie(1738—1855)、Orfila(1787—1853)、Bernard(1813—1878)等人的工作被认为是真正开始了实验毒理学的创新研究工作,为药理学、治疗学、实验毒理学奠定了基础,Orfila 被视为现代毒理学的奠基人;20 世纪初,Schmiedeberg(1838—1920)、Lewin(1850—1929)、Kobert(1854—1918)等的研究为现代毒理学和药理学的发展进一步奠定了科学基础,到 20 世纪 70—80 年代,分子生物学技术的迅速发展和其在毒理学中的应用使毒理学研究步入分子水平。这一时期毒理学重要出版物主要有 *Casarett & Doull's Toxicology*(1975 年)、*Hayes* 主编的 *Principles and Methods Toxicology*(1982 年),以及 *Sipes* 等主编的 *Comprehensive Toxicology*,这些毒理学著作至今已多次再版,成为毒理学的经典著作。此外,20 世纪后期,毒理学在风险评估和公共健康方面发挥了重要作用。科学家们开发了各种风险评估模型和工具,以评估毒物对人类健康和环境的潜在威胁。这些模型和工具为制定环境保护措施和公共健康政策提供了科学依据。

二、毒理学与相关学科的交叉应用

随着科技的飞速进步和多学科的深度融合,毒理学的发展迎来前所未有的革新。这些革新背后的驱动力,正是那些被统称为"新方法"的风险评估技术。新方法结合了包括细胞生物学、计算机科学等多个领域在内的前沿科技,使得毒理学的研究更加系统、全面和深入。例如,高通量筛选(high throughput screening,HTS)就是一种代表性技术,它能够迅速地对大量化合物进行毒理评估,极大地提升了研究效率(图 1-1)。[1]而在体外毒理学研究中,高含量筛选(high content screening,HCS)则发挥了重要作用,该技术结合自动显微镜和定量图像分析,使研究人员能够在微观层面精确地观察和分析化学物质对生物体的影响。[2]

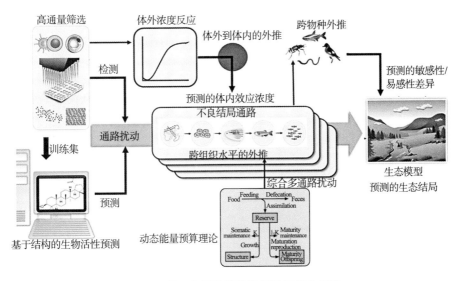

图 1-1　基于高通量筛选数据及其综合应用

此外,定量结构-活性关系(quantitative structure-activity relationship,QSAR)预测等技术的应用,使得毒理学研究从经验驱动转向数据驱动,更加科学和精确。[3]结构警报等大数据技术更让毒理学研究如虎添翼,能够帮助研究者快速、准确地识别有毒化学物质。这些新技术的涌现和应用,得益于多学科的深度融合。它们如同赋予毒理学强大力量的"机械臂",极大地拓展了研究范畴,打破了传统技术的桎梏,进一步完善了毒物安全评价体系,为毒理学指明了发展方向,推动了学科向更宽广、更深入的领域迈进。

1.毒理学与环境科学的交叉应用

(1)评估环境污染物对生物体的危害

环境科学与毒理学密切相关,毒理学方法在评估环境污染物对生物体的健康危害方面具有重要作用,其通过动物试验、细胞试验以及计算模型等方法,可以确定污染物的安全阈值和潜在危害,帮助评估这些物质在环境中的风险。例如,双酚 S(bisphenol S,BPS)曾被认为是双酚 A(bisphenol A,BPA)更安全的替代品,但最新毒理学研究发现,BPS 也是一种内分泌干扰物(endocrine disrupting chemicals,EDCs),具有生殖毒性,能破坏斑马鱼(*Danio rerio*)和小鼠的生殖系统,并具有神经、肝和肾毒性。[4,5] 此外,广泛用于消防泡沫和食品包装的全氟和多氟烷基物质(per-and polyfluoroalkyl substances,PFAS)具有持久性、生物蓄积性和抗降解性。[6] 特别是全氟烷基磺酸(perfluorooctane sulphonate,PFOS),具有神经毒性,可影响神经细胞的生长分化及脑发育、神经突触的形成及其可塑性、神经递质的产生以及离子通道的稳定等(图 1-2)。[7] 诸如此类的毒理学研究数量众多,不仅深入探索了环境污染物对生物体的危害,而且为环境保护提供了重要依据。更重要的是,这些研究成果在一定程度上可以应用于人类,为研究人类长期暴露于环境污染物可能产生的不良结局提供理论支撑。

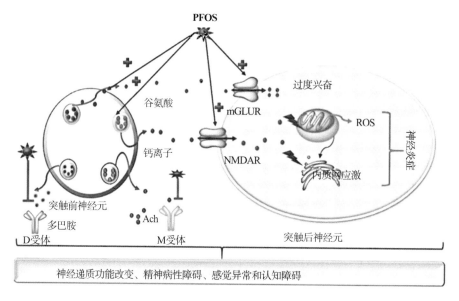

图 1-2　PFOS 诱导的神经毒性

(2)研究环境污染物在环境中的转化和归趋

尽管自然环境具有强大的自我修复能力,但仍有一些环境污染物,如持久性有机污染物(persistent organic pollutants,POPs),由于其分子量小、持久性强,故能长期在环境中存在。这些污染物通过污染食物链对人类健康造成损害,因此,它们在环境中的转化和归趋问题值得密切关注。比如 PFAS 在环境中会经过多种转化过程,如水解、氧化、还原等,增强稳定性,其主要的迁移方式是大气和水流运输,人类接触这类物质的最常见途径是饮用水和被污染的食物。[8] 另一篇有关潜在有毒元素(potentially toxic elements,PTEs)的研究深入探索了其在环境中的迁移模式和影响因素,结果发现 PTEs 主要呈现扩散模式,并可以被土壤胶体吸附或与土壤溶液发生离子交换,而且它们还能被植物所吸收,更为重要的是,有机碳对金属元素在土壤中的吸附和迁移具有显著影响。[9] 由此可见,将毒理学与环境科学进行交叉应用,不仅可以深入探索环境污染物的迁移与转化模式,为环境治理提供新的思路和策略,还能发现其转化过程中可能产生的中间产物和终产物。这不仅有助于更好地了解环境污染物对人体的潜在危害,还能为预防和减轻环境污染对人类健康的负面影响提供有力的科学依据。

（3）预测环境污染物对人类健康的潜在影响

无论是毒理学还是环境科学，最终的目标都是保障人类健康。因此，预测环境污染物对人群健康的潜在影响至关重要。发现并揭示环境污染物对人体健康的危害、降低污染物的环境浓度、改善环境污染状况，既是毒理学和环境科学的共同目标，也是它们交叉融合的主要推动力。要预测环境污染物对人类健康的潜在影响，必须进行全面的分析。这不仅包括了解环境污染物的性质，如浓度、稳定性、持久性、生物可利用性及其在环境中的行为，还需要掌握人类对这些污染物的暴露程度、途径和时间等因素，并对其进行毒性评估，同时也要分析个体易感性差异的因素。以镉为例，镉的主要来源包括可充电镍镉电池及锌、铜、铅等化学物冶炼过程中的副产品。在中国贵州西北部，当地土壤中的镉浓度范围高达 0.94～11.97 mg/kg。[10] 镉主要通过摄食和吸烟进入人体，其在体内的生物半衰期极长，容易沉积在器官中成为累积性毒素，引发骨质疏松症、高血压、神经功能障碍、肿瘤等疾病[11]，而镉暴露与骨密度的负相关水平在性别和种族之间存在差异（图 1-3）[12]。因此，单一学科无法全面预测环境污染物对人类健康的潜在影响，多学科的交叉融合和灵活运用是必不可少的。

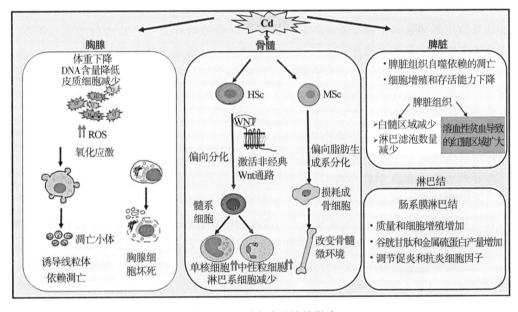

图 1-3　Cd 对免疫系统的影响

2.毒理学在医药领域的应用

（1）药物毒理学的应用

作为医学的分支学科，毒理学在医药领域中占据重要地位。药物毒理学是毒理学与药学的交汇点，专注于研究药物对生物体的毒性作用，其通过评估药物的安全性，确保药物在有效治疗疾病的同时，不会对患者造成不必要的健康风险。因此，毒理学在新药研发阶段的药物毒性筛选中扮演着不可或缺的角色。通过一系列毒性试验和评估，毒理学可以有效识别和管理药物的潜在毒性，确保药物在治疗疾病的同时最大限度地保障患者安全。随着科学技术的发展，毒理学的方法和工具也不断进步，使得药物毒性筛选更加精准和高效，从而推动新药研发的成功和药物安全性的提升。

传统的药物体内分布模式检测方法包括定量全身放射自显像、液相色谱-质谱分析和荧光标记等。近年来，质谱成像(mass spectrometry imaging，MSI)技术逐渐成为一种被广泛应用的检测方法。[13]例如，MSI技术被用于检测药物产生肾毒性时所生成的结晶沉淀物，以及验证肝毒性药物的毒性机制。[14]相比于传统方法，MSI技术具有更高的灵敏度和特异性，能够更准确地反映药物在体内的分布和代谢情况。

药物毒理学是研究药物对生物体产生毒性效应及其机制的学科。其核心目标是评估药物的安全性，确保药物在使用过程中不会对健康造成严重风险。其不仅有助于在药物上市前评估其安全性，还在药物开发的早期阶段提供关键数据，帮助优化药物结构和使用方案。此外，毒理学研究还帮助制定安全使用指导，并满足各国药品监管机构的法规要求。通过系统的毒理学研究，研究者能够预测和管理药物的潜在风险，确保药物在实际应用中的安全性。这不仅保障了患者的健康，还提高了药物开发的成功率，推动了医药科学的发展。

(2)临床毒理学的应用

临床毒理学是毒理学与临床医学紧密结合的学科，专注于研究毒物对人体的影响。其主要任务是检测和鉴定中毒症状，并为患者提供合适的治疗方案。在进行中毒诊断时，了解有毒化学物的性质和毒性作用方式是非常关键的。这些信息不仅有助于识别中毒症状，还为临床医生提供了关于如何采取有效治疗措施的重要依据。因此，临床毒理学在保护人类健康和促进中毒患者康复方面发挥着至关重要的作用。以巴西近期的一项研究为例，该研究旨在收集施用农药的烟草种植户的农药急性中毒发生率，在评估急性中毒症状时，研究团队参考了毒理学评估的结果作为判定标准。[15]这一实例突显了毒理学在保护人类健康和评估农药风险中的关键作用。

在处理急性有毒化学物中毒时，制定临床实践指南至关重要，这一过程需要医生与毒理学专家紧密配合。例如，对乙酰氨基酚中毒可能引发急性肝损伤、肝衰竭甚至死亡。为了有效应对这种中毒，美国和加拿大的4个毒理学组织合作2年，制定了针对对乙酰氨基酚中毒的临床实践指南。[16]该指南提供了标准化的治疗方案，旨在提高救治成功率并减少死亡风险。这类合作案例众多，毒理学与临床医学的结合不仅加速了毒理学研究成果的实际应用，也帮助临床医生更高效地救治患者，从而整体提升了人类的健康水平。

3.毒理学与组织工程学的交叉应用

(1)构建新型体外试验模型

毒理学与组织工程学的交叉应用在现代生物医学研究中扮演着越来越重要的角色，尤其是在构建新型体外试验模型方面。体外试验模型是指在体外环境中模拟生物体内部环境的实验系统，用于研究化学物质、药物或其他治疗干预的生物学效应。这些模型对于评估化学物质的毒性、安全性和有效性至关重要。传统的体外模型多依赖于二维细胞培养系统，这种系统虽然易于操作，但存在一些局限性。二维细胞培养系统中的细胞与体内环境的相似性较差，不能完全模拟细胞在体内的真实生理状态。因此，这种模型可能无法准确反映化学物质或药物在真实生物体中的毒性作用。此外，二维细胞培养系统缺乏组织结构的复杂性和细胞间的相互作用，限制了其在复杂生物反应研究中的应用。为了克服传统体外模型的局限性，毒理学研究逐渐引入三维组织工程模型(图1-4)，其不仅能够更好地模拟细胞在体内的生理状态,包括细胞间的空间分布和组织结构,从而更准确地反映化学物质或药物的生物学效应,为毒性评估提供更可靠的数据,还能够再现复杂的生物学过程,如组织再生、疾病进展和药物代谢等。这将有助于人们深入理解化学物质对生物体的影响,并为新药研发和毒理学研究提供宝贵的数据。

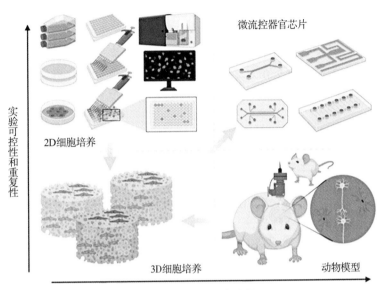

图 1-4　微流控器官芯片平台

　　3D 细胞技术的一个重要应用是类器官的构建。类器官是由多能干细胞或体组织干细胞在体外自发形成的三维结构,具有广泛的应用价值。在毒理学研究、药物开发以及再生医学等领域,类器官都发挥着重要的作用。例如,利用 3D 肝类器官进行毒性筛选,可以预测药物性磷脂病;构建自组织人肝类器官进行高通量毒性筛选;利用人类胚胎干细胞制备的 3D 脑类器官有助于探究丙烯酰胺的发育神经毒性;等等。[17] 这些研究不仅有助于深入了解药物和化学物的毒性和作用机制,也为药物开发和化学物毒性评价提供了重要的实验模型。

　　基于 3D 细胞培养技术的器官芯片(organ-on-a-chip,OOAC)技术正在迅速发展,这一技术结合了微流控技术,能够模拟人体器官功能。它具有调节浓度梯度、剪切力、细胞模式、组织-边界和组织-器官的能力,其体系结构与人体内复杂微环境相似。[18] 因此,该技术受到毒理学、药学等领域的高度关注和青睐。目前已经成功研制出多种器官芯片,这些芯片模拟了不同器官的功能,包括但不限于肠道芯片、肺芯片、皮肤芯片、血脑屏障芯片、肝脏芯片、肾脏芯片、心脏芯片。更有甚者,科研人员还成功研发出能够模拟人体器官之间复杂相互作用的多器官芯片,将多个器官芯片单元连接起来,以更全面地模拟人体内的微环境。这些创新的器官芯片技术能够模拟化学物质对人体的毒性反应,以及药物在人体内的吸收、代谢、分布和排泄过程。[19] 这些小小的芯片为毒理学体外试验提供了更多的可能性和更准确的模拟,使研究更接近真实的生理环境。通过这些技术,科学家们能够更好地了解物质对人体的影响,为药物研发和毒理学研究提供精准的数据和实验模型。

（2）组织工程产品或生物材料的安全性评价

组织芯片作为毒理学与组织工程学结合的产物，具有广泛的应用前景。然而，其安全性和有效性仍需进一步验证。特别是对于需要植入人体的生物材料，需要考虑生物相容性、是否会引起人体的不良反应、是否存在免疫排斥反应，以及是否具有急性或慢性毒性等。这些问题都需要在研发阶段进行充分研究和解决，以确保组织芯片的安全性和有效性。因此，对于组织芯片的研发和应用，必须持谨慎态度，并进行严格的毒理学测试和评估。例如，在将人工肾脏应用于临床治疗之前，必须确保其不会引发致癌转化细胞的关键特性。[20] 为此，毒理学检测方法在人工肾脏的安全性评价中发挥着至关重要的作用。这也再次证明了多学科交叉融合的必要性，为人工肾脏等生物技术的安全性和有效性提供了有力支持。

4.计算机科学与人工智能等新兴学科在毒理学中的交叉应用

近年来，随着 ChatGPT 等语言模型的兴起，人们越来越关注大数据和人工智能（artificial intelligence，AI）领域的迅速发展，以及其对工作、学习和生活的影响。在毒理学领域，也有学者开始将计算机科学、机器学习（machine learning，ML）和人工智能技术应用于研究。传统毒理学试验通常结合体内和体外方法，这种方式既费时费力，又受到许多干扰因素的影响，误差较大。与此同时，生物信息学和组学技术的进步使得毒理学研究产生了大量数据。计算机科学和人工智能提供了强大的数据处理和分析工具，如机器学习和深度学习，这些工具能够处理大规模、高纬度的数据，挖掘其中的模式和规律。借助这些技术，研究人员可以快速构建药代动力学模型或定量构效关系模型，进行不良结果通路分析或高通量筛选，大幅提升研究效率和准确性，为毒理学研究带来新的视角和方法。[21]

利用丰富的实验数据和毒理学知识，计算机科学和人工智能可以创建预测模型，以预测化合物的毒性和生物活性。这些模型可以显著提高毒理学研究的效率，降低实验成本，并为毒物风险评估和药物开发提供有力的决策支持。人工智能在毒理学安全性评价中有广阔的应用前景，例如，利用人工智能药物安全模型在药物研发阶段进行安全性评估，可以有效预测可能的肝损伤，从而显著降低企业的研发成本并提升研发效率。[22] 此外，脑机接口技术也成为毒理学研究的前沿热点之一，通过捕捉脑电图特征来诊断神经病变，可以显著减轻实验动物的痛苦，并为未来毒理学研究提供更多的可能性。[23]

随着精准医学和个体化治疗理念的兴起，毒理学研究也在向个性化方向发展。计算机科学和人工智能能够帮助研究人员分析个体差异对毒物敏感性的影响，为个性化治疗和毒物风险评估提供科学依据。此外，计算机科学和人工智能还可以推动智能实验系统的设计与开发，例如自动化平台和智能机器人，这些系统能够自主完成实验操作和数据采集分析，从而提升实验效率和精度，减少人为误差。[24] 因此，计算机科学和人工智能在毒理学中的应用不仅带来了新的机遇，也面临挑战，推动了毒理学的深入发展和创新。

5.毒理学在更多领域的应用

除前文提到的环境化学因素外，物理因素和生物因素也对生物体产生影响。例如，在我们进入 5G 时代之后，这一新兴的网络通信技术得到了广泛应用。然而，有研究指出，5G技术所产生的无线辐射可能会对人体造成潜在的不良影响，增加患皮肤癌和白内障等严重疾病的风险。[25]物理因素作为毒理学关注的外源有害因素之一,加强这一领域与其他学科的交叉合作,既能为基站的选址与建设提供指导,也能够为通信技术的未来发展开辟新方向,从而更有效地保护人类健康,降低不良因素的危害。同时,细菌、病毒和寄生虫等有害生物因素也是外源性有害因素,多学科的合作在防控这些生物因素中显得愈发重要。例如,在新冠疫情防控中,毒理学与流行病学专家协同工作,识别并管理治疗过程中可能出现的急性和慢性毒性,预测和减轻药物间的不良相互作用,并优化实践标准,减轻医疗体系的压力,从而为抗击疫情贡献了独特的力量。[26]

未来,进一步增强毒理学与涉及生物体有害的化学、物理和生物因素之间的交叉融合显得尤为重要。首先,应整合研究资源和数据,建立一个跨学科的研究平台和数据库,以实现资源共享和优势互补,这将有助于提高研究效率和成果质量。借助大数据分析、机器学习和人工智能等先进技术,可以整合来自不同学科的数据集,揭示有害因素暴露与生物体反应之间的复杂关系。其次,开展综合性研究项目是加强毒理学与相关学科交叉融合的关键步骤。可以通过汇聚来自不同学科领域的专业知识和方法来更全面地探讨生物体的有害因素毒性机制及危害程度,并基于这些研究提出更精准和有效的防护及治理策略。

第二节　环境毒理学

环境污染问题日趋复杂,不仅污染物的数量和种类在不断增加,而且交互作用形式日益多样化。污染物在环境中的迁移、转化及降解过程经历着一系列复杂的物理、化学和生物变化,在这些变化中一部分污染物被去除,但另一些只是在形态和性质上发生了变化,生成了新的污染物,它们往往会带来更大的安全隐患。环境毒理学主要研究环境污染物,特别是外源性环境污染物对生物有机体尤其是对人体的影响及其作用机制。

一、环境毒理学概念及学科地位

1.环境毒理学概念

环境毒理学是利用毒理学方法研究环境污染物对生物体及其环境影响的科学,是涉及化学物质对生态系统和人类健康的毒性效应及其机制的一门新兴学科,它结合了毒理学、环境科学、生态学和公共卫生等多个学科的知识,通过对污染物的检测、暴露评估和风险管理,旨在保护生态环境和人类健康。它是理解环境与健康、环境与生态平衡、环境与生物多样性等重要问题的工具和手段,是近年来人类在保护和改造环境过程中孕育出来的一门新的学科,它的产生与毒理学密切相关。它既是环境科学和生态毒理学的重要组成部分,也是目前毒理学中发展最为迅速的一个分支学科。

随着工业化和城镇化的推进,有毒有害化学品所带来的严重污染已成为制约社会经济快速增长的严峻问题。环境污染物是指由于人为的或自然的原因进入环境并使环境的正常组成和性质发生改变、直接或间接有害于人类与其他生物的物质。环境污染物的种类繁多,但主要是由人类生产和生活活动造成的,包括物理性、生物性和化学性污染物。物理性污染物如电离辐射、电磁辐射、光污染及噪声污染等;生物性污染物如细菌、病毒、寄生虫及生物毒素等;化学性污染物如工业化学品、农用化学品、食品添加剂及日用化学品等。中国是全球工业化学品的重要生产基地,并且拥有高强度的农业和养殖业。据统计,2009年美国化学会旗下的美国化学文摘社(Chemical Abstracts Service,CAS)登记的化学物质已达5000万种,从收录4000万种化学物质到第5000万种,CAS仅仅用了9个月的时间。相比之下,CAS经历了漫长的33年,直到1990年,才收录到第1000万种化合物,这足以表明当前化学合成的发展之迅猛。据估计,当今已有10万余种化学物质进入了生态系统,其中常用化学物质有7万余种。而且自1950年以来,已经合成了超过14万种新的化学品和杀虫剂,它们对健康的影响通常是未知的。这些化学物质在给我们的生活带来方便的同时,也对生态环境及人类健康构成了严重的威胁。最近的疾病负担研究估计,环境暴露导致的可预防死亡介于900万~1260万之间。[27] 这个数字量化了大量环境暴露对健康的影响,包括颗粒物空气污染和臭氧、水污染、职业性致癌物和颗粒物暴露,以及重金属、化学品和铅污染的土壤。因此,以污染物共存和复合效应为核心的污染物环境行为和健康风险研究是全球环境科学领域的研究热点和前沿。此外,我国在2021年出台的"十四五"规划和"2035年远景目标纲要"中明确了"重视新污染物治理"是国家未来发展的重大战略需求。由于环境化学污染物是环境污染物中种类最多、污染最严重、分布最广、对人类健康及生态系统危害最严重的物质,所以环境化学污染物是环境毒理学的主要研究对象。

环境毒理学所指的环境是人类所处的所有生物和非生物因素所构成的环境。环境保护也是环境毒理学的重要任务之一,因此所有由环境保护法规规定的环境也属于环境毒理学的研究范畴。这包括与人类相关的自然环境和人为环境及其组成部分。例如,自然环境、职业环境(如工业环境)、室内环境(包括住宅、办公室和公共场所)以及食品环境等。自然环境可以细分为大气环境、水环境、土壤环境和生物环境等。大气、水、土壤、生物和食品等都是环境污染物的载体,污染物通过这些介质影响人体,因此,这些介质中存在的污染物都可以被认为是环境污染物。

环境毒理学的研究范畴不仅涵盖环境污染物对个体的影响,还涉及这些污染物对人群以及整个社会产生的影响及防治措施。同时,它还探讨环境污染物对生态环境的损害及保护措施,以及污染物对非人类生物(如构成人类食物链的生物)的影响和防护。环境毒理学是环境科学、生命科学、预防医学和毒理学的一个分支学科,也是环境医学的重要组成部分。它不仅属于应用科学,而且也属于基础理论科学。与之相比,毒理学的研究范围更广泛,它研究物理、化学和生物因素,尤其是化学因素对生物体(包括人类)的损害作用及其机制。

2.环境毒理学的学科地位

环境毒理学作为一门综合性的学科,具有极其重要的学科地位,它在保护人类健康、维护生态平衡和推动科技进步方面发挥着核心作用。环境毒理学融合了毒理学、环境科学、生物学、化学和公共卫生等领域的知识,形成了一个多学科交叉的研究领域。通过对环境中各种化学物质的毒性及其对生物体影响的深入研究,环境毒理学不仅关注污染物如何影响人类健康,还探索这些毒物在环境中的行为、传播及其对生态系统的潜在威胁。

①环境毒理学在保障公共健康方面具有重要作用。随着工业化进程的推进,环境污染问题日益严重,空气、水体和土壤中的有害物质对人类健康造成了直接威胁。环境毒理学通过评估污染物的毒性、暴露途径和潜在健康风险,为公共卫生政策和防护措施的制定提供科学依据。如通过研究空气中的颗粒物、重金属及有机污染物人体健康的影响,环境毒理学能够帮助制定更严格的排放标准,减少对人群健康的负面影响。

②环境毒理学对政策制定和法规制定具有重要支持作用。各国政府和环境保护机构需要依靠科学研究来制定和实施环境保护政策。环境毒理学的研究成果为制定环境标准、实施污染控制措施提供了基础数据和理论支持。如在确定饮用水中污染物的允许浓度时,环境毒理学的风险评估能够帮助确定安全限值,保障公众的饮用水安全。

③环境毒理学还对生态系统保护起到关键作用。现代社会的环境污染不仅影响人类健康,还对生态系统的健康产生深远影响。通过研究毒物对动植物的影响,环境毒理学能够揭示污染物对生态系统的长期影响,包括生物多样性的减少和生态功能的丧失。了解这些影响可以帮助制定保护生态系统的策略,维护生态平衡和生物多样性。

④环境毒理学在推动科学研究和技术进步方面也发挥着重要作用。随着科技的进步,环境毒理学不断推动新技术的发展,如先进的毒物分析技术、风险评估方法和污染治理技术。这些技术不仅提高了环境监测和污染治理的效率,还促进了科学研究的深入进行。

⑤环境毒理学对社会和经济的影响不可忽视。减少环境污染对健康的危害,有助于降低因疾病产生的医疗费用,减轻社会经济负担。通过科学研究,环境毒理学帮助社会应对环境挑战,推动可持续发展,实现经济发展与环境保护的平衡。

综上所述,环境毒理学在现代社会中具有重要的学科地位。它不仅是科学研究的重要组成部分,也为公共健康保障、政策制定、生态保护和社会经济发展提供重要的理论基础。

二、环境毒理学的产生和发展

20 世纪中后期,在环境污染严峻、环境与健康受到广泛关注的形势下,雷切尔·卡逊的著作《寂静的春天》发表,使得环境污染对健康的影响受到全社会的关注,近现代形成和发展起来的毒理学与新兴的环境科学交叉融合形成了一门新型边沿学科——环境毒理学,它是研究环境污染物对健康的毒性作用与机理的科学。环境毒理学产生和发展的历史大致可分为三个阶段:萌芽期、诞生与形成期及发展期。[28]

一般认为,从 20 世纪初至《寂静的春天》一书发表这一阶段是对环境污染危害健康的早期研究阶段,即环境毒理学学科的萌芽阶段。由于卡逊在《寂静的春天》一书中第一次提出"环境污染""环境污染物""环境污染物对健康危害"等术语,对环境毒理学学科的产生和发展产生了积极的启蒙作用,因此她被誉为环境毒理学萌芽时期的杰出代表和"环境毒理学之母"。

自 1962 年以来,经过不同专业领域特别是毒理学领域对环境污染与健康关系的长期研究,不同研究者均于 1968 年各自独立地提出"环境毒理学"这一学科术语。同年,美国加州大学成立了环境毒理学系并开始对多种环境化学污染物的毒性进行研究;瑞典斯德哥尔摩大学成立了环境毒理学工作组并对甲基汞等环境污染物的毒理学作用进行评价;美国毒理学家卢米斯和海斯合著的《毒理学基础》(*Essentials of Toxicology*)一书把环境毒理学列为毒理学学科的三大分支之一,这是对环境毒理学学科最早的学术定位。这三个学术事件标志着环境毒理学学科在 1968 年正式诞生与形成。

环境毒理学学科形成以后即进入学科发展期。20 世纪 70 年代是环境毒理学快速发展的年代,对颗粒物、二氧化硫、甲基汞、多氯联苯(polychlorinated biphenyls,PCBs)等环境污染物毒性作用的研究获得了很大进展。1980 年是环境毒理学全面发展、在多个领域取得突破的年代,现代物理学、化学、生物学和医学的先进方法和技术被广泛引入环境毒理学研究。1990 年至今是现代环境分子毒理学和环境毒理基因组学(genomics)飞跃发展的年代,随着分子生物学研究的兴起、人类基因组计划(HGP)的实施和美国环境基因组计划的开展,环境毒理学研究向分子水平快速迈进。

环境毒理学在我国的研究历程,大体上可分为起步期、快速发展期、创新发展期三个阶段。[29] 1972 年 6 月,中国政府派代表团出席了在斯德哥尔摩召开的第一次国际环保大会。1973 年,中国召开第一次环境保护会议,随后制定了环境科学发展规划,与环境毒理学密切相关的《环境科学》和《卫生研究》两种学术期刊创刊,环境毒理学研究在我国开始快速起步,多种环境化学污染物毒性作用的研究开始展开。

20 世纪 80 年代,我国在环境毒理学研究的很多领域已经与国际接轨,有的研究项目已达到国际先进或领先水平。在教育方面,从 1986 年起,山西大学首先为环境科学专业的本科生开设环境毒理学课程,并编写《环境毒理学基础》讲义。为了适应环境毒理学科研和教学的需要,我国第一部《环境毒理学》专著于 2000 年由中国环境科学出版社出版。继之,我国第一部环境毒理学国家级规划教材《环境毒理学基础》出版,至今已经修订至第四版。现在我国环境毒理学本科和研究生教育已经建立起日臻完善的教学体系,已经具有一批高素质专家学者从事环境毒理学科研和教学,他们在环境健康科学研究第一线发挥着重要作用。

随着 1968 年环境毒理学学科的产生,1969 年生态毒理学学科也应运而生。现代环境毒理学可以说包括经典环境毒理学和生态毒理学两方面的内容,其实验对象包括啮齿类动物、鸟类、鱼类等生态系统的组成成分。事实上,对环境污染物的人体暴露评价也需要了解食物链上其他物种的暴露情况。化学污染物通过食物链的传递在不同营养层次生物中产生的效应是环境毒理学研究的焦点之一。因此,现代环境毒理学和生态毒理学研究的区别日益模糊,长期以来学界对环境毒理学和生态毒理学之间的区别还没有进行全面系统的论述,导致这两个学科常被混为一谈,甚至被认为是同一个学科的不同名称。为了推动学科的正常交流和发展,在 2006 年孟紫强主编出版的《生态毒理学原理与方法》(科学出版社)著作中,对环境毒理学与生态毒理学的区别首次进行了全面系统的分析,提出二者是各自独立的学科,不可混为一谈,应该分离发展。[30] 此后,教育部相继批准孟紫强主编的《环境毒理学基础》和《生态毒理学》作为普通高等教育"十五""十一五"国家级规划教材。由此可知,环境毒理学与生态毒理学两个学科独立发展的提出和实践,是环境健康科学发展历程中中国教育智慧的体现。

进入 21 世纪,我国的环境毒理学科研和教育已经进入创新发展期。2002 年,山西大学联合北京大学、北京医科大学、北京师范大学、中国疾病预防控制中心等多家单位、多学科有关学者组成联合攻关团队,在国家自然科学基金重点项目"沙尘暴细颗粒物理化特性及其对健康的影响"的支持下,奔赴现场与实验室研究相结合,对沙尘天气及颗粒物的化学特性、流行病学和毒理学进行研究。经过多年(2002—2006 年)的跨学科综合研究,阐明了沙尘天气(包括沙尘暴)对健康的危害及其毒性作用机制与防护对策。特别值得注意的是,这些研究还发现,在长期暴露于沙尘天气的人群中,多种慢性疾病特别是沙漠尘肺的患病率明显增高,这一现象引起了公众和有关部门的关注,大家为防治沙尘天气对健康的危害献计献策。

在我国环境健康研究上具有里程碑意义的是 2002 年我国启动的一项国家重大基础研究项目("973"项目)——"环境化学污染物致机体损伤及其防御的基础研究"。该研究着重研究典型环境化学污染物的应答基因及其表达调控、易感基因功能、DNA 损伤和修复、应答蛋白质功能、细胞周期、信号转导等环境毒理学作用机制,以及生物资源信息、健康风险评价等。这是我国环境健康科学研究的重大突破,而现代环境毒理学研究在该项目研究中起着关键作用。2024 年环境健康学科(包括环境暴露学、环境流行病学、环境与生态毒理学等研究方向)正式成为一级学科环境科学与工程涵盖的 3 个二级学科之一。

综上所述,环境毒理学作为一个独立的学科产生于 20 世纪 60 年代,作为新兴的边缘学科,它和很多领域有交叉性。它既是环境科学、生命科学、预防医学的一个重要组成部分,又是毒理学的一个分支学科。它运用毒理学的基本原理,借助环境科学、生命科学和预防医学的发展而发展。与环境毒理学类似,生态毒理学也是研究环境污染物对生物有机体的影响的科学,但其侧重于研究环境污染物对生态系统及其人类以外的生物组成部分的影响。近年来,随着环境科学、生命科学的飞速发展,人们对环境毒理学的认识也逐渐加深。环境毒理学作为一门学科日渐成熟,在环境污染物的健康危险度评价和管理中起着越来越重要的作用。

第三节　环境毒理学的研究对象、主要任务和主要内容

一、研究对象

环境毒理学的研究对象主要是包括人类在内的各种生物产生的具有危害性的环境污染物,主要有化学性、物理性及生物类污染物。

1.化学性污染物

化学性污染物是指在环境中存在的、对生物体和生态系统有害的化学物质。它们可以来自工业生产、农业活动、交通排放等多个方面,主要对空气、水体、土壤以及食物链产生影响。化学性污染物的种类繁多,包括重金属、有机污染物、石油类污染物、气体污染物以及新污染物等。重金属如铅、汞、镉和砷等是常见的环境污染物。它们通常通过工业生产、废弃物处理和农业施肥释放到环境中。这些金属在土壤和水体中可以长期存在,通过食物链积累,导致生物体中毒,对人类健康造成慢性危害,比如神经系统损害和肾脏疾病。有机污染物包括 POPs 和农药。持久性有机污染物如多氯联苯 PCBs 和滴滴涕(dichloro-diphenyltrichloroethane,DDT)在环境中难以降解,能通过食物链累积,对生物体和生态系统造成长期负面影响。农药类污染物在农业活动中使用,残留在土壤和水体中,可能影响生态系统及人体健康。气体污染物如二氧化硫、氮氧化物和一氧化碳(CO)等,主要来源于燃烧化石燃料和工业排放。这些气体对空气质量造成严重影响,可能引发呼吸系统疾病和心血管疾病。新污染物包括微塑料(MPs)和药物残留等,这些物质近年来逐渐被关注,因其在环境中难以降解,对生态系统和人类健康构成潜在威胁。

2.物理性污染物

物理性污染物指的是在环境中存在的、对生物体和生态系统造成物理性损害的污染物,包括光污染、噪声污染和热污染等,它们在环境中可能不会像化学污染物那样直接引发化学反应,但其物理影响同样显著。光污染主要包括白亮污染、人工白昼污染和彩光污染。它们不仅会对人眼的角膜和虹膜造成伤害,抑制视网膜感光细胞功能的发挥,引起视疲劳和视力下降,还会诱发癌症。噪声污染是指环境中存在的过度噪声,这些噪声主要来自交通、工业生产、建筑施工和娱乐活动等。噪声污染不仅干扰人们的日常生活,还可能导致听力损伤、睡眠障碍和心理压力等健康问题。此外,噪声对动物的生境也可能产生负面影响,干扰它们的交流和生活行为。热污染则是指工业活动和城市发展中释放的废热。例如,发电厂和工业设施常常将高温废水排入水体,导致水温升高,破坏水体生态平衡,对水生生物造成威胁。

3.生物类污染物

生物类污染物主要指致病性微生物,它包括致病细菌、病虫卵和病毒。未污染的天然水中细菌含量很低,当城市污水、垃圾淋溶水、医院污水等排入后将带入各种病原微生物。生活污水中还可能含有能引起肝炎、伤寒、霍乱、痢疾、脑炎的病毒和细菌以及蛔虫卵和钩虫卵等。

二、主要任务

环境毒理学的任务主要包括研究环境污染物及其在环境中的降解和转化产物对机体造成的损害和作用机理,探索环境污染物对人体健康损害的早期观察指标,以及对环境污染物进行毒理学评价。

①研究环境污染物及其在环境中的降解和转化产物对机体造成的损害和作用机理:这一任务关注的是环境中的有毒物质如何影响生物体的健康,包括这些物质的理化特性、毒性以及剂量-效应关系。通过动物试验和人群现场环境流行病学调查,研究毒物在体内的吸收、分布、代谢转化、排泄等过程,以及毒性作用机理,从而理解这些物质对机体健康的潜在危害。

②探索环境污染物对人体健康损害的早期观察指标:这一任务旨在找出环境污染物作用于机体后最初出现的生物学变化,即使用最灵敏的探测手段,以便及早发现并设法排除这些有害影响。这种方法可以更早地预防和干预,减少环境污染对人类健康的长远影响。

③对环境污染物进行毒理学评价:这一任务涉及对环境中的有毒物质进行全面的毒理

学评价,包括其急性、亚急性、慢性毒性以及多种有害物质共同存在时的联合毒性(joint toxicity)。可以通过这些评价确定这些物质的安全界限(最大无作用水平),为制定环境卫生标准提供科学依据。

三、主要内容

环境毒理学研究的主要内容有以下几点:

①环境污染物在人体内的吸收、分布、转化和排泄规律及对人体的一般毒性作用与机理。

②环境污染物及其转化产物对人体的致突变、致癌、致畸等特殊毒性作用与机理。

③环境污染物的毒性评定方法包括急性、亚急性和慢性毒性试验,代谢试验,蓄积试验,繁殖试验,迟发神经毒试验,以及致突变试验、致癌试验及致畸试验等;此外,还包括对环境污染物物理、化学特性与毒性关系的研究,例如,化学物结构与毒性关系的研究等。

④环境健康风险评价方法,包括工程项目的环境健康风险评价方法和环境污染健康风险评价方法等。

⑤研究环境污染物对人类环境和人体健康作用的生物标志物以及对人体损害作用的早发现、早防治的理论、方法和措施。

⑥研究环境污染物对人类生态系统的危害和相应的防护对策,特别要研究环境化学物通过食物链富集而危害人体健康的规律和相应的预防措施,还要研究环境化学物对人类无机环境的破坏与相应的防护对策等。

第四节　环境毒理学的分支学科、研究方法与实际应用

一、环境毒理学的分支学科

随着环境毒理学的深入发展,从不同层次和不同方面形成了越来越多的分支学科。从学科知识结构来看,环境毒理学可分为理论环境毒理学、实验环境毒理学及应用环境毒理学。理论环境毒理学是在毒理学最新发展的基础上,吸收大量现代基础学科和技术学科如数学、物理、化学、分子生物学、计算机科学等的现代成果,借助综合分析、逻辑推理等抽象思维方法,研究有关概念、基本理论、基本模型等环境毒理学基础理论问题。实验环境毒理学则通过体内、体外试验获取资料,并对这些资料进行归纳分析,从中得到环境毒理学新的理论和知识。实验环境毒理学与理论环境毒理学都属于基础理论研究的范畴,只是研究方法以及对试验仪器和材料的要求和使用不同。应用环境毒理学则是运用环境毒理学及相关学科的理论和方法研究保护人体健康及生存环境的方法和措施。

从环境的种类出发,环境毒理学可分为大气环境毒理学、水环境毒理学、土壤环境毒理学、室内环境毒理学、工业环境毒理学、地外(宇宙)环境毒理学、食品环境毒理学、生物环境

毒理学等。大气环境毒理学是研究空气污染物包括气体污染物（如二氧化硫、氮氧化物、一氧化碳）、颗粒物（如 $PM_{2.5}$、PM_{10}）和挥发性有机化合物（volatile organic compounds，VOCs）等对生物体、生态系统及其相互作用的科学领域。它专注于了解空气中存在的有害物质如何影响人类健康、动植物以及环境，为改善空气质量、保护公共健康和维护生态平衡提供科学依据。水环境毒理学是环境毒理学的一个重要分支，专注于研究水体污染物对水质、生态系统和水生生物的毒性影响。它主要涉及水体中污染物的识别和分析，并进行急性毒性测试和慢性毒性测试来评估污染物对鱼类、贝类、浮游生物等水生生物的影响，为水质保护和治理提供科学依据，指导水处理工艺的改进和污染防控措施的实施，以维持水体健康和生态稳定。食品环境毒理学是研究食品中有害物质及其对人体健康和环境影响的学科。它涵盖了有害物质的来源、检测与分析、毒性作用及其机制研究等方面。这些有害物质包括天然存在的毒素、食品添加剂、环境污染物如重金属和农药残留等。通过先进的检测技术，如色谱和质谱技术，可以精确测定食品中的有害物质含量，并进行风险评估。食品环境毒理学还关注有害物质的急性和慢性毒性作用，研究其在体内的代谢路径和毒性机制。该学科在制定食品安全标准、实施监管措施、减少食品中的有害物质方面发挥关键作用。此外，食品环境毒理学还研究环境污染物如何通过各种途径进入食品链及其对生态系统的影响。这一领域的研究对于保障食品安全、保护公众健康和环境具有重要意义。

从环境污染物的种类出发，环境毒理学可分为金属（环境）毒理学、农药（环境）毒理学、石油（环境）毒理学、有机溶剂（环境）毒理学、肥料（环境）毒理学、颗粒物（环境）毒理学、纳米（环境）毒理学、二氧化硫（环境）毒理学等分支学科。对于可在多种介质或多种状况下存在的污染物，为了特指其在环境中的毒性特征，环境毒理学可分为环境内分泌干扰物毒理学、环境放射毒理学（又分为环境电离辐射毒理学和环境电磁辐射毒理学）、环境光污染毒理学、环境噪声污染毒理学、环境生物污染毒理学等分支学科。从不同应用领域和行业的角度，环境毒理学可分为工业环境毒理学、农业环境毒理学、城市环境毒理学、矿区环境毒理学、交通环境毒理学等分支学科。随着环境毒理学的发展，由于它与多种行业、领域及学科密切相关，将有更多的环境毒理学分支学科出现和发展。

二、环境毒理学的研究方法

环境毒理学的研究方法随研究目的和对象的不同而异。根据研究目的，实验材料可选用植物、微生物、非哺乳动物及哺乳动物。生态毒理学主要对植物和非哺乳动物群体进行研究，也常常利用收集到的生态毒理学资料通过数学和计算机方法编制生态毒理模型，以预测未来的生态毒理学事件；而环境毒理学常以模式动物、模式植物、模式微生物，尤其常以哺乳类动物或其培养细胞为主要研究模式生物进行体内研究和体外试验。根据分子、细胞、组织、器官、个体、群体等不同生物层次的研究，环境毒理学研究的基本方法主要可分为以下几类。

1.体内（整体）试验

体内试验是指在活体生物体内进行的科学实验，旨在研究生物体对某些处理或干预的反应，也称整体动物试验。一般采用的实验动物有小鼠、大鼠、家兔、豚鼠、狗、猴等哺乳动物,根据研究目的也可采用鸟类、昆虫、鱼类(包括斑马鱼、青锵鱼等)及其他水生生物等。按人体可能接触的剂量和途径使实验动物在一定时间内接触环境污染物,然后观察动物形态和功能的变化。整体动物试验不仅可以反映环境污染物的综合生物学效应,而且可以反映在动物整体状态下环境污染物的各种生物学效应。按照染毒时间的长短可分为急性、短期、亚慢性和慢性毒性试验;按照试验目的的不同可分为繁殖试验、蓄积试验、代谢试验及"三致试验"(即致癌变、致畸变和致突变试验)等。

2.体外试验

体外试验是指在体外环境下进行的实验,不涉及活体生物。这些实验主要用于研究毒物的生物化学和细胞学效应。体外试验可采用器官灌流技术,将受试化学物经过血管流经特定的脏器,观察环境污染物在脏器内的代谢转化和毒性作用;也可以将某个脏器从体内取出再制成原代游离细胞,进行环境污染物对细胞毒性作用的研究。还可以利用从原代细胞分离、经过连续传代而形成的具有特定特性的细胞系,如 HeLa 细胞、HEK293 细胞、HepG2细胞等对外来化学物进行一般毒性和特殊毒性研究。[31] 采用离心技术,可将细胞或其组分,如内质网、线粒体等分离纯化,研究环境污染物对这些亚细胞组分的毒性作用。[32]

体外试验的发展并不排斥体内试验本身的重要性,两者需要互相补充、相互验证才能为毒理学研究提供坚实的科学基础(图 1-5)。

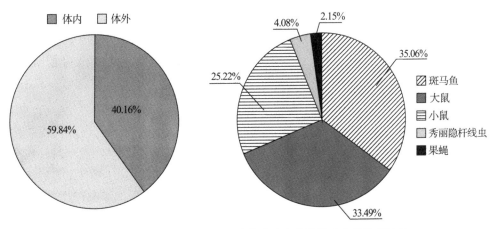

图 1-5　毒理学研究中体内和体外试验占比及模式生物使用比例

3.现代生物化学和分子生物学新技术

环境毒理学的显著特点之一是不断应用现代生物化学和分子生物学的最新技术。酶、核酸、蛋白质的生物化学理论和方法已经深深融入环境毒理学的各个领域。DNA 序列分析、DNA 甲基化、PCR 基因扩增、基因表达、蛋白质翻译及单克隆抗体技术等分子生物学工具,已成为环境毒理学研究的重要手段,推动了环境生化与分子毒理学这一分支学科的发展。

近年来,基因组学、转录组学(transcriptomics)、蛋白质组学(proteomics)、代谢组学(metabolomics)、相互作用组学及表型组学等技术平台的建立,使环境毒理学进入了一个崭新的"组学时代"。这些组学研究比传统毒理学试验更省时省力,同时具备高通量、高灵敏度和高特异性等优点。现代环境分子毒理学的特点之一是利用组学技术在基因水平上研究环境与基因的相互作用,探讨环境因素、基因与疾病之间的关系。例如,Lin 等采用基因组技术揭示了精神活性物质对斑马鱼脑组织的 DNA 甲基化影响。[33] 环境基因组学主要利用高通量的生物芯片技术,对特定基因在不同人群中的基因多态性进行再测序,研究其与环境性疾病之间的关系,寻找环境应答基因和环境易感基因,并明确这些基因在疾病发生发展中的作用,从而制定有效的干预措施进行预防和治疗。毒理基因组学采用包括 DNA 芯片、RNA 芯片、蛋白芯片和转录因子芯片在内的生物芯片技术,进行高通量研究,探索环境毒物在多基因/多因素作用模式下对基因表达谱和基因产物的分子生物学效应及其交互作用。[33,34]

4.现代物理学和化学新技术

在环境毒理学研究中,现代物理学和化学新技术的发展极大地推动了研究的深入和精确度。这些技术不仅提高了我们对污染物的识别和定量能力,还能够帮助我们更好地理解毒物的环境转化过程,预测其毒性效应,以及评估和管理其环境风险。高分辨率质谱技术提供了极高的分子鉴定能力,能够快速准确地鉴定和定量环境样品中的各种污染物。高分辨质谱在高通量筛查未知污染物的环境中尤其重要,并且可以用于复杂环境中污染物的同位素分析和来源追踪。[35] 原子力显微镜和扫描探针显微镜等技术能够提供样品表面的高分辨率三维图像,有助于研究污染物在生物体表面或环境介质中的分布和吸附行为,其对于理解毒物与生物体的相互作用至关重要。[36] 采用核磁共振(nuclear magnetic resonance,NMR)技术可研究生物大分子的构象变化,以及直接探索环境污染物在动物体内的代谢转化。[37] 生物传感器技术利用生物分子(如酶、抗体、核酸等)对特定污染物的敏感性和特异性反应,实现对污染物的快速、实时检测。[38] 这些现代物理学和化学新技术为环境毒理学研究提供了强大的工具,使得研究人员能够更深入地理解污染物对环境、生物体和人类健康的潜在危害,为环境管理和风险评估提供科学依据。

5.环境流行病学方法

环境流行病学是研究环境因素(如空气污染、水污染、噪声污染等)对人类健康影响的学科。它主要依赖流行病学研究方法,如队列研究、病例对照研究、横断面研究等,通过统计分析揭示环境暴露与健康结果之间的关系。它的一个主要目标是探索环境暴露与人类健康结局之间的关联,但往往需要进一步的毒理学研究来明确因果关系。环境毒理学使用实验室研究方法(如动物试验、体外细胞试验)来研究毒物的具体生物学机制和毒性效应。这些研究可以揭示特定环境污染物的毒理机制,为流行病学研究提供生物学基础。也就是说,流行病学的研究结果可以通过毒理学试验进一步验证,而毒理学研究提供的机制解释可以帮助理解流行病学观察到的现象。例如,水俣病、痛痛病等环境污染公害事件均是先有流行病学调查而后进行毒理学研究的典型事例。如今,环境毒理学科的发展已经趋于成熟,其通过对众多环境污染物毒性作用的全面研究与深入理解,从最初被动接受环境流行病学研究的启发,已转变为主动研究的阶段。现在,环境毒理学的研究成果能够提示或要求环境流行病学对这些毒物可能产生的健康影响进行调查和研究。例如,Hannam 等2014 年进行的一项队列研究,采用了一种新的时空分析模型来评估大气颗粒物(PM$_{2.5}$ 和

PM_{10})的暴露水平,并与英国西北部地区 2004—2008 年的出生结局数据进行相关分析,结果并未发现上述空气污染物与早产之间的关联。[39]

由此可知,环境流行病学和环境毒理学在研究环境因素对健康的影响中扮演着互补的角色。环境流行病学通过大规模的人群研究揭示环境暴露与健康问题之间的相关性,而环境毒理学则通过实验室研究探索具体的毒性机制和生物学效应。两者结合,为制定科学的环境保护政策和公共健康措施提供了坚实的基础。未来,随着技术和方法的进步,环境流行病学和环境毒理学的合作将进一步深化,从而更好地理解和管理环境健康风险。

6.环境生物调查方法

环境生物调查方法主要用于评估环境污染的现状及对生物体的影响。通过生物监测、生物指示物、生态毒理学评估和环境取样分析等方法,全面了解环境污染的影响。生物监测是环境生物调查的重要组成部分,通过分析生物体(如植物、动物或人体)内的污染物或其代谢产物,评估环境污染物的暴露水平和健康影响。生物指示物是指能够反映环境质量或污染程度的生物体或生物体的特征。它们可以是特定的植物、动物或微生物,其健康状况、种群变化或生物学特征可以作为环境污染的指示。[40]例如,Yang 等探究了铜的不同浓度对湿地沉积物中原核生物和真核生物多样性、群落结构以及生物间关系的影响。[41]因此,环境毒理学研究中,环境生物调查方法是评估环境污染对生物体和生态系统影响的重要工具。这些方法通过不同层面的生物反应和生物数据,帮助研究人员理解污染物对环境的影响机制及潜在风险。

随着全球环境污染的加剧和生态环境的严重破坏,人类健康面临严峻威胁。因此,为了确保地球生物及人类社会的持续健康发展,我们需要不断深化环境毒理学的知识和技术,这也是推动该学科迅速发展的主要动力。此外,社会和经济的发展带动了生命科学、物理学、化学、计算科学及其他领域的新理论和新方法的不断出现,对环境毒理学产生了巨大的促进作用,推动其不断蓬勃发展。环境毒理学将不断在宏观与微观、整体与局部、综合与分解、理论与应用等方面深化,同时以螺旋上升的方式快速推进,为维护和建设我们的地球家园做出贡献。

三、环境毒理学的实际应用

环境毒理学与多种学科和多种人类活动有关,它不仅是研究生命本质的理论科学,更是一门应用非常广泛的应用科学。近年来,环境毒理学在以下几方面的应用取得了重要进展。

1.在对环境化学物质毒理学评价方面的应用

环境化学品暴露引起的健康损害是世界范围内受关注的环境热点问题。越来越多的研究发现,环境化学物能通过直接/母体暴露造成胎儿发育异常、心血管功能障碍、呼吸系统损伤、神经系统疾病、免疫及内分泌功能异常,甚至癌症等多种疾病易感增加。[42]因此,对环境化学物进行毒性测定、安全性评价和危险度评价,为环境化学物的管理提供科学依据,是环境毒理学的重要任务和研究内容。许多国家明确规定新化学物必须符合毒理学标准要求才能够生产和上市。我国从1980年就陆续对各种化学品毒性的测定和评价方法进行规范,明确规定新化学物的审批必须提供合格实验室出具的毒理学检测数据及其报告。

环境毒理学的进展支持了国际在化学物质管理方面的合作。例如,国际环境组织和多国合作的协议(如《斯德哥尔摩公约》)依赖于毒理学数据来制定全球环境保护策略和管理措施。同时,通过分享毒理学研究成果,国际社会能够推动环境化学物质风险评估标准的全球化。这有助于实现跨国界的环境保护和公共健康目标,促进全球环境治理。总之,环境毒理学在环境化学物质毒理学评价方面的进展不仅提升了对化学物质风险的理解和评估能力,也对环境保护政策的制定、公众健康的保护、绿色化学的推广以及国际合作都产生了积极的影响。这些进展和应用为实现可持续发展目标提供了重要支持。

2. 在环境监测和环境工程方面的应用

环境毒理学通过使用生物指示物种(如植物、鱼类、昆虫)进行污染物检测。这些生物指示物种对环境污染敏感,可以通过监测其健康状况和生物标志物的变化,评估环境中的污染物浓度和分布。例如,藻类和某些水生生物常用于监测水体中的重金属和有机污染物。[43]通过分析生物体内污染物的累积,环境毒理学能够提供污染物在生态系统中的迁移和转化情况,有助于理解污染物的生物学效应及其对食物链的潜在影响。[44]此外,基于毒理学研究的数据,不仅有助于优化污染治理技术,如废水处理、空气净化和土壤修复技术,还可以制定和修订环境质量标准和安全限值。

一般来说,野生生物对一些环境化学物的毒害非常敏感,因此可以用鱼、贝、蚤类、藻类等水生生物和土居生物、土壤微生物的毒理学试验,对水体和土壤污染物进行现场生物监测。这些环境生物检测数据不仅可以评估环境污染状况及其对生态系统的危害,还可以为环境治理的必要性和治理效果的评价提供科学依据。例如,我国不少地区对饮用水致突变性的检测已经为当地水源水去除致突变物、致癌物的治理和评价做出贡献。

3. 在制定环境卫生标准中的应用

环境毒理学不仅要研究环境污染物对个体健康的毒性作用,更要研究环境污染物对人群暴露的不同类型或途径,以此为污染物的生产排放标准制定和防治恢复对策提供依据。由于毒理学试验可以人为控制化学物种类、暴露浓度和时间,可以在分子、细胞、组织、器官、动物个体和群体等不同生物学水平进行,可以对多种指标进行研究,所以它可以花费较短的时间确定环境化学物的主要毒性及其基本数据。由于动物和人对某些化学物的毒理学反应可能存在较大差异,所以用动物试验获得的资料外推到人存在一些不确定因素。因此,毒理学试验资料不能取代人群流行病学研究。在制定环境化学物的环境卫生标准时,应将环境毒理学和环境流行病学的研究资料有机结合并综合分析。

在进行动物试验时,要选择与人体内代谢相一致或近似的实验动物进行受试化学物的关键毒性作用的研究,并以最敏感指标确定的最大无作用浓度(或阈剂量)作为外推到人体暴露安全剂量的基础,进一步依据受试化学物毒性作用的性质和特点,选择适宜的外推方法外推到人,提出受试化学物在不同环境介质中最高允许浓度的基准值,作为管理部门制定环境卫生标准的依据。在我国已颁布的各种环境卫生标准的制定过程中,环境毒理学研究资料均曾作为主要依据而发挥重要作用。

目前,环境评价工作主要以环境卫生或环境质量标准为依据,但是由于制定这些标准周期长、费时费力,所以各国制定的标准为数很少,远不能满足环境评价工作的需要。因此,美国国家环境保护局(U.S. Environmental Protection Agency,USEPA)工业环境实验室根据各种环境化学物的毒理学研究资料,采用多种估算模式,推算出多种环境化学物在环境介质(大气、水、土壤)中的含量和排放量的限定值,即多介质环境目标值(multimedia environmental goals,MEG)。当环境化学物不超过 MEG 时,预期不会对人群和生态系统产生有害影响。在美国环境影响评价(EIA)中已广泛使用 MEG 作为环境标准,对此我国正在积极探索之中。

4.在生物标志物方面的研究和应用

由于生物标志物的研究成果既可用于环境工程治理、环境监测与评价,又可用于人体健康损伤的早期检测指标,对于早期发现受害者、及时采取措施以保护人体健康具有重要意义,所以它一直是环境毒理学研究的热点之一。不同的研究领域,对生物标志物的理解和定义有所不同,广义地说,它是指反映机体内发生的反应进程和事件的生物学和化学指示剂。对于环境毒理学而言,生物标志物是指环境化学物引起机体生物学反应过程中所产生的细胞学、生物化学及分子生物学改变,一般包括进入机体的环境化学物及其代谢产物和生物学效应的检测指标。

生物标志物可分为暴露标志物、效应标志物和易感性生物标志物。其中,暴露标志物可用于环境污染水平、体内剂量及生物有效剂量的估算,为此,往往依据化学物毒性作用的特点和靶器官来确定检测指标。例如,检测生物材料中的污染物及其代谢物并与适宜的参比值进行比较,估算环境污染物水平和人体或实验动物的暴露水平,以及个体对污染物的吸收水平和体内代谢情况,从而推断对人体健康的影响。最常用的人的生物材料是血液、尿液、粪、呼出气、唾液、精液、毛发及指甲等,而对实验动物还可采用其不同器官和组织进行测定。效应标志物指在污染物引起的早期反应和疾病中,细胞、生物化学和分子生物学改变的指标,用于确定剂量-反应(效应)关系和危险度评估,同时也有助于对污染物引起机体损伤机制的研究。易感性生物标志物指反映机体对环境污染物反应能力的指标,可发现对污染物敏感的个体和群体,对保护易感人群有重要价值。

5.在环境疾病病因和毒性作用机制研究中的应用

纵观环境毒理学发展的历史,许多环境疾病的病因与环境毒理学研究密切相关。如在水俣病研究中发现,水环境甲基汞污染及在鱼体内的富集是其发病原因,而在日本四日市哮喘疾病的研究中发现,严重的空气 SO_2 污染是诱发本病的主要元凶。动物试验证明暴露在 SO_2 中的哮喘小鼠经卵清蛋白(ovalbumin,OVA)诱导可引起显著的肺部病理变化,并显著增加富含嗜酸性粒细胞的白细胞计数,OVA 经 SO_2 处理的小鼠中各种炎性因子和信号传导及转录激活蛋白(signal transducer and activator of transcription 6,STAT6)的表达进一步上调,单独暴露于 SO_2 显著升高了肺中 STAT6 mRNA 水平和过氧化氢(hydrogen peroxide,H_2O_2)含量,表明 SO_2 通过激活 STAT6 增强 OVA 诱导的哮喘小鼠的辅助性 T 淋巴细胞 2(T helper cell 2,Th2)炎症反应,STAT6 可以进一步诱导 Th2 细胞因子的表达,所以 STAT6 表达的诱导可能是 SO_2 环境暴露后哮喘风险增加的重要机制。[45]

在农药致毒机制研究中,Liu 等发现代森锰能干扰神经递质的生物合成及代谢,影响神经递质信号传导,选择性诱导多巴胺能神经元细胞凋亡,最终导致小鼠行为障碍,而天冬酰胺内肽酶(asparaginyl endopeptidase,AEP)抑制剂可在其中发挥神经保护的作用。其中,蛋白质组学和代谢组学结果揭示了代森锰暴露后各种生物功能的紊乱,包括苯丙氨酸和色氨酸代谢通路、多巴胺能突触、突触囊泡循环、线粒体功能和氧化应激。此外,研究还验证了 AEP 是一种针对环境污染物暴露诱发帕金森病的潜在治疗靶点。[46] 研究结果为该农药的规范使用提供了新的理论依据,并对具有神经毒性的环境污染物暴露诱发帕金森病的防治工作具有一定的启示意义。

在地方性砷中毒、氟中毒,以及化学污染物急性、慢性中毒的病因和发病机制的研究中,环境和体内毒物水平的分析、毒物在体内的代谢和排泄的研究均发挥着极其重要的作用。环境污染物如大气有毒气体污染物和颗粒污染物、环境致癌物、环境持久性有机污染物、环境内分泌干扰物等的毒性作用及其机理的研究均是环境毒理学的主要研究工作。这些方面的研究成果均为保护人体健康、免受环境污染的危害、强化公众环境意识以及提高管理部门的环境管理水平起到重要作用。

随着分子生物学技术特别是高通量技术的快速发展,环境基因组学和毒理基因组学将为环境毒理学提供重要的理论和技术支持,环境毒理学在环境疾病病因研究和环境化学物毒性作用机制研究中的应用必将有更大的发展。

第五节　环境毒理学研究进展和展望

一、环境毒理学研究进展

1. 多组学在环境毒理学中的应用

环境毒理学研究的重点是污物对生物体产生毒性作用的细胞原理、生化和分子机制,其机制研究结果在应用毒理学的许多领域非常重要。基于近年来生物信息技术的快速迭代,转录组学、蛋白质组学和代谢组学等多组学技术被广泛应用在环境毒理学研究中。例如,有研究者借助转录组技术发现双酚 F 暴露对神经元发育和细胞凋亡通路有显著影响[47],而啶酰菌胺会损害斑马鱼幼鱼的视觉光转导和神经系统过程通路,从而影响斑马鱼的神经行为反应[48]。转录组学技术在环境毒理学等领域中的相继应用,使研究者得到了大量的基因差异表达和结构功能信息,对深入研究污染物的致毒机制起到了重要作用。虽然基因决定蛋白的水平,但由于存在转录后调控、翻译后调控、转移定位、构象变化以及蛋白互作等,mRNA 表达水平不等于蛋白水平,因此转录水平并不能代表细胞内活性蛋白的表达,且不能反映修饰对蛋白质的功能与活性的改变过程,如酰基化、泛素化、磷酸化或糖基化等。蛋白质组学不仅能够提供定量数据,还能提供蛋白定位和修饰的定性信息。代谢组学是继基因组学和蛋白质组学之后发展起来的一门学科,是系统生物学的重要组成部分。

其研究可以追溯到 20 世纪 70 年代的气相色谱定量代谢谱分析,通常用于疾病诊断,相较于基因组学和蛋白质组学,代谢组学的实验费用更低,分析速度也更快。环境污染物经外暴露进入人体后会参与人体代谢过程,引起代谢系统紊乱并给人体健康带来风险。这些变化会反映在生物流体或组织代谢物中,因此可以将代谢组学方法应用于环境污染物毒性效应评价的研究中,尤其是高覆盖代谢组学可以对毒性代谢反应进行更全面和准确的评估。关于组学技术在环境毒理学中的应用,在第七章中将会进行详细介绍。

2. 基于肠道菌群的环境毒理学研究

肠道菌群是寄居在宿主肠道中的微生物群落的总称,其与宿主互利共生,可以通过菌体的自身成分、代谢物、衍生物等调节肠道局部免疫平衡,参与机体免疫微环境的塑造,帮助宿主完成多种生理生化功能。肠道菌群与宿主的胃肠消化系统是人类及众多环境生物抵御外源污染物侵袭的第一层屏障。环境污染物的暴露可以改变肠道菌群的丰度和多样性,进而诱导与菌群失调相关的毒理学症状,最终影响宿主健康。污染物可以通过动物的"脑—肠—肠道菌群轴"系统双向调节机制,以菌群代谢产物和衍生物为"信使",影响内分泌、神经系统的组成和宿主行为。由于肠道菌群的敏感性及对宿主多种全身性生理功能发育的重要影响,因此研究污染物对肠道菌群及宿主健康的交互作用已经成为环境毒理学领域的新兴热点。目前以美国、日本、加拿大和欧盟中的大多数成员国为代表的发达国家和地区,在共同完成"人类基因组计划"之后,又战略部署了一系列支持微生物组相关的研究计划(表 1-1)。[49] 2006 年中国与法国启动了"中法人体肠道元基因组"合作,随着欧洲其他国家的加入,该合作已上升为中欧人类微生物组合作。[50] 这些研究计划能深度解读微生物群与疾病之间的关联,为探索环境污染物对肠道菌群产生的毒性效应提供基础。

表 1-1 国际上与微生物组相关的研究计划

时间	相关计划
1990 年	美国启动人类基因组计划
1994 年	美国启动能源部微生物基因组计划
2002 年	美国启动从基因组到生命计划
2005 年	日本启动人体元基因组研究计划
2006 年	中国与法国启动了"中法人体肠道元基因组"合作
2007 年	加拿大启动微生物组研究计划 美国启动人类微生物组计划
2008 年	欧盟启动人类肠道宏基因组计划
2010 年	美国启动地球微生物组计划
2014 年	美国启动人类微生物组整合计划
2016 年	美国启动国家微生物组计划

与机体的其他靶器官相比,肠道微生物更易受到环境污染物的暴露,其变化也能够直接反映污染物的潜在毒性作用。环境污染物暴露能够抑制或杀灭有益菌群,改变有益菌群代谢产物(短链脂肪酸、次级胆汁酸等)的含量,进而影响代谢产物发挥缓解宿主肠道炎症、

调节肠道屏障的功能。例如,咪唑作为杀菌剂会造成哺乳动物和水生生物肠道损伤。暴露于浓度为 1 mg/L 的咪唑 21 d 可显著诱导成年斑马鱼肠道微生物区系失调,有益菌群(拟杆菌属、另枝菌属、艾克曼菌属)的丰度均明显降低,以及肠道黏蛋白分泌紊乱。[51]五溴代混合物的暴露使得支原体、瘤胃梭菌属、厚壁菌属等微生物种群从斑马鱼肠道菌群中消失且能量代谢、细胞分裂、细胞信号和应激反应等肠道细菌代谢功能也受影响。[52]"肠—肝轴"在 1998 年由马歇尔首次提出,其作为毒理学研究中的新型终点,对深入研究污染物的毒性效应和作用机制具有重要意义。Wang 等研究发现亚急性和亚慢性全氟辛酸(PFOA)暴露引起的肝损伤可能与肠道微生物群生态失调有关。[53]Zheng 等发现磺胺甲噁唑暴露可导致肠道微生物发生改变,并通过破坏相关的分子信号传导和途径诱导肝脏中的脂质代谢紊乱。[54]Liu 等研究发现全氟丁烷磺酸(perfluorobutanesulfonate,PFBS)抑制了斑马鱼肠道中 α-淀粉酶的酶活性,但增加了血液中丙氨酸氨基转移酶(alanine aminotransferase,ALT)的活性,表明 PFBS 对碳水化合物的肠道消化功能造成损害,并诱发了肝脏受损。但健康的粪便移植成功缓解了 PFBS 对 α-淀粉酶和 ALT 造成的肝毒性。[55]

此外,微生物—肠—脑轴还参与了情绪障碍、抑郁、阿尔茨海默病、帕金森病等多种精神疾病的发生,在这些疾病的模式动物中都发现了微生物菌群失调,从而引发了多种脑部疾病和行为缺陷。肠道菌群可以通过迷走神经、免疫系统、微生物代谢产物的产生等多种机制向大脑发出信号。Mu 等研究发现,双酚类化合物暴露可导致斑马鱼社交行为缺陷,伴有脑组织损伤,而且在脑组织转录谱中涉及神经元发育途径的基因被上调,但其在肠道中被抑制。[56]环磷酰胺对斑马鱼的行为、神经化学物质和肠道微生物群落也会产生影响,表现为增加运动和焦虑感、降低认知能力,可能与大脑神经化学物质失调有关,说明肠—脑轴可能会调节鱼类在环磷酰胺暴露下的行为[57],但其仍需要进一步研究验证。恩诺沙星也会通过干扰斑马鱼的肠—脑轴从而引起其焦虑样行为。[58]全氟烷基磷酸的暴露会导致斑马鱼肠道中革兰氏阴性菌的丰度及其代谢产物脂多糖(lipopolysaccharide,LPS)的增加,并通过 LPS 破坏血脑屏障诱导神经炎症,进而导致斑马鱼焦虑样行为的发生和神经损伤。[59]这些结果均表明,肠道微生物的演替与神经系统功能失调之间存在紧密联系。

3.基于质谱成像和组学分析的环境毒理学研究

环境污染暴露与人类健康和疾病发生发展密切相关。污染物进入生物体内会被代谢和蓄积,通过与多种生物分子相互作用产生毒性效应。环境毒理学研究的重要内容是阐明污染物在生物体内的分布特征,明确其引发的毒性效应并发现关键毒性生物标志物。外源性污染物在不同组织和器官中的代谢程度和累积情况存在差异,内源性生物分子合成和累积也具有精准的空间分布,因此对它们在生物体内的空间分布进行原位可视化分析具有重要意义。质谱因出色的定性和定量能力成为化合物分析的关键技术,以它为基础的质谱成像技术 MSI 是一种新兴分子影像技术,单次分析可提供组织切片上数百种内源性和外源性化合物的结构、含量和空间分布信息。该技术具有免标记、无须复杂样品前处理、高灵敏和高通量等优点,已被用于生物学、药学和临床研究中。近年来,MSI 技术已成为环境分析和毒理学研究中最具前景的新技术之一,其可表征环境污染物在生物体整体和特定器官内的时空分布特征。如 Bian 等采用基质辅助激光解吸电离质谱成像(MALDI-MSI)技术发现全氟辛酸能进入斑马鱼多个组织,在胆囊、肝脏、心脏、肾脏与肠道中的动态累积趋势一致,在鱼鳔、脊骨、鳃、肌肉与大脑一致,但与前者不同。[60] Chen 等利用此技术发现全氟辛烷磺酸(PFOS)主要富集在小鼠肾脏肾盂和外皮质区,在髓质和内皮质区含量较少。将此技术用于蜜蜂体内烟碱类农药毒代动力学研究,发现呋虫胺和啶虫脒农药经口暴露 2 h 后能迅速穿透蜜蜂的各种生物屏障分布在全身部位,并在肠道进行富集,6 h 后呋虫胺均匀分布在蜜蜂体内,而啶虫脒则已降解 50%。[61] MSI 技术可绘制外源性环境污染物在生物组织中的空间分布特征,为污染物的毒代动力学和植体内迁移规律研究提供更为直接的证据。

MSI 技术还可以通过开展空间代谢组学解析内源性代谢物对暴露的应答情况。Huang 等采用 AFAI(空气动力辅助离子化解吸电喷雾电离)-DESI(解吸电喷雾电离)-MSI技术发现短链和中链氯化石蜡暴露会导致斑马鱼体内大多数内源性代谢物浓度降低,前者主要引发肝脏中 PC(磷脂酰胆碱)和 PE(磷脂酰乙醇胺)含量下降及甘油三酯累积,后者主要引发肝脏、肠道、心脏、大脑中多胺和肌苷相关代谢物显著降低;六溴环十二烷暴露可使得斑马鱼肌肉中脯氨酸、肾脏中肌酸和肌酐以及卵巢中甘油磷脂(PC 和 PE)含量升高。[62] Li 等采用此技术表征了苯并[a]芘暴露小鼠不同靶器官脂质的变化特征,发现小鼠肝脏组织中 16 个 PC、LPC(溶血磷脂酰胆碱)和 SM(鞘磷脂)共三类结构脂质空间分布发生变化,且含量均下调;脑组织皮层、海马、白质和丘脑 4 个脑区中甘油磷脂、甘油酯和脂肪酸含量也发生了变化,不同脑区差异脂质类别明显不同。[63] 此外,研究者们还发现 Cd 暴露会导致ICR 小鼠肝脏中部分甘油二酯和甘油三酯含量下调[64],氯咪巴唑暴露可显著影响斑马鱼卵巢中谷胱甘肽和脂肪酸代谢通路。[65] 与代谢组学技术相比,基于 MSI 技术的空间代谢组学可原位表征生物体对污染物暴露的代谢应答情况,尤其是在小体型模式生物和异质性的组织和器官中。MSI 技术为污染物毒性效应研究开辟了新视角,通过与常规毒理学技术或其他组学技术相结合可对污染物毒性进行全面解读。

4.基于有害结局路径的环境毒理学研究

传统毒理学方法难以满足日益增长的化学物质毒性评估,现有的评估程序对于复合污染也可能不够完善,再加上动物试验"减少、优化、替代"的"3R"(Reduction,Refinement,Replacement)原则日渐深化,导致研究资料较为匮乏,特别是针对化合物或复合污染物的毒性效应及风险,因此开发建立更为科学合理的模型或工具来预测这些毒性效应及风险变得尤为重要。近年来,将系统生物学和毒理机制研究相结合的研究思路增加了人们对环境污染物暴露和健康风险之间联系的理解。有害结局路径(adverse outcome pathway,AOP)是一种将分子起始事件(molecular initiating event,MIE)与有害结局(AO)联系起来形成的概念性框架,核心内容在于将分子、细胞、组织、器官、个体及群体的一系列毒性事件模块化,并在这些毒性特征与分子、细胞、组织、器官、个体及群体之间建立逻辑关系(图 1-6)。[66] 在AOP 概念提出之前,毒理学研究的关注点是相对孤立的。经济合作与发展组织(Organization for Economic Co-operation and Development,OECD)近几年先后发布了《AOP 开发计划》《AOP 研发和评估指导文件》《AOP 用户手册》《对 AOP 开发指导文件的增补》等一系列指导文件,并对国际统一的 AOP 知识库进行推广,推进了 AOP 的开发、评估和使用,促进了 AOP 概念的不断发展和成熟,促使了毒性试验管理和风险评估模式发生转变[67]。AOP 作为毒性测试替代方法开发及未来环境健康风险评价的重要理论框架,利用 MIE 与有害结局之间建立的定性/定量关系,能够通过新型毒性测试策略和风险评估对

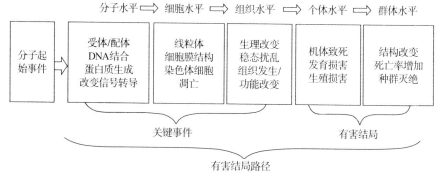

图 1-6　有害结局路径示意

一系列关键事件(key event,KE)进行评价,以促进管理决策及法律法规的制定实施。

大多数的 AOP 都是用定性语言描述的,在环境风险监测和管理、食品安全、水体复合污染物的毒性评估等许多方面已经开展了 AOP 定性分析研究。例如,二噁英及类二噁英首先激活 AhR,导致 AhR/芳烃受体核转位因子的二聚及 Ⅰ 相和 Ⅱ 相代谢酶的诱导,然后引起细胞、器官、个体水平上的一系列效应,最终对整个种群产生影响。AhR-AOP 框架可以将二噁英及类二噁英通过 AhR 介导的分子效应与在细胞、器官、个体或者群体水平上观察到的有害结局联系起来,进行一系列生物毒性的研究及风险评估。这不仅可以指导探索新型物质及物种敏感性方面的新观点和发现,同时也可展望二噁英及类二噁英在生态毒理学及风险评估领域的未来研究方向。[68]

定量 AOP(quantitative AOP,qAOP)由一个或多个基于生物学的计算模型组成,这些模型描述了 MIE 到 AO 及将其联系起来的关键事件之间的剂量-响应关系。在这个阶段,qAOP 描述了一个上游 KE 到下游 KE 的过渡关系,以及调节这些关系的关键因素,可以定量预测给定 MIE 激活时 AO 发生的概率或严重程度。由此,可将 qAOP 应用在风险评估的决策场景中,为化学物的评估和管理提供指导。MacKay 等使用实际暴露时的皮肤吸收、分布、代谢和排泄(absorption,distribution,metabolism and excretion,ADME)特征作为构建毒代动力学模型的机制基础,使用 AOP 作为构建毒效动力学模型的机制基础,使用体外试验获取相关数据,结合毒代-毒效动力学(toxicokinetic-toxicodynamic,TK-TD)模型对生物系统中 KER(关键事件关系)进行量化,从而预测人体暴露的安全水平,并预测可能的剂量反应数据。[69] 在 Burgoon 等的研究中,首先基于现有的疾病通路数据构建了肝脂肪变性和 DNA 氧化损伤致肝癌的 AOP 网络,使用本体论确定关键效应对应的试验方法;利用 PubChem 获取对应的体外试验定量高通量筛选数据,使用基于自然样条的 Meta 回归分析剂量-响应关系曲线;最终确定风险特异性的体内或体外浓度。该研究还在此基础上推导了 DNA 损伤的起始点水平。[70] Jin 等基于先前提出的芳香烃氢受体(aryl hydrocarbon receptor,AHR)激活导致肺损伤的 5 条关键毒性通路构建了一个 AOP 网络,并使用公开的高通量数据,结合机器学习模型验证了该网络对多化合物的普适性。此外,使用暴露于苯并[a]芘的 16HBE-CYP1A1 细胞,用组学方法和生物测定方法对 AOP 网络进行了定量评估。为了更好地理解毒性通路的剂量-效应关系,对关键毒性通路的关键扰动基因进行了基准剂量(benchmark dose,BMD)分析,识别出各通路的毒效起始点,并鉴定出最敏感的通路为 AHR-ARNT pathway;进一步的靶向生物检测,定量分析了各毒性通路激活与相关细胞效应的关系,并利用非线性模型拟合绘制效应-效应关系曲线,为肺损伤的预测提供体外数据。[71]这些结果说明,定量 AOP 模型可作为从描述性知识到预测危害和风险评估的桥梁,其涵盖了一系列方法,将 AOP 从纯粹的描述性定性模型转变为高度定义的定量模型。

5.基于计算(预测)毒理学的环境毒理学研究

面对环境中大量潜在的污染物,传统的体外、体内评估方法由于成本高、耗时长等问题,难以实现内毒性物质的高通量筛查。计算机技术的革新以及结构生物学和深度学习的爆发式发展,促使计算(预测)毒理学迅速应用到环境新污染物领域,通过研究环境污染物与生物大分子间的相互作用解析致毒机制并筛查高风险毒物。计算(预测)毒理学融合了毒理学、计算化学、化学/生物信息学等学科的原理,通过构建数学或计算机模型,以实现化学品的危害性与风险性的高效预测和评价。这种方法不仅提升了对毒性机制的认识,而且在化学品、农药、医药、食品和环境的法规监管、科学研究、产品研发等领域得到了广泛的应用。目前,它已逐渐发展成为被美国国家环境保护局、经济合作与发展组织等机构所推荐的污染物筛选与预测方法。常用的计算毒理方法有分子模拟、量子化学计算、AOP 等。

目前,在污染物以及高通量筛选和与生物大分子相互作用的构效机制研究应用中存在多种计算毒理方法,包括 QSAR、分子对接、分子动力学(molecular dynamics,MD)模拟、机器学习建模、密度泛函理论(density functional theory,DFT)、基于生理的药代动力学(physiologically based pharmacokinetic,PBPK)、量子力学/分子力学(quantum mechanics/molecular mechanics,QM/MM)等。如 Lin 等采用 QSAR 模型预测氟西汀和文拉法辛等6 种抗抑郁药在降解过程中的降解产物毒性,发现在降解过程中会有具有致突变性和致癌性的降解产物形成且大多数具有发育毒性。[72]D'Ursi 等采用柔性对接的方法探索了内分泌干扰物与雌激素受体、孕酮受体和雄激素受体的相互作用,发现这些内分泌干扰物与受体的相互作用主要取决于化合物与配体结合腔(ligand binding cavity,LBC)中多个氨基酸残基之间的疏水性作用。对于亲脂性内分泌干扰物,它们有能力适应甾体受体的疏水性LBC 并呈现非特异性结合模式。[73]Lin 等以具有类似毒品效应的高滥用性和成瘾性等特点的氟硝西泮及其代谢产物 7-氨基氟硝西泮为精神活性药物的典型代表,考察它们对水生式生物斑马鱼的神经毒性,并采用分子动力学模拟揭示其致毒机制,发现紧密连接关键蛋白 ZO-1 和 Occludin 的构象变化是化合物诱导斑马鱼脑组织血脑屏障破坏的主要机制(图 1-7);氟硝西泮和 7-氨基氟硝西泮与蛋白之间主要通过范德华力进行结合,且氟硝西泮与蛋白的结合自由能绝对值大于 7-氨基氟硝西泮,这也解释了氟硝西泮毒性较强的原因。[74]

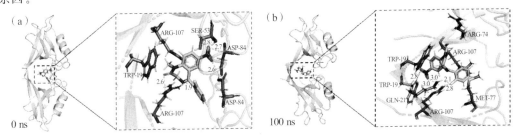

图 1-7　MD 模拟药物 ZO-1 蛋白配体 3D 结构变化

二、环境毒理学未来发展趋势和展望

环境毒理学作为研究环境中化学物质对生物体和生态系统影响的科学领域,随着科技进步和环境问题的日益严峻,其研究内容和方法也在不断演变。未来环境毒理学的发展将受到多个因素的驱动,包括科学技术的进步、政策和法规的变化,以及全球环境问题的挑战。

1.技术革新与方法进步

(1)高通量筛选技术

高通量筛选技术是未来环境毒理学的重要发展方向之一。利用先进的实验设备和自动化技术,可以在短时间内对大量化学物质进行毒性测试。例如,器官芯片系统通过模拟体内样环境和随后的体内样反应,构建特定人体器官的逼真模型。这种技术不仅为研究环境毒理学提供了与人体生理学相关的模型,还能够大幅提高筛选效率,发现潜在的环境毒物,并预测其对生态系统和生物体的长期影响。然而,虽然器官芯片技术的发展为环境毒理学研究提供了巨大机遇,但同时也面临着挑战。其中一个重要的挑战是细胞来源和多样性。细胞系被广泛用于大多数器官芯片模型,但同一器官的不同细胞系具有不同的基因型和表型,难以再现特定器官的功能。类器官是一种在体外用三维培养技术对干细胞或祖细胞进行诱导分化形成的在结构和功能上都类似目标组织的三维细胞培养物,具有稳定的表型和遗传学特征,并能够在体外长期培养,将"类器官"和"器官芯片"这两种生命科学和工程学领域前沿技术相结合,可实现优势互补,在体外重现人体器官的复杂性,为环境毒理学测试结果的准确性提供有力保证。目前已有少量环境毒理学研究基于这一新模型而开展。此外,高通量筛选还可以结合计算毒理学的方法,使环境毒理学研究能够更快速、更精确地评估新化学物质的风险。

(2)多组学技术的应用

在环境污染物的致毒机制研究中,可以进一步应用多组学技术(如基因组学、转录组学、蛋白质组学和代谢组学)和其他高新生物技术研究环境污染引起的基因结构和功能学方面的问题,筛选出环境敏感基因,探索它们与疾病发生之间的因果关系。多组学技术不仅可以为环境毒理学研究提供全面的生物信息,而且可同时测定基因、蛋白质及代谢物等不同层面之间的相关性,更好地解释生物系统的复杂性。可以通过全面分析鉴定出不同状态下相关的生物标志物,为毒性诊断和阻断方法提供新途径。此外,多组学技术通过探究基因在不同状态下的表达情况及蛋白质对基因的调控作用,构建调控网络,不仅能揭示生物在不同状态下的复杂性,更好地理解污染物毒性发生过程,还能减少样本采集的时间和成本,提高科研效率,节约试验材料。这一技术为识别毒性标志物、探索毒性作用的分子机制,以及建立新型风险评估指标提供了重要支撑。

(3)计算毒理学与系统毒理学

计算毒理技术自开发以来主要用于协助药物的设计和发现,然而随着技术的不断进步,其也被广泛用于环境新污染物的识别。计算毒理学通过构建数学模型和计算模拟,能够预测化学物质的毒性和环境行为。分子对接与 QSAR 相比更有助于人们理解污染物的效应机制,通过反向对接能预测化合物可能的干扰活性终点,还能与 QSAR 结合构建多维

QSAR 模型。MD 模拟有助于探索配体-受体相互作用关系及两者的变化，探索受体重要的结构变化，并借助热力学计算预测结合效力。AOP 将分子起始事件与最终 AO 用一系列关键事件和关键事件关系连接，形成完整的、明晰的通路甚至网络，借助 AOP 和 AOP 网络将推动计算毒理学进入新的阶段。而且，将反向对接技术与 AOP 模拟结合，不仅能预测环境污染物潜在的干扰敏感靶标，还能进一步通过 AOP 网络预测可能造成的有害结局。结合系统毒理学的方法，可以系统性地分析毒物对生物体各系统的影响，从分子层面到生态系统层面进行全面评估。这种方法不仅可以减少动物试验的需求，还可以在早期阶段预测化学物质的潜在风险。

2. 研究方向的进一步拓展

(1) 微塑料与纳米材料的毒理学研究

随着全球微塑料和纳米材料的污染，人体吸收的微塑料和纳米材料水平也在不断上升，这可能会加剧炎症并影响远端器官，从而增加患癌症、糖尿病、心血管疾病和慢性肺病等非传染性疾病的风险。未来的环境毒理学研究需要关注这些新型污染物的环境行为、毒性机制以及对生态系统的长期影响。例如，要加强它们在食物链传递的规律的研究。目前，关于这类污染物生物毒性的研究大多数只停留在生物个体水平上，而对其在食物链中的传递效应研究相对较少，而它们在食物链中的传递与放大能力与海洋生物甚至整个人类都息息相关。因此，在清楚掌握微塑料和纳米材料的生物毒性过程和机理的基础上，结合同位素等方法，进一步重点研究它们在食物链中的传递效应，从而为预防和缓解微塑料对生态环境及人类健康的影响提供依据。另外，加强和完善对微塑料和纳米材料在生物体中的毒性效应研究方法。目前有关它们的毒性效应研究还没有统一的评判标准，研究对象较为单一、暴露时间较短且暴露剂量较环境浓度要高，缺乏对自然状态下微塑料和纳米材料暴露造成的毒性效应准确评判。应将更多的新方法、新技术运用于微塑料和纳米塑料的毒性效应研究中，如基因组学、蛋白组学以及代谢组学的技术。因此，研究这些新兴污染物的毒理特征将是未来的一个重要方向。

(2) 药品和个人护理品类新污染物的毒理学研究

我国是世界上最大的药物生产国，拥有全球最大的药品市场，大量的药物和个人护理品（pharmaceuticals and personal care products，PPCPs）在生产和使用过程中通过各种途径进入环境。近年来，PPCPs 等有害微量有机污染物在天然水体与水处理系统中被频繁检出，甚至通过饮用水传导至饮品、食品中，越来越频繁的相关事件报道造成了一定的公众恐慌。这些污染物种类繁多，结构与性质各异，大多具有较强的环境持久性、生物活性及生物累积性，表现出来源广泛、存在痕量、效应隐蔽及风险滞后等特点，对生态系统和人类健康构成了潜在的巨大风险。PPCPs 大多为新污染物，生态毒理学和环境健康学方面的系统研究尚显薄弱。目前生态毒理学和环境健康学研究大多数是针对单个 PPCPs 开展的，在实际环境中，多种 PPCPs 往往共同存在，生态系统中的生物也是暴露于多种 PPCPs 和无机物、有机物的混合体系中。很多低浓度 PPCPs 单独作用往往不能造成危害效应，但是 PPCPs 混合物、降解产物与其他物质的联合作用的浓度加和（concentration addition，CA）效应或协同效应可能造成环境风险。而且，PPCPs 环境风险一般是由长期低浓度暴露造成的，长期暴露过程中，无论是物质还是暴露浓度都存在很大的变异性和不确定性，当前许多资料大多为急性毒性资料,这影响了生态风险评价的精确性。因此,迫切需要开展相关研究,为控制水环境 PPCPs 污染提供科学指导。

(3)气候变化与环境毒理学的交叉研究

当前,气候变化已经成为国际社会广泛关注的全球性问题。政府间气候变化专门委员会和联合国环境规划署(UN Environment Programme,UNEP)均强调应重视气候变化背景下的环境污染问题。因此,气候变化与污染耦合研究越来越受到政府和科学家的关注,成为环境科学和全球气候变化领域的新热点。2022 年 10 月,习近平总书记在党的二十大报告中做出了"积极参与应对气候变化全球治理"的重要指示,明确了中国应对全球气候变化的方向和决心,凸显了气候变化背景下全球治理问题的重要性。全球气候变化不仅会改变环境中化学物质的物理化学性质,例如通过影响化学物质的降解速率和转化路径,从而改变其毒性特征,还会调节生物的生理状态,从而对生态系统产生更严重和复杂的影响。因此,了解全球气候变化与污染物相互作用及其带来的复杂生态毒理机制和效应至关重要,这有助于我们更好地理解和应对全球环境变化所带来的挑战。环境毒理学未来还需要探讨气候变化如何影响环境毒物的分布和生物体的毒性反应,以及这些变化对生态系统和人类健康的综合影响。

(4)生态毒理学的综合评估

传统的环境毒理学研究通常关注单一毒物的影响,但现实环境中毒物往往是复杂的混合物,使得环境毒理学的综合毒性评估是一项复杂但至关重要的任务。未来的研究需要更加关注多种毒物的联合作用和相互作用。环境毒理学将逐渐转向综合评估不同毒物组合对生态系统的整体影响,考虑毒物在环境中的相互作用以及它们对生态系统服务的潜在威胁。通过多层次、多角度的方法,综合评估污染物对生态系统和人类健康的整体影响,能够更好地应对环境污染挑战,为保护生态环境和人类健康提供科学支持。

3.应用领域的扩展

(1)环境风险评估与管理

环境毒理学的研究成果将在环境风险评估和管理中发挥重要作用。随着对环境污染物认识的加深,环境毒理学可以帮助制定更加科学合理的环境质量标准和风险评估方法。未来的环境风险评估将更加依赖综合的毒理学数据,包括长期暴露实验和现实环境监测数据,以确保环境管理措施的有效性和科学性。

(2)公共健康与环境保护

环境毒理学的研究不仅对生态系统至关重要,对人类健康也有直接影响。未来的研究将更加关注环境污染物对公共健康的影响,尤其是对敏感人群(如儿童、孕妇和老年人)的风险评估。通过与公共卫生部门的合作,环境毒理学研究可以为制定更有效的健康保护政策和干预措施提供科学依据。

(3)环境修复技术的开发

了解环境污染物的毒性特征和环境行为可以推动新型环境修复技术的开发。例如,研究人员可以开发针对特定污染物的生物修复或化学修复方法,以去除环境中的有害物质。环境毒理学的研究成果可以帮助优化这些技术,提高其效率和经济性,从而更有效地恢复受污染的生态系统。

4.政策与法规的影响

(1)全球化与国际合作

环境毒理学的研究和应用越来越具有全球性。不同国家和地区面临的环境问题和毒理学挑战可能有所不同,因此国际的合作和信息共享至关重要。未来,国际组织和跨国研究机构将更加积极地推动全球环境毒理学研究,制定统一的标准和规范,以应对跨境环境污染问题。

(2)法规更新与标准制定

随着环境毒理学研究的进展,现行的环境保护法规和标准也需要不断更新。未来的环境毒理学研究将对新兴污染物和环境风险的识别产生影响,促使政策制定者修订和完善相关法规,以提高环境保护水平。环境毒理学的研究成果将为制定科学合理的环境标准和控制措施提供依据,从而更好地保护生态系统和人类健康。

(3)公众参与和科学普及

环境毒理学的研究成果不仅需要在科学界内进行传播,也需要向公众进行科学普及。提高公众对环境毒理学知识的认识和理解,有助于增强公众的环保意识和行动力。未来,环境毒理学研究将更加重视公众参与,推动科学教育和信息共享,以促进社会对环境保护的广泛支持。

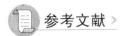 参考文献

[1]Villeneuve D L，Coady K，Escher B I，et al. High-throughput screening and environmental risk assessment：state of the science and emerging applications[J]. Environ Toxicol Chem，2019，38(1)：12-26.

[2]Park Y，Kang H G，Kang S J，et al. Combined use of multiparametric high-content-screening and in vitro circadian reporter assays in neurotoxicity evaluation[J]. Arch Toxicol，2024，98(5)：1485-1498.

[3]Wang Y T，Wang P，Fan T J，et al. From molecular descriptors to the developmental toxicity prediction of pesticides/veterinary drugs/bio-pesticides against zebrafish embryo：dual computational toxicological approaches for prioritization[J]. J Hazard Mater，2024，476：134945.

[4]Chen Z C，Li X Y，Gao J H，et al. Reproductive toxic effects of chronic exposure to bisphenol A and its analogues in marine medaka (oryzias melastigma)[J]. Aquat Toxicol，2024，271：106927.

[5]Sendra M，Cavia-Saiz M，Múñiz P. Are the BPA analogues an alternative to classical BPA? comparison between 2D and alternative 3D in vitro neuron model to assess cytotoxic and genotoxic effects[J]. Toxicology，2024，502：153715.

[6]Hill N I，Becanova J，Vojta S，et al. Bioconcentration of per-and polyfluoroalkyl substances and precursors in fathead minnow tissues environmentally exposed to aqueous film-forming foam-contaminated waters[J]. Environ Toxicol Chem，2024，43(8)：1795-1806.

[7]陈晓旭,姜声扬.全氟辛烷磺酸神经毒性研究进展[J].环境与职业医学,2017,34(9)：847-851.

[8]Reddy C V，Kumar R，Chakrabortty P，et al. A critical science mapping approach on removal mechanism and pathways of per- and poly-fluoroalkyl substances (PFAS) in water and wastewater：a comprehensive review[J]. Chem Eng J，2024，492：152272.

[9]Zhang X，Zou G Y，Chu H Q，et al. Biochar applications for treating potentially toxic elements (PTEs) contaminated soils and water：a review[J]. Front Bioeng Biotech，2023，11：1258483.

[10]杨利玉,吴攀,徐梦琪,等.基于土壤标准适宜性评价与环境基准的黔西北高 Cd 农用地精准管理新思路[J].环境工程学报,2022,16(12):4049-4057.

[11]Shao Y T, Zheng L T, Jiang Y G. Cadmium toxicity and autophagy: a review[J]. Biometals, 2024, 37(3):609-629.

[12]Lv Y J, Wang P, Huang R, et al. Cadmium exposure and osteoporosis: a population-based study and benchmark dose estimation in southern China[J]. J Bone Miner Res, 2017, 32(10):1990-2000.

[13]Hou J J, Zhang Z J, Wu W Y, et al. Mass spectrometry imaging: new eyes on natural products for drug research and development[J]. Acta Pharmacol Sin, 2022, 43(12):3096-3111.

[14]Kampa J M, Sahin M, Slopianka M, et al. Mass spectrometry imaging reveals lipid upregulation and bile acid changes indicating amitriptyline induced steatosis in a rat model[J]. Toxicol Lett, 2020, 325:43-50.

[15]Faria N M X, Meucci R D, Fiori N S, et al. Acute pesticide poisoning in tobacco farming, according to different criteria[J]. Int J Env Res Pub He, 2023, 20(4):2818.

[16]Dart R C, Mullins M E, Matoushek T, et al. Management of acetaminophen poisoning in the US and Canada: a consensus statement[J]. JAMA Netw Open, 2023, 6(8):e2327739.

[17]Matsui T, Shinozawa T. Human organoids for predictive toxicology research and drug development[J]. Front Genet, 2021, 12:767621.

[18]Wu Q R, Liu J F, Wang X H, et al. Organ-on-a-chip: recent breakthroughs and future prospects[J]. Biomed Eng Online, 2020, 19(1):9.

[19]Yang S, Chen Z Z, Cheng Y P, et al. Environmental toxicology wars: organ-on-a-chip for assessing the toxicity of environmental pollutants[J]. Environ Pollut, 2021, 268:115861.

[20]Mihajlovic M, Hariri S, Westphal K C G, et al. Safety evaluation of conditionally immortalized cells for renal replacement therapy[J]. Oncotarget, 2019, 10(51):5332-5348.

[21]Miller T H, Gallidabino M D, MacRae J I, et al. Machine learning for environmental toxicology: a call for integration and innovation[J]. Environ Sci Technol, 2018, 52(22):12953-12955.

[22]Ahn J C, Connell A, Simonetto D A, et al. Application of artificial intelligence for the diagnosis and treatment of liver diseases[J]. Hepatology, 2021, 73(6):2546-2563.

[23]Andersen R A, Aflalo T, Bashford L, et al. Exploring cognition with brain-machine interfaces[J]. Annu Rev Psychol, 2022, 73:131-158.

[24]Santín E P, Solana R R, García M G, et al. Toxicity prediction based on artificial intelligence: a multidisciplinary overview[J]. WIREs Comput Mol Sci, 2021, 11(5):e1516.

[25]Kostoff R N, Heroux P, Aschner M, et al. Adverse health effects of 5G mobile networking technology under real-life conditions[J]. Toxicol Lett, 2020, 323:35-40.

[26]Neumann N R, Chai P R, Wood D M, et al. Medical toxicology and COVID-19: our role in a pandemic[J]. J Med Toxicol, 2020, 16(3):245-247.

[27]Peters A, Nawrot T S, Baccarelli A A. Hallmarks of environmental insults[J]. Cell, 2021, 184(6):1455-1468.

[28]孟紫强.现代环境毒理学[M].3 版.北京:中国环境出版社,2015.

[29]孟紫强.环境健康科学研究简史及其学科构成[J].新兴科学和技术趋势,2023,2(3):258-279.

[30]孟紫强.关于生态毒理学与环境毒理学几个基本概念的见解[J].生态毒理学报,2006,1(2):7-104.

[31]Guo Y J, Chen B B, Guo J, et al. Design, synthesis and biological evaluation of novel podophyllotoxin derivatives as tubulin-targeting anticancer agents[J]. Pharm Biol, 2024, 62(1):233-249.

[32]Nguyen T V, Kumar A, Trang P N. The use of fish cell lines as in-vitro ecotoxicological tools: a cellular

solution to aquaculture sustainability[J]. Aquaculture，2024，593：741302.

[33]Lin W T，Qin Y J，Ren Y. Flunitrazepam and its metabolites compromise zebrafish nervous system functionality：an integrated microbiome，metabolome，and genomic analysis[J]. Environ Pollut，2024，341：122949.

[34]Morgan R K，Wang K，Svoboda L K，et al. Effects of developmental lead and phthalate exposures on DNA methylation in adult mouse blood，brain，and liver：a focus on genomic imprinting by tissue and sex[J]. Environ Health Perspect，2024，132(6)：67003.

[35]Liu J F，Xiang T T，Song X C，et al. High-efficiency effect-directed analysis leveraging five high level advancements：a critical review[J]. Environ Sci Technol，2024，58(23)：9925-9944.

[36]Akhatova F，Ishmukhametov I，Fakhrullina G，et al. Nanomechanical atomic force microscopy to probe cellular microplastics uptake and distribution[J]. Int J Mol Sci，2022，23(2)：806.

[37]Zorrilla J G，Siciliano A，Petraretti M，et al. Ecotoxicological assessment of cyclic peptides produced by a planktothrix rubescens bloom：impact on aquatic model organisms[J]. Environ Res，2024，257：119394.

[38]Yu D B，Bai L，Zhai J F，et al. Toxicity detection in water containing heavy metal ions with a self-powered microbial fuel cell-based biosensor[J]. Talanta (Oxford)，2017，168：210-216.

[39]Hannam K，McNamee R，Baker P，et al. Air pollution exposure and adverse pregnancy outcomes in a large UK birth cohort：use of a novel spatio-temporal modelling technique[J]. Scand J Work Env Hea，2014，40(5)：518-530.

[40]刘潇博，黄海宁，吴扬雨，等.中国沿海水生生物污染数据集及食用水产品的健康危害评估[J].生态毒理学报，2021，16(3)：252-263.

[41]Yang J H，Jeppe K，Pettigrove V，et al. Environmental DNA metabarcoding supporting community assessment of environmental stressors in a field-based sediment microcosm study[J]. Environ Sci Technol，2018，52(24)：14469-14479.

[42]施小明.环境化学物质人体内暴露与健康效应[J].环境与职业医学，2021，38(10)：1045-1048.

[43]杨荧，刘莉文，李建宏.微藻富集重金属的机制及在环境修复中的应用综述[J].江苏农业科学，2019，47(21)：885-894.

[44]Lu Y，Guan R N，Zhu N L，et al. A critical review on the bioaccumulation，transportation，and elimination of per-and polyfluoroalkyl substances in human beings[J]. Crit Rev Env Sci Tec，2024，54(2)：23.

[45]Li X J，Huang L Q，Wang N，et al. Sulfur dioxide exposure enhances Th2 inflammatory responses via activating STAT6 pathway in asthmatic mice[J]. Toxicol Lett，2018，285：43-50.

[46]Liu C Y，Liu Z H，Fang Y Y，et al. Exposure to the environmentally toxic pesticide maneb induces Parkinson's disease-like neurotoxicity in mice：a combined proteomic and metabolomic analysis[J]. Chemosphere，2022，308：136344.

[47]Yuan L L，Qian L，Qian Y，et al. Bisphenol F-induced neurotoxicity toward zebrafish embryos[J]. Environ Sci Technol，2019，53(24)：14638-14648.

[48]Qian L，Qi S Z，Wang Z，et al. Environmentally relevant concentrations of boscalid exposure affects the neurobehavioral response of zebrafish by disrupting visual and nervous systems[J]. J Hazard Mater，2021，404：124083.

[49]刘双江，施文元，赵国屏.中国微生物组计划：机遇与挑战[J].中国科学院院刊，2017，32(3)：241-250.

[50]陈磊，高博.中国基础研究十年回眸：国际篇[N/OL].科技日报，2011-05-23[2024-07-27].http://gjkj.mwr.gov.cn/slkj1/gzdt_1/202209/t20220903_1393831.html.

[51]Jin C Y，Luo T，Zhu Z H，et al. Imazalil exposure induces gut microbiota dysbiosis and hepatic metabolism disorder in zebrafish[J]. Comp Biochem Phys C，2017，202：85-93.

[52]Chen L G, Hu C Y, Lai L S N, et al. Acute exposure to PBDEs at an environmentally realistic concentration causes abrupt changes in the gut microbiota and host health of zebrafish[J]. Environ Pollut, 2018, 240:17-26.

[53]Wang G, Pan R L, Liang X, et al. Perfluorooctanoic acid-induced liver injury is potentially associated with gut microbiota dysbiosis[J]. Chemosphere, 2021, 266:129004.

[54]Zheng Y, Wang Y F, Zheng M T, et al. Exposed to sulfamethoxazole induced hepatic lipid metabolism disorder and intestinal microbiota changes on zebrafish (*Danio rerio*)[J]. Comp Biochem Phys C, 2022, 253:109245.

[55]Liu M Y, Sun B L, Zhou X Z, et al. Disturbed glucose metabolism by perfluorobutane sulfonate pollutant and benefit of young fecal transplantation in aged zebrafish[J]. Ecotox Environ Safe, 2022, 241:113721.

[56]Mu X Y, Liu Z T, Zhao X Y, et al. Bisphenol analogues induced social defects and neural impairment in zebrafish[J]. Sci Total Environ, 2023, 899:166307.

[57]Li D, Sun W J, Lei H J, et al. Cyclophosphamide alters the behaviors of adult zebrafish via neurotransmitters and gut microbiota[J]. Aquat Toxicol, 2022, 250:106246.

[58]Tian D D, Shi W, Yu Y H, et al. Enrofloxacin exposure induces anxiety-like behavioral responses in zebrafish by affecting the microbiota-gut-brain axis[J]. Sci Total Environ, 2023, 858:160094.

[59]Zhang T X, Zhao S J, Dong F F, et al. Novel insight into the mechanisms of neurotoxicity induced by 6:6 PFPiA through disturbing the gut-brain axis[J]. Environ Sci Technol, 2023, 57(2):1028-1038.

[60]Bian Y, He M Y, Ling Y, et al. Tissue distribution study of perfluorooctanoic acid in exposed zebrafish using MALDI mass spectrometry imaging[J]. Environ Pollut, 2022, 293:118505.

[61]Chen Y Y, Jiang L L, Zhang R, et al. Spatially revealed perfluorooctane sulfonate-induced nephrotoxicity in mouse kidney using atmospheric pressure MALDI mass spectrometry imaging[J]. Sci Total Environ, 2022, 838:156380.

[62]Huang Y X, Shang H L, Wang C, et al. Spatially resolved co-imaging of polyhalogenated xenobiotics and endogenous metabolites reveals xenobiotic-induced metabolic alterations[J]. Environ Sci Technol, 2023, 57(48):19330-19340.

[63]Li F, Xiang B B, Jin Y, et al. Hepatotoxic effects of inhalation exposure to polycyclic aromatic hydrocarbons on lipid metabolism of C57BL/6 mice[J]. Environ Int, 2020, 134:105000.

[64]Zeng T, Guo W J, Jiang L L, et al. Integration of omics analysis and atmospheric pressure MALDI mass spectrometry imaging reveals the cadmium toxicity on female ICR mouse[J]. Sci Total Environ, 2021, 801:149803.

[65]Zou T, Liang Y Q, Liao X L, et al. Metabolomics reveals the reproductive abnormality in female zebrafish exposed to environmentally relevant levels of climbazole[J]. Environ Pollut, 2021, 275:116665.

[66]石磊磊,张元元,王菲菲,等.有害结局路径的研究进展和现状[J].环境与职业医学,2021,38(6):559-565.

[67]周宗灿.毒性作用模式和有害结局通路[J].毒理学杂志,2014,28(1):1-2.

[68]魏凤华,张俊江,夏普,等.类二噁英物质及芳香烃受体(AhR)介导的有害结局路径(AOP)研究进展[J].生态毒理学报,2016,11(1):37-51.

[69]MacKay C, Davies M, Summerfield V, et al. From pathways to people: applying the adverse outcome pathway (AOP) for skin sensitization to risk assessment[J]. ALTEX-Altern Anim Ex, 2013, 30(4):473-486.

[70]Burgoon L D，Druwe I L，Painter K，et al. Using in vitro high-throughput screening data for predicting Benzo[k]Fluoranthene human health hazards[J]. Risk Anal，2017，37(2)：280-290.

[71]Jin Y，Qi G S，Shou Y Q，et al. High throughput data-based, toxicity pathway-oriented development of a quantitative adverse outcome pathway network linking AHR activation to lung damages[J]. J Hazard Mater，2022，425：128041.

[72]Lin W T，Zhao B C，Ping S W，et al. Ultraviolet oxidative degradation of typical antidepressants：pathway，product toxicity，and DFT theoretical calculation[J]. Chemosphere，2022，305：135440.

[73]D'Ursi P，Salvi E，Fossa P，et al. Modelling the interaction of steroid receptors with endocrine disrupting chemicals[J]. BMC Bioinformatics，2005，6：1-8.

[74]Lin W T，Qin Y J，Ren Y. Flunitrazepam and its metabolites induced brain toxicity：insights from molecular dynamics simulation and transcriptomic analysis[J]. J Hazard Mater，2023，465：133113.

思考题

①为什么说环境毒理学和生态毒理学是独立学科？
②何为环境毒理学？其是怎么产生的？
③环境毒理学的研究对象、任务和内容包括哪些方面？
④环境毒理学有哪些研究方法？
⑤阐述环境毒理学的发展趋势。

推荐阅读文献

[1]孟紫强.现代环境毒理学[M].3版.北京：中国环境出版社，2015.

[2]孟紫强.环境毒理学[M].3版.北京：高等教育出版社，2018.

[3]孔志明.环境毒理学[M].7版.南京：南京大学出版社，2023.

[4]Huang J H，Cheng F，He L W，et al. Effect driven prioritization of contaminants in wastewater treatment plants across china：a data mining-based toxicity screening approach[J]. Water Res，2024，264：122223.

[5]Crowther T W，Rappuoli R，Corinaldesi C，et al. Scientists' call to action：microbes，planetary health，and the sustainable development goals[J]. Cell，2024，187(19)：5195-5216.

[6]Yang L P，Zeng J，Gao N，et al. Predicting the metal mixture toxicity with a toxicokinetic-toxicodynamic model considering the time-dependent adverse outcome pathways[J]. Environ Sci Technol，2024，58(8)：3714-3725.

[7]Wang N，Dong G Q，Qiao R X，et al. Bringing artificial intelligence（AI）into environmental toxicology studies：a perspective of AI-enabled zebrafish high-throughput screening[J]. Environ Sci Technol，2024，58(22)：9487-9499.

[8]Pognan F，Beilmann M，Boonen H C M，et al. The evolving role of investigative toxicology in the pharmaceutical industry[J]. Nat Rev Drug Discov，2023，22(4)：317-335.

第二章　污染物体内转运和生物转化

主要内容：环境污染物的吸收途径；污染物的生物富集和生物放大；载体蛋白和离子通道；跨膜转运途径；生物转化（相Ⅰ反应、相Ⅱ反应、相0和相Ⅲ反应）；自由溶解态的定义与测定方法；CYP450酶系与靶器官理论；生物解毒和生物活化；污染物的消除和外排。

重点：生物富集；生物可利用性；生物转化的主要类型。

难点：生物转化对污染物毒性的不同影响。

第一节　环境污染物的吸收途径

人类被空气、水、土壤等环境介质全方位包裹，它们是地球生命存续的根基，但也是污染物的贮藏地。大气中的悬浮微粒裹挟着多环芳烃PAHs、重金属气溶胶等污染物，水体容纳着多种可溶性有机污染物和重金属离子，土壤因具有截留和固存能力，更是成了重金属、农药、石油烃等污染物的"汇"。人类在呼吸、进食、运动的过程中难以避免和环境介质接触从而吸收环境污染物。厘清生物对环境污染物的吸收途径，是污染物生态风险评估及防控的基本任务。

一、动物对环境污染物的吸收途径

对动物而言，吸收是指环境污染物穿过生物膜进入生物体内并随后进入血液中的过程，主要途径有经消化道吸收、经呼吸道吸收和经皮肤吸收。

1. 经消化道吸收

环境污染物可在动物饮水进食时通过消化道进入动物体内，其中小肠通常是主要的吸收部位，因为大量的绒毛和微绒毛增加了小肠的比表面积。在强酸性的胃液环境中（pH＝1～2），弱有机酸类物质（如苯甲酸）多以未解离形式存在，较易通过简单扩散的方式被吸收；而弱有机碱类物质（如苯胺）离解度较高，不易通过简单扩散的方式被吸收。在酸碱度趋向中性或弱碱性（pH＝6～8）的小肠环境中，弱有机碱类环境污染物以非解离状态存在，通过简单扩散的方式被吸收，弱有机酸类则不易简单扩散。因此，有机酸类污染物大多在胃部被吸收,有机碱类污染物大多在小肠被吸收。

动物的消化道对环境污染物的吸收程度受污染物特性(如亲水性、分散度等)、物种差异、消化道内微生物群落、消化道内其他污染物的种类、数目等因素影响。

2.经呼吸道吸收

空气中的环境污染物可在动物呼吸时通过呼吸道进入动物体内,以肺泡吸收为主。以人类为例,环境污染物从鼻腔进入呼吸道并通过人体呼吸系统被运输至肺泡中,随后从肺泡中转移到周边的毛细血管中。

以气态形式存在的污染物在肺泡中的吸收原理主要是简单扩散。肺泡和周边毛细血管的细胞膜只有 $1.5~\mu m$ 左右,容易发生与气态环境污染物的交换。毛细血管和肺泡中气态污染物浓度差值越大,吸收速度越快,当肺泡膜两侧的气态物质分配平衡时,吸收便停止。因此,气态污染物的血/气分配系数很大程度上决定了其经呼吸道吸收进入人体血液的速率与风险。此外,肺部通气量与血流量的比值、污染物的相对分子质量、污染物的亲脂性等均会对吸收速率产生影响。

以颗粒物形式存在的污染物在肺泡中的吸收原理主要是沉积作用。并非所有空气中的颗粒物都会随呼吸进入血液,粒径大小是决定颗粒型污染物能否通过呼吸道被吸收入血液的重要因素。较大粒径(直径$>10~\mu m$)的颗粒型污染物将被阻留在上呼吸道表面,随纤毛逆向移动,由痰咳出体外,或被咽入胃肠道。中等粒径($5~\mu m<$直径$<10~\mu m$)的颗粒型污染物因沉降作用而被阻留在气管和支气管中。较小粒径($1~\mu m<$直径$<5~\mu m$)的颗粒型污染物可随呼入气体到达呼吸道深部,部分可最终到达肺泡。直径小于 $1~\mu m$ 的颗粒型污染物可进入肺泡,在肺泡内扩散、沉积或吸收。其中,被吸收的污染物将进入血液,随血液周身循环,可能对人体的其他组织器官造成不利影响;未被吸收的污染物停留在肺泡中,可能会形成灰尘病灶或肺部结节,可能会被免疫系统代谢和排出,也可能透过肺的间质进入淋巴系统。

3.经皮肤吸收

环境污染物经皮肤吸收的主要通道是表皮、毛裂、汗腺及皮脂腺。对动物而言,表皮通常占据了皮肤表面积的绝大部分,表皮吸收为皮肤吸收的主要途径。环境污染物进入表皮的方式同样是简单扩散。表皮通常由三部分组成,从外到内依次是表皮角质层、连接角质层和基膜。表皮角质层在完整无损的情况下,能将相对分子质量较大的环境污染物隔绝体外,亲脂性的连接角质层能阻止水、电解质及某些水溶性物质通过,基膜仅能阻止某些特定物质透过。环境污染物顺利通过表皮的三层屏障后,可经真皮的乳头层毛细血管进入血液,从而完成吸收过程。不同动物的表皮组成和厚度不同,导致污染物经皮肤吸收的难易程度和速率差异较大。例如,猫的表皮通透性较低,而兔子、大鼠的表皮通透性较高。此外,污染物的性质(相对分子质量、亲脂性等)、表皮温度、表皮损伤均会影响环境污染物的皮肤吸收。

二、植物对环境污染物的吸收途径

对植物而言,环境污染物的吸收则是指其穿过细胞壁和细胞膜进入植物体内的过程。植物地下部分主要包括根部,其通过根毛、根毡、侧根出芽部位的裂缝等结构吸收土壤中的水分和营养物质时也会同步吸收环境污染物。植物根部吸收污染物的主要原因是环境介质中污染物浓度差异导致的长期动态分配过程。土壤颗粒和土壤间隙水中的污染物持续交换分配,而土壤间隙水中的污染物可随植物生长过程中根部吸水进入植物体内。该过程和污染物的辛醇-水分配系数密切相关,通常水溶性更强的污染物更容易在土壤中快速分配并扩散至植物根部。此外,由于植物具有大量纤维素、细胞壁和果胶网络,大粒径的颗粒型污染物较难被植物吸收,大多数残留在根的表皮细胞间隙中。

除了从土壤中吸收环境污染物,植物的地上部分也可从周围空气中吸收污染物(如二氧化硫、二氧化氮、一氧化氮、臭氧等)。例如,君子兰可吸收空气中的甲醛,被应用于净化空气。叶片表皮的主要结构从上到下依次是毛状体、蜡质层、角质层和气孔。有些植物的叶片表面存在高密度的毛状体,有助于捕获大气中的污染物。蜡质层由长链脂肪酸和一元醇的脂质化合物组成,能防止叶片的过度蒸腾作用和微生物感染,通常被认为是抵御污染物的第一道防线,但其可以吸附亲脂性较强的污染物。角质层表面孔径的大小在0.6～4.8 nm之间,粒径小于该尺寸的污染物较易穿过角质层。气孔是植物和大气环境交换气体的必经之处,污染物到达气孔后可以由此进入植物的叶肉,随后穿过维管束到达植物的其他部位,或者在浓度梯度的驱动下随水通过韧皮部向根部运输。此外,土壤中的易挥发性有机化合物挥发至空气中后也可能被植物的地上部分吸收,主要途径是表皮渗透。

环境污染物通过分配作用被植物根部吸收后,首先被吸附在根部的表皮组织上,随后将再次在植物根部的水溶液和脂质类组织成分之间进行分配,部分累积在根部的有机组织里,部分因蒸腾作用沿着木质部在植物体内向上迁移,最终进入茎叶组织中,较高的蒸腾速率可以促进植物对污染物的吸收。植物对环境污染物的迁移主要包括共质体途径和质外体途径。共质体途径是指污染物随水进入一个细胞的细胞质后,通过胞间连丝进入相邻细胞的细胞质,从而不断在多个细胞间流动的过程。质外体途径是指污染物在植物根部横向传导至木质部的过程中,不经过细胞内部,直接通过细胞空隙、细胞壁、中柱等通道完成胞间传递的过程。质外体途径的运输速率和污染物表面电荷息息相关,带负电荷的污染物容易通过外质体途径成功到达植物的维管束,而带正电荷的污染物则可能因静电的相互作用被聚集在植物分泌物中,或者被黏附在带负电的保护性黏膜层中,如根毛和边缘细胞。由于共质体途径需要进入细胞内部,通常迁移速率低于质外体途径。此外,极少数污染物也可通过植物的筛管系统向下运输,微塑料和纳米塑料被报道可以通过裂缝模式(crack model)、胞吞作用和水通道蛋白途径被陆生植物吸收。[1] 植物对环境污染物的主要吸收途径见图2-1。[2]

环境污染物的性质、植物的特性、光照强度、二氧化碳浓度、土壤的物理化学性质、土壤有机质的组成和含量、土壤矿物质(高岭石等)的组成和含量、土壤微生物群落活动等均可影响植物对土壤中环境污染物的吸收和转运。[3] 例如,粒径是影响植物吸收微塑料的最主要因素,较小的微塑料和纳米塑料(NPs)更容易穿透叶片的表皮屏障进入叶肉,其中粒径小

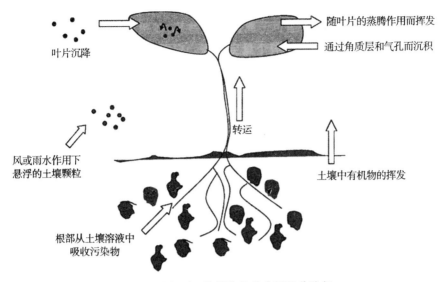

叶片沉降

随叶片的蒸腾作用而挥发

通过角质层和气孔而沉积

转运

风或雨水作用下悬浮的土壤颗粒

土壤中有机物的挥发

根部从土壤溶液中吸收污染物

图 2-1　植物对环境污染物的主要吸收途径

于 20 nm 的污染物甚至可直接穿过细胞壁进入细胞内部。

三、微生物对环境污染物的吸收途径

　　微生物体内环境污染物的命运可分为 3 个阶段。首先,环境污染物被吸附至微生物表面;其次,吸附在细胞膜表面的污染物经过跨膜转运进入细胞;最后,在胞内各种降解酶的作用下发生酶促反应,包括降解反应和结合反应。微生物吸收营养物质的主要机制包括单纯扩散、促进扩散、主动运送和基团移位,在此过程中可同步吸收环境污染物。由于微生物种类繁多,各类微生物之间表面官能团差异大、胞外酶各异、代谢途径不同,且微生物易发生基因突变,因此不同的微生物吸收污染物的程度并不相同,甚至表现出吸收特异性。部分微生物对特异的污染物具有强吸收和强代谢能力,在高浓度污染物暴露时依然具备耐受性,从而具备对受污染环境介质的修复潜力。过去 20 年中,研究人员分别探究了革兰氏阴性菌和革兰氏阳性菌对多环芳烃 PAHs 的吸收能力与机制,提出微生物介导修复方法是土壤中 PAHs 污染的重要生物修复手段,尤其是真菌-细菌联合修复方式。[4] 微生物的表面疏水性、表面组分(细胞黏附蛋白、菌毛、鞭毛和脂多糖等)、生物被膜、包裹在胞外聚合物物质中的聚集物(胞外多糖、胞外 DNA、胞外蛋白和脂质等)是决定微生物非特异性吸收环境污染物的重要因素。例如,相比于革兰氏阳性菌,革兰氏阴性菌外膜的脂多糖层阻碍了环境污染物的吸附、吸收和跨膜运输。[5] 此外,研究人员发现生物培养基中鼠李糖脂的增加可作为表面活性剂显著增加培养菌对菲的吸收。[6]

第二节　生物转运

　　当环境污染物进入生物体后,并非原地驻留,而是将开启复杂的生物转运过程,在不同

细胞、器官和组织间移动,重新分布。细胞间的转运是生物转运的最小单元,细胞膜则是胞间转运的主要屏障,此处的跨膜物质负责调控细胞的物质进出,在环境污染物的转运过程中扮演着关键角色。本节将详细介绍跨膜转运涉及的重要物质以及跨膜转运的主要途径。

一、跨膜转运的重要物质

膜蛋白是细胞膜的重要组成部分,约占总成分的一半,也是决定细胞膜功能的主要因素。根据膜蛋白在细胞膜上是否容易移位,可将其分为外源性膜蛋白和内源性膜蛋白。参与跨膜转运的蛋白大部分属于内源性膜蛋白,疏水区域贯穿整个磷脂双分子层,亲水性的两端分别暴露于细胞膜内外两侧,负责控制细胞之间的信号传递、营养物质和其他可溶性分子的运输以及跨细胞器和细胞的能量转换。下文介绍两种主要的转运蛋白——载体蛋白和离子通道。

1.载体蛋白

载体蛋白是一类可以改变自身化学构型并与化合物结合从而实现化合物跨膜运输的回旋折叠蛋白。部分载体蛋白需要能量驱动,参与主动运输;另一部分则无须能量驱动,参与协助扩散。

载体蛋白种类多样,分别具有不同的功能,由于对底物具有高度选择性,一种载体蛋白通常只参与几种甚至一种污染物的运输。载体蛋白在转运过程中自身构型的变化是其转运污染物的关键机制。例如,FadL 家族是唯一公认的革兰氏阴性菌吸收疏水性物质的蛋白,可通过 N 末端的构象变化和 S3 链中的扭结移动打开一条供污染物通过的通道,随后翻转被吸附到内膜上的污染物将其运输至细胞内部,其中,污染物特性决定了该蛋白通道的开口程度。此外,主要协同转运蛋白超家族对污染物的转运机制包括"摇杆开关""摇杆"或"电梯"机制,其间蛋白构型不断重新排列。[5]

载体蛋白可响应各种环境胁迫,包括非生物因素(盐、湿度、温度、污染物暴露等)和生物因素(病原体、害虫等),将影响污染物的转运和最终富集水平。研究发现水通道蛋白抑制剂($HgCl_2$)暴露显著降低了聚苯乙烯(PS)纳米塑料的生物富集(bioenrichment)水平,揭示水通道蛋白可能在纳米塑料的吸收转运过程中起关键作用。[7] Jiang 等探究了表面活性剂介导下蜡样芽孢杆菌对荧光蒽的吸附、转运和降解过程,发现表面活性剂改变了跨膜蛋白的化学结构,促进了荧光蒽的吸收。然而,由于载体蛋白数目有限,底物过量将引发转运饱和,从而导致污染物在体内持续蓄积。[8]

2.离子通道

离子通道是带孔的膜蛋白,允许离子沿着电化学梯度从膜的一边流向另一边,存在于细胞膜以及细胞器(线粒体、内质网和细胞核)的膜中。它们和载体蛋白的主要区别包括:无须重构蛋白,无须和污染物结合,只参与被动运输而不参与主动运输。离子通道不仅参与离子运输,还在细胞和系统水平上参与多种生理过程,可以激活与细胞信号通路相关的酶,影响神经和心脏动作电位的兴奋传播、β 细胞分泌胰岛素、细胞凋亡、细胞增殖和细胞迁移等,是目前临床上许多药物的靶点。因此,对离子通道的不利影响是污染物的源头性致毒机制之一,离子通道功能异常最终可能导致周身性的毒性效应。

Restrepo-Angulo 等总结了离子通道的分布、结构和功能,根据离子通道可选择性通过的主要离子,它们主要被分为钠、氯、钙和钾离子通道。[9]

(1)钠离子通道

钠离子通道可分为电压门控和非电压门控两类,在神经和肌肉细胞中负责动作电位的激活和传播。中枢神经系统的神经元常见酸敏感钠通道,属于非电压门控钠离子通道。肾收集管、结肠、膀胱和肺的上皮细胞中常见上皮钠通道,受抗利尿激素和催产素等激素的调节。

(2)氯离子通道

氯离子通道在多种细胞中均有表达,如神经元、骨骼和平滑肌细胞以及上皮细胞。它们可存在于质膜、高尔基体、内质网、细胞核、溶酶体中。氯离子通道的开关影响因素较多,受到细胞体积、膜电位、细胞外配体、细胞内 H^+ 和 Ca^{2+} 以及蛋白激酶等多重控制。因此,氯离子通道参与复杂的生理过程,包括静息膜电位的稳定、突触后膜中的配体门控传递、平滑肌细胞去极化、电解质稳态、酶体囊泡中 H^+ 的中和等。

(3)钙离子通道

钙离子通道位于细胞膜或者细胞器(肌质网)的膜上,受到膜电位、细胞内配体和细胞内钙离子浓度的调节。电压门控钙通道分为高压、中压和低压激活通道,常见于神经元、平滑肌和骨骼肌、内分泌细胞、肾脏和成纤维细胞。赖氨酸受体属于钙离子通道,在钙的释放中起重要作用,肌醇1,4,5-三磷酸作为钙离子通道控制钙离子流入细胞质的过程。瞬时感受器电位离子通道分布于各个组织,包括神经系统、心脏、胰腺、胎盘、睾丸、舌头和消化系统等,受到细胞内和细胞外配体、渗透压和辣椒素的调节,细胞内钙的耗尽也会激活该通道。

(4)钾离子通道

钾离子通道在可兴奋细胞和不可兴奋细胞中普遍存在,参与多种细胞过程,包括细胞增殖、细胞凋亡、激素分泌、K^+ 稳态、神经递质释放和动作电位调节。钾离子通道受到膜电位、激素、类二十烷、ATP/ADP 比率、pH 和胞内 O_2 含量等因素调节。

环境污染物的胁迫可破坏心肺和神经系统的离子通道功能,破坏内源性分子的转运平衡,产生毒性效应。例如,多氯联苯 PCBs 已被证实能够激活 Ryanodine 受体通道,从而破坏细胞内钙离子的稳态,引发神经毒性并表现出内分泌干扰作用。汞、镉及其衍生物则可以通过电压门控钙通道进入细胞,与该离子通道的胞内靶点相互作用,阻断钙通道,改变神经元的功能,导致神经毒性。电压门控钠通道是拟除虫菊酯的主要作用靶点,在该化合物的胁迫下,通道的激活速度减缓甚至停止,导致钠离子通道长时间保持开放,引发膜电位失稳和去极化依赖性阻滞。[9]此外,环境污染物对离子通道的影响可以导致细胞凋亡,因为异常的离子运输将改变细胞内外的渗透压,导致细胞收缩和 DNA 断裂。

环境污染物与药物可激活或抑制离子通道功能,调控细胞的物质运输等生理过程。在环境科学研究中,探究污染物对离子通道的干扰有助于揭示致毒机制,医学界也将物质对离子通道的激活与抑制作用作为设计药物结构时的依据之一。常见离子通道的激活剂与抑制剂示意见图 2-2。

由于转运蛋白在体外并不稳定,研究难度较大,目前大多数转运蛋白的结构只能通过

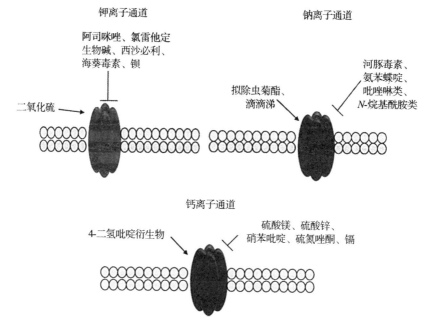

图 2-2　常见离子通道的激活剂与抑制剂

计算机算法预测。同位素标记相对和绝对定量技术(isobaric tags for relative and absolute quantification，iTRAQ)可用于分析转运蛋白的功能。预测转运蛋白结构的方法主要有以下 5 种：①经典的 Kyte-Doolittle 方法；②正电荷停留规则；③隐马尔可夫模型；④统计分析及模型参数；⑤小波分析。[10] 在目前的基因组数据库中，预计有 20％～30％的基因参与编码转运蛋白，但在蛋白质数据库中只有 1％的条目与转运蛋白有关，表明许多转运蛋白的功能尚未被预测或破译。转运蛋白的生理功能使其有望成为污染物的敏感生物标志物和疾病的治疗靶点，因此已成为环境毒理学和医学等领域的重要研究方向。

二、跨膜转运的主要途径

1.膜孔滤过

膜孔滤过是指环境污染物随着细胞间水的运输过程通过生物膜表面的孔道进入细胞。由于这些孔道都是亲水性的，能够发生膜孔滤过的通常为亲水性污染物，另外，这些污染物的分子量大小需要与生物膜上的孔道直径相匹配。

2.被动运输

被动运输是指污染物沿着浓度梯度从高浓度区域扩散至低浓度区域，无须载体和能量，是亲脂性有机污染物的主要转运方式。污染物化学结构和被动运输密切相关，因为结构决定了脂-水分配系数，此外，细胞膜两侧污染物的浓度差和污染物的解离度均会影响被动运输的速率。大量污染物在膜中的被动运输可能导致膜结构和功能的改变（如膜表面积的增长），引发膜的膨胀和额外的分子渗透。

3.协助扩散

协助扩散的运输方向与被动运输相同,同样是以浓度梯度作为驱动力,将污染物从高浓度区域运输至低浓度区域,区别在于协助扩散需要载体参与。由于其顺着浓度梯度运输,因此不需要额外消耗能量。能发生协助扩散的通常是亲水性污染物,葡萄糖的跨膜运输是协助扩散的典型例子。

4.主动运输

主动运输是逆浓度梯度的转运过程,即将污染物从低浓度区域主动运输至高浓度区域,该过程需要载体且消耗能量,是水溶性大分子污染物的主要转运方式。例如,豆科植物(绿豆、大豆等)可利用蛋氨酸和半胱氨酸等作为氮源,研究人员近期发现其同样可以将PAHs作为氮源,通过 H^+-ATPase 驱动的氨基酸主动运输硝基PAHs,分子对接模拟表明硝基是与氨基酸转运体相互作用的决定因素。[11]

5.内吞作用

内吞作用分为吞噬作用和胞饮作用,前者指细胞内吞固态污染物,后者指细胞内吞液态污染物。微纳塑料、镍、稀土元素、烷烃等环境污染物均被发现可通过内吞作用被细胞吸收。例如,Li 等基于蛋白质组测序发现暴露于石油烃(正十六烃)的酵母菌体内与跨膜转运相关的差异表达蛋白显著富集于内吞作用和吞噬体通路,与能量的产生转化相关的蛋白含量也显著增加,揭示石油烃降解真菌可能通过内吞作用和主动运输的方式转运正十六烷。[12] 此外,污染物尺寸过大将阻碍内吞作用,因为内吞囊泡的直径仅有 70～180 nm。研究人员曾在暴露于荧光标记微纳塑料中培养 12 h 的梧桐细胞液泡内发现大量荧光信号亮点,揭示液泡是微纳塑料被内吞后的蓄积地点,然而当塑料粒径大于 100 nm 时不再观察到荧光信号。[13]

明确污染物的转运方式对揭示污染物的致毒机制有重要意义。然而,直接通过活体实验检测动植物体内污染物复杂的动力学过程十分困难,即使通过 3D 皮肤开展透皮实验也面临皮肤失活、物种之间皮肤组成差异较大、成本高昂等挑战。未来可进一步通过抑制剂实验、转录组测序、蛋白质组测序、分子对接模拟等方式间接探究污染物的跨膜运输机制,同时可借助同位素标记或荧光标记的污染物实现跨膜运输的可视化研究。

第三节　生物转化

负责污染物生物转化的主要器官是肝脏,此外,肺部、胃部、肠道和皮肤也为部分污染物的转化提供了重要场所。生物转化的主要步骤被划分为相Ⅰ反应和相Ⅱ反应。随着科研人员对生物转化过程认知的增加,又提出了相 0 和相Ⅲ反应的概念。目前的理论认为污染物被吸收后将先后通过相 0、相Ⅰ、相Ⅱ和相Ⅲ反应共 4 个步骤的生物转化,其中又以相Ⅰ和相Ⅱ反应最为关键。

一、相Ⅰ反应

相Ⅰ反应也被称为降解反应,主要包括对污染物的氧化、还原和水解3种方式。降解原理是通过以上3种反应将极性的官能团(—OH、—COOH、—SH、—NH$_2$等)引入污染物母体中,从而增加污染物的亲水性。生成的产物被称为一级代谢产物,即初级代谢产物。

1.氧化反应

相Ⅰ反应中参与污染物氧化的酶主要有CYP450酶系、黄素单加氧酶、过氧化物酶、前列腺素合酶、其他氧化酶(醇脱氢酶、乙醛脱氢酶、二氢二醇脱氢酶、钼水解酶、单胺氧化酶、二胺氧化酶等)。通过这些酶的单一或共同作用,完成醇、醛、酮及其他各类污染物的氧化。例如,黄素单加氧酶可氧化污染物中的亲核性氮、硫、磷杂原子,过氧化物酶可将底物氧化为脂质氢过氧化物,氧化钼水解酶可氧化含嘧啶、嘌呤、碘离子等基团的污染物。孟紫强主编的《环境毒理学》(第三版)中详细介绍了氧化反应中各种酶参与的生物转化过程,包括酶的功能、底物类型和反应原理等。[14]

2.还原反应

还原反应涉及的电子或氢源自NADH和NADPH,同样需要酶催化,主要包括以下几种:①羰基还原。主要发生在醛类还原成伯醇、酮类还原成仲醇的过程中,分别需要醇脱氢酶和羰基还原酶的催化。②硝基还原。指环境污染物的硝基基团先被转化成亚硝基基团再被还原成胺类的过程,硝基苯是典型的可被硝基还原的污染物,将被最终转化为苯胺。该过程需要硝基还原酶的参与,主要发生在氧气较少的胃肠环境中。③偶氮还原。和硝基还原的过程相似,但催化酶为偶氮还原酶,主要在肝和肠道中发生,偶氮苯转化成苯胺的过程是典型的偶氮还原反应。④含硫化合物还原。主要指二硫化物和亚砜化合物的还原过程,例如二硫化物被催化还原并裂解成巯基类物质的过程,需要硫氧还蛋白依赖性酶的催化。⑤醌还原。指醌被催化还原成氢醌的过程。⑥卤素还原。卤素还原是脱卤反应的重要组成,也被称为还原脱卤反应,主要受CYP450酶系的催化,可用氢取代碳链上的卤素,甚至导致含卤素污染物的开环。参与还原反应的酶通常储存于肝、肺、肾脏的微粒体和胞浆中,且肠道菌丛还原酶可能是至关重要的催化酶。⑦无机化合物还原。不同价态的无机离子毒性并不相同,其价态的转变也属于生物转化,可能导致生物解毒(bio-detoxication)或生物活化(bio-activation)。例如,五价砷可在生物体内通过还原反应被转化为毒性更强的三价砷。

3.水解反应

发生水解反应时,水分子被离解为H$^+$和OH$^-$,分别与污染物母体的不同基团结合,此过程通常不引入新的基团。水解反应可分成酯类水解反应(酯类被水解成酸和醇)、酰胺类水解反应、水解脱卤反应(卤代烃先形成卤代醇,再水解脱去卤素)、非芳族杂环化合物水解反应以及环氧化物水解反应(芳香烃类和脂肪烃类水解生成二氢二醇化合物)。

参与水解反应的酶系主要包括以下几种：①酯酶和酰胺酶，参与芳香族酯和酰胺的水解；②肽酶，参与肽类的水解；③环氧水化酶，催化环氧化物与水的反式加成物。

二、相Ⅱ反应

相Ⅱ反应又被称为结合反应，需要已活化的内源性化学物或基团作为结合物，同时需要各类酶的参与，部分反应也需要消耗能量。结合反应主要在肝脏和肾脏中发生，也可在脑、肺、肠中进行，主要包括污染物的葡萄糖醛酸化、硫酸化、乙酰化、甲基化，以及其和谷胱甘肽或者氨基酸（甘氨酸、牛磺酸和谷氨酸等）发生的一系列结合反应。结合反应生成的代谢产物通常比一级代谢产物更易溶于水，被称为二级代谢产物。

相Ⅱ反应主要包括以下几种类型：①葡萄糖醛酸化。指葡萄糖的中间代谢产物葡萄糖醛酸先被活化随后在酶的作用下和环境污染物结合的过程，结合点位有氧原子、氮原子和硫原子，在醇类、酚类、羧酸类、硫醇类和胺类的生物转化过程中较为常见。葡萄糖醛酸化是最主要的相Ⅱ反应，大部分环境污染物都可发生葡萄糖醛酸化，主要反应场所为肝微粒体，也可在肾脏、肠道和皮肤中进行。②硫酸化。指醇类、酚类、胺类环境污染物与硫酸根结合后生成硫酸酯的过程，结合位点主要有羟基、氨基、羧基、环氧基等。③乙酰化。指环境污染物和乙酰基结合的过程，常发生于芳香胺类、磺胺类、肼类化合物的生物转化过程中，主要结合位点是氨基和羟胺基，主要场所是肝脏和肠胃黏膜。④谷胱甘肽化。指环境污染物在各类酶的催化下与还原型谷胱甘肽结合形成硫醚氨酸的过程，谷胱甘肽过氧化物酶、谷胱甘肽 S-转移酶和谷胱甘肽还原酶为主要的催化酶。大部分疏水性有机污染物都可以发生谷胱甘肽化，因为它们通常都含有至少一个亲电子的碳；有毒重金属也可发生谷胱甘肽化从而大大削弱其毒性；和谷胱甘肽结合是环氧化物生物解毒的关键步骤。谷胱甘肽有氧化型和还原型两类，取决于其含硫基团的形态是巯基还是二硫键，通常还原型谷胱甘肽在生物转化过程中有更大的贡献。⑤氨基酸化。指环境污染物与氨基酸结合的过程，反应原理是肽式结合。能被氨基酸化的污染物通常携带羧基，从而与甘氨酸、谷氨酰胺、牛磺酸等氨基酸的氨基结合，形成肽或酰胺。⑥磷酸化。指环境污染物和磷酸结合的过程，需要消耗 ATP，也需要磷酸转移酶的催化以及锰离子的参与。⑦甲基化。指环境污染物和甲基结合生成甲基衍生物的过程，需要甲基转移酶的催化。甲基化通常情况下是生物解毒的过程，但有时反而会使污染物的亲水性下降，引发生物活化。常见的能发生甲基化的污染物包括酚类（含有羟基、巯基或氨基的）、硫醇类以及含有胺类官能团的化合物。

环境污染物进入生物体后可同时发生多种生物转化，产生多种中间代谢物，例如大型溞（Daphnia magna）对磷酸三苯酯（triphenyl phosphate，TPhP）的生物转化过程，涉及多个相Ⅰ和相Ⅱ反应。大型溞对磷酸三苯酯 TPhP 的生物转化过程见图 2-3。[15]

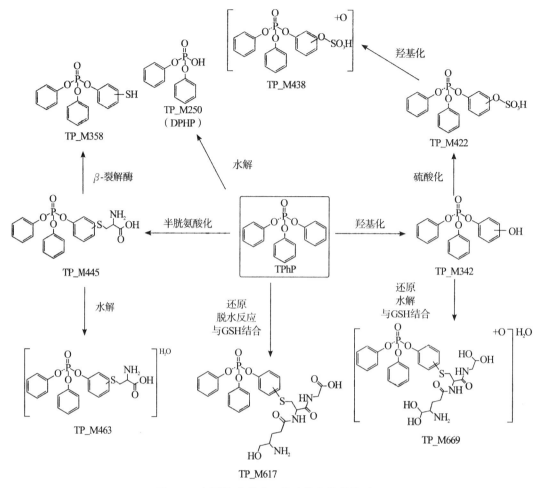

图 2-3　大型溞对磷酸三苯酯的生物转化过程

注:羟基化、水解、还原、脱水反应代表相Ⅰ反应;硫酸化、半胱氨酸化、与 GSH 结合代表相Ⅱ反应。

三、相 0 和相Ⅲ反应

相 0 和相Ⅲ反应是指污染物母体和代谢产物的细胞外排过程,对污染物的清除和转化同样有重要作用,主要发生在 ABC 转运系统(ATP binding cassette transporter system)中。相 0 和相Ⅲ反应的区别在于前者是指阻止未经转化的污染物母体进入细胞的过程,而后者是指将污染物生物转化的产物转运至胞外的过程。相 0 反应主要依赖于 ABCB1 转运蛋白。相Ⅲ反应主要依赖于 ABC 转运系统的其他转运蛋白(约 350 个,最常见的为 P 糖蛋白),这些蛋白质可以捕获结合态的污染物(产生于相Ⅰ反应和相Ⅱ反应阶段)并将其转运至细胞外。

相 0 反应决定着进入相Ⅰ反应和相Ⅱ反应的污染物母体的总量,而相Ⅲ反应决定着机体中代谢产物的蓄积水平。作为生物转运的起点和终点,这两个阶段的稳定运行是保证生物转运速率和解毒能力的重要前提。

综上,生物体对污染物的生物转化能力是有限的,取决于机体的体内解毒途径的饱和代谢速率,影响因素包括酶的数目、转运蛋白的数目、反应底物的含量等。因此,即使大部分污染物进入生物体后都可得到有效的生物转化,但高浓度污染物的过量摄入将超出机体的解毒能力,从而导致母体和中间代谢产物长期蓄积在体内,随物质循环进入各个组织器官并导致毒性效应。随着研究人员对生物转化过程的不断探索,将不断发现新的生物体内污染物的转化机制,这有助于深入揭示环境污染物的致毒机制以及制定有效的解毒对策。

第四节　自由溶解态和结合态

环境介质中污染物的总浓度曾是评估其生物累积(bioaccumulation)的决定性指标。然而,越来越多的研究共同表明基于污染物的总浓度进行环境毒理学研究可能会夸大实际的生态风险。由于环境污染物并非以单一形态存在,而不同形态之间的生物可利用性并不一致,因此需要结合污染物的形态评估其生物可利用性,以及后续的生物累积、转运与转化过程。目前,通常认为环境污染物的主要存在形态可分为自由溶解态和结合态两大类。

一、自由溶解态与结合态的定义

水体中污染物大多以自由溶解态的形式存在,只有少部分会和水体中的可溶性有机物以及悬浮物结合,因为不溶于水的物质大多都在水-沉积物界面或者水土界面的物质交换过程中沉降到沉积物或土壤中。而在土壤和沉积物中,污染物可能扩散到微米甚至纳米直径的孔隙中,这个过程包括表层的吸附、分子扩散到内部微孔和固存隔离;也可能直接被周边的有机质捕获。对于不同理化性质的土壤和污染物而言,通过孔隙隔离和有机质捕获两种方式成为结合态污染物的占比有较大差异。

二、自由溶解态浓度的测定方法

自由溶解态的污染物可以被生物体吸收并产生毒性效应,因而备受关注,测定方法也逐步完善。曾经研究人员需要将场地中的沉积物或水体采集带回实验室,经过孔隙水分离和液液萃取等方式进行自由溶解态浓度测定。如今,薄层梯度扩散(diffusive gradients in thin films,DGT)、半透膜采样装置(semipermeable membrane device,SPMD)、固相微萃取(solid-phase microextraction,SPME)和液相微萃取(liquid-phase microextraction,LPME)等测定方式逐渐成熟,它们均能通过少量取样的方式测得自由溶解态浓度,因此测试时几乎可以避免对环境介质中污染物分配平衡的破坏,也相对省时省力。

1.薄层梯度扩散

薄层梯度扩散主要用于测定重金属的自由溶解态浓度,已被广泛应用于铜、镉、锌等重金属的风险评估研究。该方法将三层圆盘(包含滤膜层、聚丙烯酰胺扩散凝胶层和固定凝胶层)直接放置于环境介质中,滤膜层与环境介质接触。污染物需要先后通过滤膜层和扩散凝胶层才可以进入固定凝胶层中。在一定的时间后,测定到达固定凝胶层的重金属含量,并根据菲克第一扩散定律进行反算,得到环境介质中重金属的自由溶解态浓度。

2.半透膜采样装置

半透膜采样装置是三明治结构,由两块半透膜[常见材料为低密度聚乙烯(LDPE)、高密度聚乙烯(HDPE)、聚砜和聚醚砜等]和中性三油酸甘油酯夹层构成。半透膜的作用是选择性地透过分子质量小于 600 Da 的污染物,具有强疏水性的夹层则可吸附并固定亲脂性有机污染物,因此该方法只适用于分子量较小且疏水性较强的污染物。该方法和污染物通过细胞膜的原理比较相似,有良好的毒理学指示作用。然而难溶性污染物过膜速率较低,且在极端环境条件下膜的完整性可能受损,该方法的应用场景相对有限。

3.固相微萃取

上述两种测试方法比较耗时,而且通常缺乏选择性。因此,无溶剂或消耗极少量溶剂的微萃取技术被开发作为替代方法,包括固相微萃取和液相微萃取。

固相微萃取法首先将污染物吸附到涂有聚合物的石英纤维上,其次通过高温热解或溶剂洗脱的方式将其转移至进样瓶中,通过液相色谱或气相色谱测定污染物含量,对水体、土壤和空气样品均适用。固相萃取的主要步骤见图 2-4。

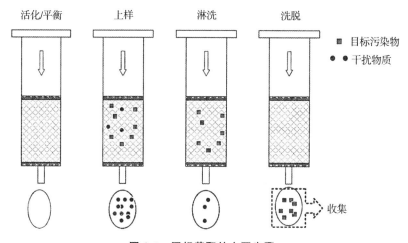

图 2-4　固相萃取的主要步骤

SPME 的涂层种类较多,常用 SPME 萃取相涂层材料特点见表 2-1。其中,极性较强的污染物通常选用聚丙烯酸酯,而非极性较强的污染物则多用聚二甲基硅氧烷,其他常见涂层还有二乙烯基苯、碳分子筛、聚乙二醇等。新型的 SPME 的涂层种类包括金属有机骨架结构、共价有机骨架、石墨烯、分子印迹、碳纳米管、离子液体等,涂层的成本控制和更新是该技术的发展重点。固相微萃取法对微量或痕量水平的极性污染物的萃取效果较差,更常见于检测非极性污染物,目前已被应用于对 PAHs、邻苯二甲酸酯(PAEs)、多氯联苯、双酚 A 类、抗生素、全氟化合物(PFCs)以及重金属的萃取分析。

表 2-1　常用 SPME 萃取相涂层材料特点

萃取相涂层材料	特点
商品纤维	稳定、重复性好、广谱性、价格贵、种类有限、纤维易损
金属有机骨架结构	比表面积大、金属活性中心选择性好、萃取效率高
共价有机骨架	相比于金属有机骨架结构疏水稳定性更强
石墨烯	比表面积大、疏水性强
分子印迹	选择性高、强大的分子识别能力、可重复使用
碳纳米管	机械强度高、耐酸、耐碱、耐高温
离子液体	热稳定性和化学稳定性好、溶解吸附性强

4.液相微萃取

液相微萃取 LPME 由液液萃取技术发展而来,原理是溶剂效应,主要包括单滴微萃取、中空纤维液相微萃取以及分散液液微萃取等。该技术多用于检测水体中极性污染物的自由溶解态浓度,如农药、药物和个人护理品、环境激素类污染物等。单滴微萃取操作简单,但无法克服样品分散不均的问题。中空纤维液相微萃取能在高速搅拌条件下保证萃取效率和稳定性,且其纤维结构有利于拦截杂质进入进样口。分散液液微萃取可借助分散剂和机械振动、涡旋、超声等方式增加接触面积和分散程度,实现更快速且更彻底的萃取。

LPME 和 SPME 类似,可连接液相色谱或气相色谱测定,存在顶空测试和直接进入溶剂测试两种检测方法。相较于已有 30 多年发展历史的 SPME 而言,LPME 操作简易、成本低廉、通常无须解析、绿色环保,但技术尚未完全成熟。SPME 和 LPME 方法所需的样本量非常少,通常在几微升以内,因此这两种技术是目前测定自由溶解态浓度最常用的方法,已被用于测定农药、芳香烃、多氯联苯、多溴联苯醚、芳香胺等各种类型的环境污染物的自由溶解态浓度。此外,可忽略微萃取(nd-ME)和全耗尽微萃取(fd-ME)等新方法的开发也使得微萃取技术得到进一步的发展,前者简单且具有传感器特性,后者具有更低的检出限。[16]

近年来,自由溶解态浓度的测定方法得到了快速更新,例如使用离子液体、共晶溶剂等新型溶剂,开发空气辅助和泡腾辅助等新型分散技术以及利用 3D 打印技术制备中空纤维等,旨在实现更低的成本、更低的检出限、更短的萃取时间、更精确的分析和更广的适用范围。对于较难测定的物质,研究人员也可联用多种萃取方式。已有研究指出,温度和溶解盐可能会影响污染物在环境介质中的分配平衡从而改变测定结果,接触面积、取样器材料和流速等也会影响污染物分配平衡时间,需要不断探讨和完善复杂多变的环境介质中污染物的自由溶解态浓度的准确测定方法。[17]

三、基于自由溶解态预测生物富集

目前公认的观点是只有生物可利用的污染物可以被生物体吸收、富集,基于环境介质中污染物的总量来预测生物富集可能会高估污染物的蓄积水平。研究发现,部分污染物的自由溶解态浓度和生物体内污染物浓度之间存在正相关,可通过测定环境介质中污染物的自由溶解态浓度预测其生物累积水平。例如,Xia 等的研究揭示鱼类(慈鲷和斑马鱼)体内的 PAHs 平衡浓度仅取决于水中的自由溶解态浓度,即使捕食行为提高了鱼类对多环芳烃的摄入速率和消除速率。[18] Zhai 等探究了水中悬浮颗粒浓度对斑马鱼蓄积 PAHs 的影响,结果表明当通过被动给药装置控制 PAHs 自由溶解浓度不变时,悬浮颗粒的存在对大部分斑马鱼组织中 PAHs 的生物累积平衡浓度没有显著影响,提出 PAHs 自由溶解态浓度是决定斑马鱼对其累积水平的主要原因。然而,对于高等生物或生物转化过程很复杂的污染物而言,自由溶解浓度和生物累积水平之间的相关性可能并不显著,因为会受到诸多因素的影响。[19] 例如,Zhang 等研究了沉积物粒径对夹杂带丝蚓(*Lumbriculus variegatus*)富集氯氰菊酯的影响,基于固相微萃取方式发现不同粒径沉积物中氯氰菊酯的解吸浓度和自由溶解态浓度不同,然而夹杂带丝蚓对氯氰菊酯的生物-沉积物积累因子(biota-sediment accumulation factor,BSAF)并未随之发生显著变化,表明自由溶解态浓度并非氯氰菊酯生物积累潜能的决定因素,原因可能是夹杂带丝蚓对小粒径沉积物的摄食偏好性。[20]

除对具体某项体内研究的实验数据进行自由溶解度与生物富集的模型拟合以外,研究人员正致力于建立对更多化学品和物种均适用的预测模型。Li 等的最新研究根据已有文献报道的 402 个蚯蚓对农药的吸收和消除实验数据,构建了由不同种类的蚯蚓(*Lumbricus terrestris*、*Aporrectodea caliginosa*、*Eisenia fetida*)、5 种农药(1.69<lg K_{ow}<6.63)和 5 种土壤(0.972 wt%<有机质含量<39.9 wt%)构成的不同实验体系中蚯蚓体内农药富集水平的预测模型,结果表明至少 93.5%和 84.3%的体内浓度实测值在预测值的 10 倍和 5 倍内。该研究表明,在预测蚯蚓体内的农药浓度时,无须过度考虑土壤性质、蚯蚓对污染物的生物转化和主动排泄过程,而应重点关注土壤中农药的自由溶解度,该研究中基于自由溶解度的不同种类蚯蚓对农药的生物富集预测模型的性能评价见图 2-5。[21]

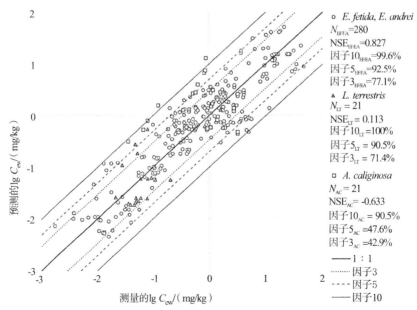

图 2-5 基于自由溶解度的不同种类蚯蚓对农药的生物富集预测模型的性能评价

注:中间的黑色实线代表完美的模型拟合(1∶1 线);两侧虚线和外部实线由里到外分别表示预测值和实测值之间的 3 倍、5 倍和 10 倍的差异。

综上,自由溶解态浓度在一定程度上可预测生物富集,但目前缺少成熟的理论体系阐明二者之间的具体关系,且二者的关系在不同的环境介质—生物体—污染物体系之间有较大差异。科学研究过程中,可先基于实测的自由溶解度浓度和生物富集浓度构建函数关系,随后开展生物实验进一步验证该函数关系在其他条件下的适用性。

第五节 生物有效性

进入环境介质中的污染物并非都具备被生物体吸收的可能性,因为部分污染物会与土壤中的有机质、水体中的可溶性有机质、空气中的颗粒型有机质团聚体等不可逆地结合,从而被固定在环境介质中,属于结合态污染物,几乎不能被生物体吸收。研究人员引入生物有效性(bioavailability)来评估环境介质中污染物进入生物圈的可能性,描述某种污染物能被生物体吸收的程度。对于生物有效性这一概念,科学家们不断提出不同的定义,但至今未能得到统一的界定方法,科学界和监管界也存在较大的意见分歧。

一、生物有效性的定义

Reichenberg 和 Mayer 认为生物有效性应该被定义为通过温和的萃取可以测得的污染物,以及污染物的化学活性(chemical activity),即由污染物的物理化学性质驱动的分配、吸附和扩散过程。[22]

Kirk 等人认为生物有效性指的是在给定时间点内从生物体所处的环境介质中自由地穿过生物体(细胞)膜的物质。[23] 从此将生物有效性的定义分为了两个部分,包括"现在实际的"生物有效性和"潜在的"生物有效性,后者指的是随着时间的推移或通过空间的重排可能变成生物可以利用的化合物,因此生物有效性也被拆分为两个分支概念,即下文所述的生物可利用性和生物可及性。生物可利用性描述的是环境介质中目前正以生物可以利用的形式存在的污染物,但并不涵盖目前还未从环境介质里释放出的那部分生物可以利用的污染物。换言之,对于那些可以被生物利用但目前被环境介质暂时封锁的污染物,此时只具有生物可及性,不具有生物可利用性,一旦它们从环境介质中释放出来,便同时具备两种性质。例如,土壤有机质非特异性物理吸附的部分污染物可能通过解吸作用重新回到土壤间隙水中,此时便从只具备生物可及性转化为兼具两种性质。由于环境介质中许多物理化学过程都是动态平衡的,污染物的存在形式在持续地相互转化,因此污染物的生物可利用性和生物可及性很难被完全区分开,部分研究也未曾对生物有效性进行两个组分的划分。

二、生物有效性的影响因素

Riding 等以土壤中 PAHs 的生物可利用性和生物可及性的化学测量方式为例,探讨了影响环境污染物生物有效性的主要因素。[24] 首先,有机质的吸附可能是限制土壤中有机污染物生物有效性的最重要因素。可以快速与有机质发生吸附解吸的污染物被认为是易于生物利用的,而吸附解吸过程缓慢的污染物则更容易存在潜在的生物有效性,即生物可及性。其次,土壤中的微生物时刻改变着污染物的生物有效性,如果在基于灭菌过的土壤中进行生物利用度的测定,将高估污染物的生态风险。此外,孔隙水的停留时间和土壤基质的含水率对亲水性较强的污染物的生物有效性有重要影响。

三、生物有效性在环境风险评估中的应用展望

生物有效性和自由溶解态浓度密切相关,从毒理学的角度来看,只有自由溶解态的污染物才能穿透细胞膜进入细胞内对生物产生毒性效应,因此多数研究直接通过自由溶解态的测定来评估污染物的生物有效性。目前,对污染物生物有效性的测定方式主要包括有机溶剂萃取法、水萃取法、环糊精测定法、固相萃取法、化学氧化法、超流体萃取法等,针对不同污染物可选用不同的测定方式。由于测定方法多样,缺乏获得生物有效性的统一方法是利用生物有效性进行环境风险评估的主要技术困难,而各类测试生物有效性的方法的准确性、适用性、稳定性和可重复性等问题也充满挑战。因此,Riding 等认为使用化学技术来确定生物有效性并将其作为污染物风险评估过程的一部分在短期内是不可能实现的。然而,如何统一生物有效性的测定方法值得继续研究。[24] Latawiec 等评估了英格兰和威尔土地区将生物有效性纳入受污染土地风险评估的科学性,超过 70% 的受访者表示生物有效性是管理污染土地的有效工具,可为后续立法提供重要依据。[25]

第六节　主要代谢位点和靶器官

环境污染物并非均匀地分布和作用于整个生物体,而是根据其特性在特定的部位进行生物转化并产生毒性效应。污染物的生物转化过程通常需要酶的参与,实现污染物官能团的增减和变化,控制该过程的功能酶系即为主要代谢位点。同时,某些污染物可能对特定的器官具有高度的亲和性和毒性作用,从而导致该器官成为其主要的靶器官。明确环境污染物的主要代谢位点和靶器官,有助于针对性地进行环境风险评估,制定防控措施,推动药物研发,减轻环境污染物对生物体的潜在危害,为维护生态平衡和人类健康提供重要保障。

一、主要代谢位点

1.CYP450 酶系

细胞色素 P450(cytochrome P450,CYP450)是代谢污染物最主要且最重要的酶系,由于在 450 nm 处具有特征吸收峰而得名,参与约 80% 的外来化合物的生物转化过程,具有底物广泛(如类固醇、维生素、脂肪酸等)、功能多样等优点。CYP450 酶系广泛存在于哺乳动

物、昆虫、植物、真菌和细菌等各种生物体内,哺乳动物体内的 CYP450 酶系主要存在于微粒体和线粒体中,以肝脏中储量最多,在肺部、消化道、肾脏、皮肤中也有分布。CYP450 对环境污染物的转化机制主要包括氧化和过氧化,通过羟基化、环氧化、脱烷基化和脱卤化氢等化学反应改变环境污染物的化学结构。CYP450 酶系既可以减轻污染物的毒性又可以增强污染物的毒性。例如,CYP2E1 通常利用来自 NADPH 和分子氧的电子将一个氧原子引入底物,产生更易溶于水且易于排出的代谢产物,然而,有时也会产生更具生物活性的代谢物,如环氧化物和醛类。[26]

CYP450 酶系各个酶具有三级命名方式,依次指代着家族、亚家族和酶个体的信息。CYP 缩写后的第一个数字表示家族,随后用大写英文字母表示亚家族,最后以指代具体酶个体的阿拉伯数字收尾。CYP450 酶系庞大,已知的具有生物转化功能的酶共有上百种。其中,CYP1、2、3 家族约占总酶系的 70%,是环境毒理学和药物代谢学中最受关注的家族。CYP1A2、CYP2C8、CYP2C9、CYP2C19、CYP3A4、CYP3A5、CYP2E1、CYP2D6 等个体酶是中国人群体内和外源化合物代谢关系最为密切的酶。[27] CYP450 具有底物特异性,不同化学结构的污染物生物转化过程有相应的 CYP450 酶。例如,CYP1A2 通常和芳香类化合物的转化有关;CYP2E1 主要负责相对分子质量较小的物质(乙醇、乙醚等)的转化,且与线粒体功能障碍疾病(空腹、糖尿病、非酒精性脂肪性肝炎和肥胖)息息相关;CYP2B6 在可被羟基化的污染物的转化中至关重要;CYP3A4 可转化亲脂性强的污染物;CYP2D6 参与阳离子药物的代谢;CYP2C19 主要参与污染物的甲基化。[26, 28]

除环境污染物之外,CYP450 酶系也是药物代谢的主要酶系,其各类亚型可针对性地参与抗抑郁药、抗生素、抗高血压药等常见药物的代谢过程[29],详见表 2-2。在环境毒理学研究中,可参照与目标污染物具有相似化学性质或结构特征的常见药物的代谢途径,探究生物体对环境污染物的潜在代谢机制。

表 2-2 与药物代谢相关的 CYP450 酶系及其相关药物

CYP	参与代谢的药物	诱导剂	抑制剂
1A2	咖啡因,茶碱,对乙酰氨基酚,丙米嗪,美西律,非那西汀	奥美拉唑,强抗肿瘤药 S16020	依诺沙星等氟喹诺酮类药物、环苯贝特、抗抑郁药氟伏沙明、呋喃菲林
2C9	甲苯磺丁脲、苯妥英钠	利福平	磺胺苯吡唑、苯妥英、氟康唑、华法林、甲苯磺丁脲、三甲双酮
2C19	S-美芬妥英	巴比妥类药物、利福平	氟伏沙明、环苯丙胺
2D6	多种抗心律失常药(司巴丁)、受体拮抗剂(美多洛尔)及其他抗高血压药(异喹肌)、三环类抗抑郁药		氟西汀、帕罗西汀、去甲替林
2E1	氯唑沙宗	异烟肼、乙醇	红霉素、咪达唑仑、环孢素
3A4	硝苯地平、红霉素、特非那丁、咪达唑苯妥英、美替、沙仑、皮质激素、环孢霉素、安定、嗅派醇酮	苯妥英钠、美替沙酮	酮康唑、咪康唑、特非那丁和咪达唑仑、维拉帕米、萘法唑酮

2.叶酸代谢相关酶

叶酸属于人体必需的维生素,叶酸代谢通路和人体多项生理过程有关,例如 DNA 合成与修复。甲硫氨酸合成酶还原酶(methionine synthase reductase,MTRR)和亚甲基四氢叶酸还原酶(5,10-methylenetetrahydrofolate reductase,MTHFR)等是叶酸代谢过程中的关键酶,即关键代谢位点。

除 CYP450 酶系和叶酸代谢相关酶之外,黄素单加氧酶、单胺氧化酶、双胺氧化酶以及其他还原酶和水解酶等也参与污染物的生物转化,成为部分污染物的关键代谢位点。

二、基因多态性位点

不同生物之间主要代谢位点的相关基因有所差异,且易发生突变,因此具有基因多态性。例如,MTHFR 基因的 C677T 位点和 A1298C 位点是常见的基因多态性位点。对基因多态性位点的常见检测方法包括聚合酶链式反应(PCR)-限制性片段长度多态性分析、扩增阻滞突变系统聚合酶链反应、测序、实时荧光 PCR、高分辨熔解曲线技术、变性高效液相色谱、DNA 微阵列等。

三、靶器官理论

研究人员提出靶器官理论(target organ theory)来描述环境污染物对生物体产生的健康效应。该理论指出环境污染物被生物体吸收后虽然可随物质循环经过大部分组织器官,但其只针对一个或几个组织器官产生毒性效应,这些组织器官被称为靶器官,而其他组织器官被认为不受污染物的直接影响。

对于一种新污染物而言,需要大量的毒理学数据作为筛选靶器官的依据,常见方法是基于生物信息学的文献荟萃分析。首先从毒理基因组学数据库或其他数据库搜索和目标环境污染物相关的研究结果,其次整理归纳相关报道中功能基因和目标污染物的相关性,筛选敏感基因,构建敏感基因的相互作用关系网,最后预测污染物暴露的靶器官。Ehrlich 等基于 Web of Science、PubMed、Scopus 三个数据库搜索到了 487 篇 PFAS 毒性效应的相关研究,包括体内试验、体外试验、流行病学研究等,汇总归纳所有研究结果后揭示了免疫系统是 PFAS 的靶器官之一,其中多次被验证的 T 细胞依赖性、独立抗体反应的减少和患病率的增加均是得出该结论的直接证据。虽然有研究表明 PFAS 可能会增加人群患哮喘病的概率,但是由于多项研究结果不一致、数据量不足等原因无法将肺部认定为 PFAS 的靶器官。[30]

目前,研究人员已对部分常见污染物的靶器官达成了共识。例如,汞离子对含有巯基的谷胱甘肽、半胱氨酸、同型半胱氨酸、白蛋白等具有强结合性,氨基酸、阴离子和转运蛋白参与各种器官和组织中汞离子的摄取,汞离子的靶器官包括肾脏、大脑、心血管、胃部、肠道、神经系统、肝胆。[31]生殖系统是邻苯二甲酸酯公认的靶器官,邻苯二甲酸酯的代谢物已在几种人体体液中被检测到,包括孕妇孕期尿液、母乳、羊水,被证明能导致雄性大鼠生殖组织的畸形,被认为是人类睾丸发育不良综合征的潜在致病因子。[32]

四、器官敏感性理论

器官敏感性理论(organ sensitivity theory)认为,进入生物体的环境污染物对所有组织器官均具有潜在的毒性作用,只是组织器官功能的差异使得毒性效应的强弱有所区别。在该理论体系中,有毒污染物将对每个器官造成全身性的不良影响,只是器官之间对该污染物致毒机理的敏感性不同。该理论使得靶器官理论受到巨大挑战,因为已有研究表明当污染物浓度增加时,一些在低浓度下没有出现毒性反应的组织和器官也表现出了表面损伤、功能异常等中毒现象。器官敏感性理论使靶器官成为一个相对概念,指代在环境污染物浓度较低的时候率先表现出中毒现象的器官,而不再是唯一受到污染物影响的器官。

第七节　生物解毒和生物活化

生物转化的结果具有双重性,转化过程中可能将污染物被转化为毒性更低的代谢产物,也可能使污染物母体转化为毒性更强的代谢产物。根据污染物母体和产物之间的毒性差异,可进一步将生物转化过程划分为生物解毒和生物活化。

一、生物解毒

生物解毒是指污染物在生物体内经过生物转化后使得污染物毒性降低甚至消失的过程。相Ⅰ反应后环境污染物母体带有极性基团,使其极性增强,更易溶于水,毒性则同步降低,相Ⅱ反应将污染物结合到大分子上,进一步增强其水溶性削弱其毒性,这些过程为典型的生物解毒。可利用生物解毒对污染水体或土壤进行微生物修复,将场地中的污染物转化为毒性较低的存在形态。例如,有机卤化物呼吸细菌可以利用有机氯作为终端电子受体,逐步取代氯,并最终将其转化为毒性更弱的产物,主要机制包括有机卤化物呼吸和有氧氧化(包括共代谢和直接氧化)等,特别是在缺氧的地下水含水层中。[33]

二、生物活化

生物活化是指毒物在生物体内蓄积并经过生物转化产生毒性效应更强的代谢产物的现象。部分环境污染物经过相Ⅰ和相Ⅱ反应后,反而出现了水溶性降低、不易被排出的现象,此时毒性增强、半衰期增加,甚至产生了"三致"代谢产物,出现生物活化。以有机磷化合物为例,常见的生物活化方式包括:①硫代磷酸基氧化脱硫,形成含磷化合物;②硫化物基团氧化,形成亚砜或砜;③酰胺基团氧化形成 N-氧化物或 N-脱烷基化合物;④烷基羟化形成环磷酸酯或环酮;⑤各种非氧化反应。[34] 已有研究表明生物活化常见于属于酸类或醇类的环境污染物,因为酸类污染物可与甘油或胆固醇结合,而醇类污染物可与脂肪酸结合,最终导致亲脂性增强。

比较母体和代谢产物毒性时，可以通过推测出来的化学式进行初步理论计算，也可以通过体外暴露实验进行实际比较，尤其是那些化学结构比较明确且可以合成的代谢产物。例如，Han 等分别测定了两种典型溴化偶氮染料母体（分散蓝 373 和分散紫 93）以及它们的代谢产物 2-溴-4,6-二硝基苯胺对斑马鱼胚胎的毒性效应，结果表明污染物母体的遗传毒性效应低于其代谢产物，出现了生物活化。[35]

对于化学结构复杂的污染物而言，转化过程中可以产生多种产物，它们的毒性差异较大，因此和母体之间的毒性大小并不一致，此时难以界定该污染物属于生物活化还是生物解毒。此外，在不同代谢酶的作用下，污染物的转化过程并不一致。例如，研究表明毒死蜱和二嗪农在鱼类的肝脏中既可在芳基酯酶和氧酮酶的作用下发生生物解毒，也可在 CYP2B6、CYP2C19 和 CYP3A4 的作用下发生生物活化[36]，此时较难判断污染物的毒性是增强还是减弱。

通常情况下，生物转化的总体方向是将污染物的亲水性逐步提高，使其毒性降低且更易通过被动扩散等方式进入尿液、胆汁中并被排出体外。因此，污染物的生物转化以生物解毒为主。虽然生物活化的可能性较小，但生物活化引发的毒性效应和中间代谢产物是环境毒理学的研究重点。

第八节　污染物的消除和外排

在介绍污染物的消除和外排之前，首先阐释二者的相互关系。消除泛指生物体内污染物绝对含量而非相对浓度的减少，主要过程包括污染物的生物转化和外排。换言之，污染物的外排属于污染物消除的一部分。本章第四节归纳了污染物的生物转化，因此下文将主要介绍动植物对污染物的外排。

一、动物对污染物的外排

对于动物而言，污染物的外排主要有两条途径——肾脏排泄和胆汁排泄。

肾脏是动物排泄污染物最重要的器官。肾小球的滤过作用可以将大部分生物体不需要的代谢物随着尿液排出体内，相对分子量小于 69000 的污染物无论亲水性如何都可以通过肾小球的滤过作用。然而，污染物及其代谢产物一旦与高分子量的蛋白质结合便较难被滤出，这部分污染物将重新回到生物体的血液循环中。肾小管对污染物也有主动转运功能，能将有机阴离子和有机阳离子类污染物从肾部血液中转运至尿液中。然而，尿液中的污染物也有可能因为肾小管的重吸收功能重回体内，尤其是亲脂性较强、未解离、非极性的污染物，减缓污染物的外排。

肝脏对污染物的解毒性作用也是污染物外排的重要机制，被肠胃吸收随后进入肝脏的污染物在此经过复杂的生物降解作用后会被代谢成各类产物，通过主动运输方式从肝脏细胞中转移至胆汁中。进入胆汁后，部分污染物由于极高的亲脂性而被小肠重吸收，再次随着血液运输回到肝脏，在"肝—肠轴"中形成物质循环，将大大延缓污染物的排出速率；部分污染物则未被小肠重吸收而是直接在后续的排泄过程中随着粪便被排出体外。

除上述两条主要途径外,还有其他途径可帮助污染物外排,例如经呼吸道排出。动物呼吸时,被纤毛阻挡在上呼吸道的颗粒型污染物有机会被排出,挥发性污染物可随呼气被排出,尤其是呼吸频率提高时气体的迅速交换可能加速挥发性污染物被重新呼出至大气中。此外,动物体表分泌体液(汗液、黏液、唾液等)时也可能携带污染物特别是水溶性污染物一同排出,动物的一些生理性组织脱落(脱皮、毛发掉落、修剪指甲等)也会导致蓄积在此的污染物被排出。

二、植物对污染物的外排

植物对污染物的外排机制主要包括淋洗、表面蒸发、落叶、根部渗出以及食草动物的摄食。如上文所述,动物体内的污染物通常随着尿液和粪便排出。然而,大部分植物没有排泄系统,植物对污染物的消除主要依靠生物转化,因此植物的污染物消除速率可能比动物更漫长,且主要取决于植物的酶系统对污染物的生物转化速率。[3] 植物体内污染物生物转化过程产生的代谢物大部分被储存在液泡或者细胞壁中,只有少部分可随蒸腾作用和根际分泌物被排出。

三、代际传递

母体和子代之间的污染物代际传递也属于一种特殊的污染物外排方式。在动植物的繁殖过程中,母体和子代之间的物质交换过程中难以避免污染物的转运,对于母体而言,该过程属于污染物的外排,但从毒理学的角度来看这也同时代表了污染物具有遗传毒性。例如,母乳喂养的过程可能会导致乳汁中的污染物进入子代的消化系统,而胎盘中的污染物也可能进入子代体内。此时,虽然污染物从母体中外排,但其环境影响并未消失,甚至可能对子代造成更强烈的毒性效应。

需要注意的是,生长稀释并不属于污染物的外排。生长稀释是指生物体的生长发育导致其体内污染物的相对浓度出现下降的现象。虽然同样表现出体内污染物浓度的下降,但是体内污染物的绝对质量并未变化,故而生长稀释仅仅是种"伪消除",因为污染物并没有从体内排出,只是随着生物体体重的增长而被稀释了。尤其是对于较难生物降解的污染物而言,生物稀释的现象更为常见,因为此类污染物的降解周期较长,这段时间中生物体通常会有明显的体重增量。在实际研究中,计算污染物外排速率时,无论基于单位脂质的污染物含量还是单位体重的污染物含量,都无法完全排除生长稀释现象造成的干扰。因此,部分研究选择通过组织浓度反算出生物体内污染物的绝对含量来拟合污染物的外排过程。

最后,评估污染物对人类的健康风险时,由于无法直接对人体进行活体组织取样,研究人员通常会测定人体排泄物和脱落物中污染物的浓度来初步了解和预测人体组织对污染物的蓄积水平,例如人类的粪便、尿液、头发、指甲、皮屑等。这是因为排泄物和血液中污染物的浓度通常具有正相关关系,检测排泄物对人类健康风险评价研究具有一定的指导意义。

第九节　生物富集和生物放大

环境污染物在生物体内的蓄积潜力是评价其生态风险的重要指标,反映了其从环境介质中转移到生物圈的可能性。目前研究人员提出了多个定义用于描述污染物的生物蓄积能力,这些定义成为环境毒理学领域需要掌握的基础概念,其中应用最广泛的两个概念分别是生物富集和生物放大(biomagnification)。

一、生物富集

生物富集是指污染物暴露于环境介质中后,从其中蓄积某种污染物,从而使生物体内该污染物浓度高于环境浓度的现象,又被称为生物浓缩(bioconcentration)。生物富集的程度可用生物浓缩系数(bioconcentration factor,BCF)来表示:

$$BCF = \frac{\text{生物体内某种污染物的浓度}}{\text{环境中该污染物的浓度}}$$

尹大强团队指出需要区分生物富集与生物累积的概念,后者比前者更广泛,包括所有可能摄入污染物的吸收途径,而在计算前者时不可计入摄食这一途径。生物富集研究对生物毒性效应研究至关重要,是绘制剂量-效应曲线(concentration-response curve,CRC)的数据基础,能为污染物的风险评估和管理管制提供理论支撑。

双箱动力学模型将生物富集过程看作污染物在环境介质(水体)和生物体之间的两相分配过程,尤其在水生动物对重金属的生物富集研究中得到了广泛应用。具体而言,研究人员先将受试生物暴露于特定的污染物浓度下进行富集阶段实验,随后将受试生物转移至无污染的环境介质中进行排出阶段实验,根据两个阶段的室内模拟实验结果,对生物体内污染物浓度和暴露时间进行模型拟合,最终绘制生物富集动力学拟合曲线并得到吸收速率常数等。通过双箱动力学模型,可定量描述生物体对污染物的富集与排出过程,根据拟合结果预测其他实验时间点以及现实环境中生物体内的污染物浓度。利用双箱动力学模型进行生物富集的研究较为常见,部分研究人员也曾根据污染物特性及生物特性提出了改良模型。然而,仍需要针对更多生理结构复杂的陆生动物以及较难被代谢的持久性有机污染物开展实验室暴露实验,持续验证并扩展双箱动力学模型的适用范围,对模型进行不确定性分析和敏感性分析。

多室毒代动力学(multi-compartmental toxic-okinetic,MCTK)模型同样被应用于描述污染物在生物体内的吸收、分布、代谢和排泄过程,且能够定量预测生物体特定组织、器官中污染物的动态变化,广泛适用于各种生物体和污染物。例如,已有研究应用 MCTK 模型探究了氟虫腈在罗非鱼体内的生物累积、转化和消除。[37] 和双箱动力学模型相比,MCTK模型更多地考虑了生物体的生理结构以及生物体对污染物的摄入途径,将各个组织和器官根据动力学特征进行归类,划分出不同的多个"室"。[38] 例如,心脏、脾脏、胃和性腺等血流量较大的组织可以被统一归为充分灌注室,而对于小鼠而言,通常将其划分为皮肤、肝脏、肾脏、脂肪、肺、肠及其他等"室"。该模型将每个"室"看作一个整体,并建立出"室"与"室"之间的污染物传递关系。"室"的个数过少,模型精确度则下降,"室"的个数过多,又将大大增加模型的建立难度。MCTK 模型的方程建立主要遵循以下 3 个原则:一是血液流速限制假设,即各"室"的组织和血液之间的污染物存在平衡;二是各"室"中污染物的通量服从菲克定律;三是污染物在各"室"之间的迁移符合一级动力学。MCTK 模型所需参数通常包括生物生理参数(呼吸速率、血液流速、组织体积等)、污染物化学性质(辛醇-水分配系数、血液-水分配系数等)以及代谢过程的生化参数,多数研究通过文献检索荟萃分析获得各项参数,也可以通过实验测定实际参数。

　　生物富集既和污染物的物理化学性质密切相关,又取决于生物体的物种特异性,不同物种对同一种环境污染物的生物富集能力并不相同,反之亦然。虽然研究人员已开展了大量生物富集试验,但是对于成千上万的物种与污染物而言依旧无法得出全面的结论。对各污染物和所有物种逐一进行交叉试验并不现实,如何基于已有的相近研究数据、污染物的化学结构、物理性质和生物体的代谢能力准确预测特定物种对污染物的生物累积潜力是亟待解决的科学问题。

二、生物放大

　　生物放大是指在生态系统的同一食物链上,生物体内某种污染物的浓度随着营养级的提高而逐步增大的一种现象。生物放大的结果是使食物链上处于高营养级的生物体内污染物的浓度显著超过其在环境中的浓度。生物放大的程度则可用生物放大因子(biomagnification factor,BMF)来表示:

$$BMF = \frac{某一较高营养级(捕食者)生物体内污染物的浓度}{某一较低营养级(被捕食者)生物体内污染物的浓度}$$

　　此外,对于某一种环境污染物而言,其在某个食物网中的营养级放大因子(tropical magnification factor,TMF)是指从低营养级到高营养级的平均生物放大因子。探究生物放大因子和营养级放大因子对明确污染物通过摄食途径被人类吸收的潜在风险有重要意义,也有助于评估污染物在群落组成差异较大的各类生态系统中的环境风险。

　　野外实地采样调查是研究某个区域污染物生物放大的常用方法,能够精确揭示现实环境中某类污染物的食物链传递风险。Fremlin 等研究了加拿大不列颠哥伦比亚省大温哥华地区陆地食物网中全氟烷基物质 PFAS 的生物放大潜力,采集了该地区的鹰蛋、鸣禽和无脊椎动物等大量生物群样本,分析了样品中 18 种全氟烷基酸(perfluoroalkyl acids,PFAAs)的浓度,以及极性脂质、中性脂质、总蛋白、白蛋白和水的含量,揭示了 PFNA、PFDA 等八类 PFAS 在食物网中具有生物放大效应,PFOA、PFHxDA 和 PFHxS 尚无生物放大效应,PFBS 出现了营养级稀释,并提出生物体内总蛋白和白蛋白的含量与 PFAS 的生物放大程度显著相关。[38]

　　由于野外实地采样调查的自然因素干扰较多,且较难对动物进行长期跟踪,因此部分研究人员通过在实验室构建模拟的微观世界来探索环境中污染物的生物放大潜力。该类研究的优点是能够严格控制污染物暴露条件和食物网组成,不足之处是忽略了现实环境中存在的其他污染物对目标污染物生物累积的影响。Zhou 等以 5 种溴系阻燃剂为目标污染物,构建了水生食物网实验室微生态系统。食物网组成物种包括水草(*Egeria densa Planch*)、丝状藻(*Spirogyra communis*)、苹果螺(*Planorbarius corneus*)、鳑鲏鱼(*Rhodeus sinensis*)、草鱼(*Ctenopharyngodon idella*)和亚洲蛤(*Corbicula fluinea*)。在5个月的暴露试验后,探究了5种溴系阻燃剂在各营养级之中的累积和组织分布情况,揭示了污染物在微生态系统中的生物放大潜力和营养转移模式。结果表明捕食者-被捕食者的关系显著影响了各生物体内的污染物含量,消费者的摄食偏好对其体内的污染物浓度起决定性作用,水草和丝状藻对污染物的生物累积能力最强,生物放大现象较弱甚至表现为营养级稀释。[40]在不同的食物链和食物网中,环境污染物的生物放大潜力存在差异,受生物习性、生物物种、气候、暴露水平和食物链/网结构等因素的影响。例如,十溴二苯乙烷(decabromodiphenyl ethane,DBDPE)和十溴二苯醚(pentabromophenyl ether,BDE-209)在加拿大的温尼伯湖表现出强烈的生物放大现象,但在中国的渤海地区出现了营养级稀释。[41]因此,需要结合大量的野外采样研究和实验室研究共同评估某类污染物的生物放大风险,同时采用碳氮稳定同位素等方法明确食物链和食物网中的捕食情况。

参考文献

[1]Liu Y Q, Ben Y, Che R J, et al. Uptake, transport and accumulation of micro-and nano-plastics in terrestrial plants and health risk associated with their transfer to food chain:a mini review[J]. Sci Total Environ, 2023, 902:166045.

[2]Pullagurala V L R, Rawat S, Adisa I O, et al. Plant uptake and translocation of contaminants of emerging concern in soil [J]. Sci Total Environ, 2018, 636:1585-1596.

[3]Collins C, Fryer M, Grosso A. Plant uptake of non-ionic organic chemicals [J]. Environ Sci Technol, 2006, 40(1):45-52.

[4]Peng R H, Xiong A S, Xue Y, et al. Microbial biodegradation of polyaromatic hydrocarbons[J]. FEMS Microbiol Rev, 2008, 32(6):927-955.

[5]许殷铭.细菌吸附及转运芳香族化合物的研究进展[J].生物工程学报,2023,39(3):961-977.

[6]Ueno A, Hasanuzzaman M, Yumoto I, et al. Verification of degradation of n-alkanes in diesel oil by pseudomonas aeruginosa strain wat G in soil microcosms[J]. Curr Microbiol, 2006, 52(3):182-185.

[7]Zhou C Q, Lu C H, Mai L, et al. Response of rice (*Oryza sativa* L.) roots to nanoplastic treatment at seedling stage[J]. J Hazard Mater, 2021, 401:123412.

[8]Jiang R H, Wu X X, Xiao Y Q, et al. Tween 20 regulate the function and structure of transmembrane proteins of Bacillus cereus:promoting transmembrane transport of fluoranthene[J]. J Hazard Mater, 2021, 403:123707.

[9]Restrepo-Angulo I, Vizcaya-Ruiz A D, Camacho J. Ion channels in toxicology[J]. J Appl Toxicol, 2010, 30(6):497-512.

[10]Zhou Y L, Wang B S, Yuan F. The role of transmembrane proteins in plant growth, development, and stress responses[J]. Int J Mol Sci, 2022, 23(21):13627.

[11]Rózsa Z B, Szöri-Doroghàzi E, Viskolcz B, et al. Transmembrane penetration mechanism of cyclic pollutants inspected by molecular dynamics and metadynamics:the case of morpholine, phenol, 1, 4-dioxane and oxane[J]. Phys Chem Chem Phys, 2021, 23(28):15338-15351.

[12]Li J, Xu Y, Song Q W, et al. Transmembrane transport mechanism of n-hexadecane by Candida

tropicalis: kinetic study and proteomic analysis[J]. Ecotoxicol Environ Saf, 2021, 209: 111789.

[13]Yu Z, Xu X L, Guo L, et al. Uptake and transport of micro/nanoplastics in terrestrial plants: detection, mechanisms, and influencing factors[J]. Sci Total Environ, 2024, 907: 168155.

[14]孟紫强.环境毒理学[M].3版.北京:高等教育出版社,2018.

[15]Choi Y W, Jeon J, Choi Y H, et al. Characterizing biotransformation products and pathways of the flame retardant triphenyl phosphate in *Daphnia magna* using non-target screening [J]. Sci Total Environ, 2020, 708: 135106.

[16]Tolessa T, Liu J F. Application of negligible and full depletion micro-extraction in environmental sciences [J]. Trends Environ Anal Chem, 2015, 6: 10-20.

[17]Bao L J, Zeng E Y. Passive sampling techniques for sensing freely dissolved hydrophobic organic chemicals in sediment porewater[J]. Trends Environ Anal Chem, 2011, 30(9): 1422-1428.

[18]Xia X H, Li H S, Yang Z F, et al. How does predation affect the bioaccumulation of hydrophobic organic compounds in aquatic organisms? [J]. Environ Sci Technol, 2015, 49(8): 4911-4920.

[19]Zhai Y W, Xia X H, Xiong X Y, et al. Role of fluoranthene and pyrene associated with suspended particles in their bioaccumulation by zebrafish (*Danio rerio*)[J]. Ecotoxicol Environ Saf, 2018, 157: 89-94.

[20]Zhang J, You J, Li H Z, et al. Particle-scale understanding of cypermethrin in sediment: desorption, bioavailability, and bioaccumulation in benthic invertebrate *Lumbriculus variegatus*[J]. Sci Total Environ, 2018, 642: 638-645.

[21]Li J, Hodson M E, Brown D, et al. A user-friendly kinetic model incorporating regression models for estimating pesticide accumulation in diverse earthworm species across varied soils [J]. Environ Sci Technol, 2024, 58(32): 14555-14564.

[22]Reichenberg F, Mayer P. Two complementary sides of bioavailability: accessibility and chemical activity of organic contaminants in sediments and soils[J]. Environ Toxicol Chem, 2009, 25(5): 1239-1245.

[23]Simple K T, Doick k J, Jones K C, et al. Defining bioavailability and bioaccessibility of contaminated soil and sediment is complicated[J]. Environ Sci Technol, 2004, 7: 229-231.

[24]Riding M J, Doick K J, Martin F L, et al. Chemical measures of bioavailability/bioaccessibility of PAHs in soil: fundamentals to application[J]. J Hazard Mater, 2013, 261: 687-700.

[25]Latawiec A E, Simmons P, Reid B J. Decision-makers' perspectives on the use of bioaccessibility for risk-based regulation of contaminated land[J]. Environ Int, 2010, 36(4): 383-389.

[26]Hartman J H, Miller G P, Meyer J N. Toxicological implications of mitochondrial localization of CYP2E1[J]. Toxicol Res, 2017, 6(3): 273-289.

[27]杨琳艳,杨旭,范冬梅,等.中国人群常见的药物代谢相关基因多态位点及其检测方法[J].分子诊断与治疗杂志,2017,9(5):358-363.

[28]徐琦.三唑类手性农药在人细胞色素 P450 酶中代谢转化机制的分子模拟[D].金华:浙江师范大学, 2023.

[29]年华,马明华,徐玲玲,等.细胞色素 P450 酶与药物代谢的研究进展与评价[J].中国医院用药评价与分析,2010,10(10):964-967.

[30]Ehrlich V, Bil W, Vandebriel R, et al. Consideration of pathways for immunotoxicity of per- and polyfluoroalkyl substances (PFAS)[J]. Environ Health, 2023, 22(1): 19.

[31]Bridges C C, Zalups R K. Transport of inorganic mercury and methylmercury in target tissues and organs [J]. J Toxicol Env Heal B, 2010, 13(5): 385-410.

[32]Howdeshell K L, Rider C V, Wilson V S, et al. Mechanisms of action of phthalate esters, individually and in combination, to induce abnormal reproductive development in male laboratory rats[J]. Environ

Res，2008，108（2）：168-176.

[33]Li Z T，Song X，Yuan S，et al. Unveiling the inhibitory mechanisms of chromium exposure on microbial reductive dechlorination：kinetics and microbial responses[J]. Water Res，2024，253：121328.

[34]Jokanovic M. Biotransformation of organophosphorus compounds[J]. Toxicology，2001，166：139-160.

[35]Han J J，Yang D W，Hall D R，et al. Toxicokinetics of brominated azo dyes in the early life stages of Zebrafish（*Danio rerio*）is prone to aromatic substituent changes[J]. Environ Sci Technol，2020，54（7）：4421-4431.

[36]Dzul-Caamal R，Domínguez-Lòpez M L，Olivares-Rubio H F，et al. The relationship between the bioactivation and detoxification of diazinon and chlorpyrifos，and the inhibition of acetylcholinesterase activity in *Chirostoma jordani* from three lakes with low to high organophosphate pesticides contamination [J]. Ecotoxicology，2014，23（5）：779-790.

[37]Li H，You J，Wang W X. Multi-compartmental toxicokinetic modeling of fipronil in tilapia：accumulation，biotransformation and elimination[J]. J Hazard Mater，2018，360：420-427.

[38]朱明华.海参中抗生素的生物富集、转化与多室毒代动力学模型[D].大连：大连理工大学,2021.

[39]Fremlin K M，Elliott J E，Letcher R J，et al. Developing methods for assessing trophic magnification of perfluoroalkyl substances within an urban terrestrial avian food web[J]. Environ Sci Technol，2023，57（34）：12806-12818.

[40]Zhou S Q，Fu M R，Ling S Y，et al. Legacy and novel brominated flame retardants in a lab-constructed freshwater ecosystem：distribution，bioaccumulation，and trophic transfer[J]. Water Res，2023，242：120176.

[41]Liu Y H，Cui S，Ma Y，et al. Brominated flame retardants（BFRs）in marine food webs from Bohai Sea，China[J]. Sci Total Environ，2021，772：145036.

思考题

①在环境毒理学研究中测定自由溶解态浓度有何意义？

②载体蛋白和离子通道对污染物的转运有何异同点？

③如何理解靶器官理论和器官敏感性理论之间的联系与矛盾？

④如何判定环境污染物发生了生物解毒或生物活化？请举例说明。

推荐阅读文献

[1]Wang Z X，Geng S X，Zhang J Y，et al. Methods for the characterisation of dermal uptake：progress and perspectives for organophosphate esters [J]. Environ Int，2024，183：108400.

[2]Zhang H T，Zhang W X，Huang S Q，et al. The potential role of plasma membrane proteins in response to Zn stress in rice roots based on iTRAQ and PRM under low Cd condition [J]. J Hazard Mater，2022，429：128324.

[3]Tarigholizadeh S，Sushkova S，Rajput V D，et al. Transfer and degradation of PAHs in the soil-plant system：a review [J]. J Agr Food Chem，2023，72（1）：46-64.

[4]Chen H Y，Tian Y X，Cai Y X，et al. A 50-year systemic review of bioavailability application in soil environmental criteria and risk assessment [J]. Environ Pollut，2023，335：122272.

[5]Yan P F，Dong S，Manz K E，et al. Biotransformation of 8：2 fluorotelomer alcohol in soil from aqueous

film-forming foams（AFFFs)-impacted sites under nitrate-，sulfate-，and iron-reducing conditions［J］. Environ Sci Technol，2022，56(19)：13728-13739.

［6］Ragnarsdóttir O，Abdallah M A，Harrad S. Dermal uptake：an important pathway of human exposure to perfluoroalkyl substances? ［J］. Environ Pollut，2022，307：119478.

［7］Li L，Carratt S，Hartog M，et al. Human CYP2A13 and CYP2F1 mediate naphthalene toxicity in the lung and nasal mucosa of CYP2A13/2F1-humanized mice ［J］. Environ Health Perspect，2017，125（6）：067004.

［8］Chen Q Y，Yi S J，Yang L P，et al. Penetration pathways，influencing factors and predictive models for dermal absorption of exobiotic molecules：a critical review ［J］. Sci Total Environ，2024，927：172390.

［9］Mebane C A，Chowdhury M J，Schamphelaere K A C，et al. Metal bioavailability models：current status，lessons learned，considerations for regulatory use，and the path forward ［J］. Environ Toxicol Chem，2019，39(1)：60-84.

［10］Polli J R，Rushing B R，Lish L，et al. Quantitative analysis of PAH compounds in DWH crude oil and their effects on *Caenorhabditis elegans* germ cell apoptosis，associated with CYP450s upregulation ［J］. Sci Total Environ，2020，745：140639.

［11］Tufail M A，Iltaf J，Zaheer T，et al. Recent advances in bioremediation of heavy metals and persistent organic pollutants：a review ［J］. Sci Total Environ，2022，850：116409.

［12］Ren X，Zeng G，Tang L，et al. Sorption，transport and biodegradation：an insight into bioavailability of persistent organic pollutants in soil ［J］. Sci Total Environ，2018，610-611：1154-1163.

［13］Peng B，Dong Q L，Li F Z，et al. A systematic review of polycyclic aromatic hydrocarbon derivatives：occurrences，levels，biotransformation，exposure biomarkers，and toxicity ［J］. Environ Sci Technol，2023，57(41)：15314-15335.

［14］Lu Y T，Han H L，Huang X C，et al. Uptake and translocation of organic pollutants in *Camellia sinensis*（L.)：a review ［J］. Environ Sci Pollut R，2023，30(56)：118133-118148.

第三章 化学品的剂量-效应关系

主要内容：剂量-效应关系的类型；混合污染物的剂量-效应关系；描述剂量-效应关系的非线性函数；毒物兴奋效应；剂量-效应曲线模型（包括线性模型、拟线性化模型以及所有子集回归模型）；从拟合函数计算效应或浓度；剂量-效应曲线的置信区间；时间-效应关系；定量构效关系。

重点：剂量-效应关系类型；剂量-效应关系模型和剂量-效应曲线的置信区间。

难点：剂量-效应曲线非线性拟合与置信区间构建。

第一节 概述

剂量-效应（反应）关系在毒理学领域中扮演着至关重要的角色，是毒理学应用基础研究的关键环节。在传统基础毒理学中，明确剂量-效应关系至关重要，因为物质的毒性并非随意产生，而是受到剂量等条件的控制。正如名言"The dose makes the poison"（剂量决定毒性）所揭示的，剂量与毒性之间存在着紧密的关联。[1-4] 为了准确评估物质的毒性，需要深入观察和分析毒性作用生物学效应谱，这包括对物质在不同剂量下引发的生物学效应进行全面评估。剂量-效应关系不仅构成了毒理学的核心概念框架，还指导着危害评估测试和剂量-效应模型的推断，并为环境法规的制定提供了基础。从学科发展的角度看，剂量-效应关系与毒理学的发展历史紧密相连，两者相互依存、相互促进。随着研究的深入，人们对这一关系的理解日益透彻，这不仅推动了毒理学理论的进步，也为实际应用提供了坚实的科学基础。

剂量-效应关系在毒理学中不可或缺，其重要性不仅体现在理论层面，更在于对环境保护、人类健康等方面的深远影响。它是连接毒理学理论与实践的桥梁，为评估和控制物质毒性提供了科学依据。

一、剂量-效应关系研究历史

尽管剂量-效应关系被视为毒理学的基石，其历史进程却充满了争议与辩论，这些争论不仅促进了我们对毒物作用机制的理解，还影响了医学、公共卫生以及环境政策的制定。关于毒理学和生物医学领域中剂量-效应性质的首次系统思考，见于 19 世纪 80 年代雨果-

舒尔茨(Hugo Schulz)的著作。[5]舒尔茨的研究首次系统地探讨了化学物质在不同剂量下对生物体的影响,特别是他观察到某些化学消毒剂在低剂量时能促进酵母菌的新陈代谢,而在高剂量时则表现出毒性。这一发现揭示了剂量与效应之间并非简单的线性关系,而是存在一种双相(或非线性)的特征。随后,舒尔茨将这一科学发现与顺势疗法(一种基于"小剂量有害物质能激发身体自愈能力"理念的疗法)相结合,这一行为在科学界引起了轩然大波。许多科学家对舒尔茨将科学发现与特定医疗理论挂钩的做法表示不满,认为这混淆了科学事实与主观解释,从而引发了关于双相剂量效应真实性的广泛争议。这场争议不仅仅是对舒尔茨个人观点的质疑,还更深层次地触及了当时科学界对于剂量-效应关系本质理解的分歧。一方面,舒尔茨的观察挑战了当时流行的阈值剂量-效应模型,该模型认为只有在超过某个特定阈值剂量时,物质才会对生物体产生有害效应;另一方面,舒尔茨的双相剂量效应理论如果得到证实,将意味着即使在低于传统认为的"安全"剂量下,物质也可能对生物体产生某种影响,这无疑是对当时安全标准的一次重大挑战。随着争论的持续,阈值剂量-效应模型在20世纪初期逐渐被接受并广泛应用于毒理学和公共卫生领域。这一模型简化了复杂的生物学过程,提出了一个易于理解和操作的假设:只要暴露剂量低于某个阈值,就不会对健康产生显著影响。这一假设简化了风险评估过程,使得监管机构能够设定明确的暴露限制,以保护公众免受潜在有害物质的危害。[6]

然而,舒尔茨的工作并未因此被完全遗忘。尽管顺势疗法与主流医学的对抗最终以传统医学的胜利告终,但双相剂量效应的概念却在科学界留下了深刻的印记。随着研究技术的进步和生物学知识的积累,越来越多的证据表明,许多化学物质的剂量-效应关系确实呈现出非线性特征,即存在低剂量刺激效应和高剂量抑制效应。这一发现促使科学家们重新审视阈值剂量-效应模型的适用性,并探索更加精细和准确的剂量-效应模型。20世纪中期,随着内分泌学的发展,切斯特-索萨姆(Chester Southam)和约翰·埃利希(John Erlich)等科学家将双相剂量效应的概念重新命名为"荷尔蒙作用",强调了低剂量物质在生物体内可能引发的微妙而复杂的生理反应。这一术语的变更虽未立即改变阈值剂量-效应模型的主导地位,但它为后来非线性剂量-效应模型的发展奠定了基础。[7,8]进入21世纪,随着基因组学、蛋白质组学和代谢组学等高通量技术的兴起,科学家们能够以前所未有的精度解析生物体对化学物质的响应机制。这些研究揭示了低剂量暴露下生物体内复杂而精细的分子网络变化,进一步支持了非线性剂量-效应关系的存在。同时,环境流行病学研究也提供了大量证据,表明即使在低于传统阈值的剂量下,某些化学物质也可能对人类健康产生不良影响,如某些类型的癌症、生殖障碍和神经系统损伤等。[9-11]因此,当前毒理学领域正经历着一场范式转变,从传统的阈值剂量-效应模型向更加复杂和精细的剂量-效应关系模型(dose-response model,DR model)过渡。这一转变不仅要求科学家们在研究方法上不断创新,还促使监管机构重新评估现有的暴露标准和风险评估方法,以确保它们能够充分保护公众免受低剂量有害物质的潜在危害。

剂量-效应关系的历史是一部充满争议与探索的史诗,它见证了科学界对化学物质作用机制的逐步深化理解,也反映了科学与社会、文化之间复杂而微妙的互动。随着科学研究的不断深入,未来的毒理学将能够为我们提供更加准确、全面的风险评估工具,以更好地保护人类健康和生态环境。

二、低剂量阈值与线性关系研究历史

在化学毒理学和辐射健康领域,阈值剂量-效应的概念曾长期占据主导地位。这一观念认为,只有当暴露剂量超过某一特定阈值时,才会引发毒性或生物效应。然而,随着科学研究的深入,这一观念逐渐受到了挑战,尤其是在电离辐射对生物体影响的研究中。赫尔曼·穆勒(Hermann J. Muller)作为辐射遗传学的先驱,于 1920 年发现了电离辐射可导致果蝇性腺基因突变[12],这一发现不仅为后来的遗传学研究奠定了基础,也引发了对辐射效应阈值观念的重新审视。穆勒因此项研究获得了 1946 年的诺贝尔生理学或医学奖,他的工作无疑为后来辐射生物学的发展开辟了新的道路。在穆勒发现电离辐射导致基因突变的几十年里,科学界对低剂量辐射效应的理解充满了争议。穆勒及其同事们一直在争论如何应用低剂量线性(linear no-threshold,LNT)模型来解释电离辐射导致的生殖细胞突变。LNT 模型认为,无论辐射剂量多低,都存在诱发效应的风险,且效应与剂量呈线性关系。然而,尽管存在广泛的讨论和研究,科学家们在这一问题上仍未达成共识。直到 1956 年,美国国家科学院原子辐射生物效应专家小组(其中也包括穆勒)提出了采用 LNT 模型来评估电离辐射对生物体潜在风险的建议。这一建议标志着科学界对低剂量辐射效应理解的重大转变。[13-15] 紧接着,1957 年 5 月,爱德华·B. 刘易斯(Edward B. Lewis)在《科学》杂志上发表了一篇极具影响力的论文,强烈支持电离辐射诱发白血病的线性剂量反应。[16] 白血病作为一种与体细胞突变相关的疾病,其发病机制与生殖细胞突变存在显著差异,但刘易斯的论文却在机理上提出了两者之间的线性关系,这进一步提高了 LNT 模型在科学界的接受度。在接下来的几年里,美国国家辐射防护委员会迅速将低剂量线性概念应用于评估癌症风险。这一概念的引入不仅改变了辐射防护的标准,也推动了全球科学界对低剂量辐射效应研究的深入。很快,LNT 模型成为国际社会广泛接受的评估电离辐射风险的方法。

1956 年,美国国家科学院遗传学小组与国家遗传学和疾病预防控制中心的综合建议,以及刘易斯的研究成果,被证明是 20 世纪最具影响力的剂量反应行动。这些建议不仅对电离辐射领域的生殖细胞突变和癌症风险具有重要意义,还为后来的风险评估工作提供了重要依据。例如,1977 年美国国家科学院安全饮用水委员会在制定风险评估建议时,就采纳了 1956 年美国国家辐射防护委员会遗传学小组和 1972 年美国国家科学院电离辐射生物效应委员会针对电离辐射提出的线性建议,并将其扩展至化学致癌物领域。自 1979 年首次将线性概念应用于以氯仿占主导地位的三卤甲烷化学混合物以来,美国国家环境保护局一直接受化学致癌物的线性概念。这一系列的集体活动使得剂量-效应模型的应用变得更为明确和具体:LNT 模型被广泛应用于致癌物风险评估,而阈值剂量-效应模型则更多地被应用于其他类型的生物效应评估。LNT 模型和阈值剂量-效应模型在解释上的主要区别在于对安全剂量的认识。LNT 模型认为不存在绝对的安全剂量,即使剂量非常低,也有可能引发毒性或生物效应。而阈值模型则认为存在一个特定的阈值,只有当剂量超过这一阈值时,才会引发效应。[13-15] 这一差异导致了在风险评估策略上的根本不同。在 LNT 模型下,安全的概念已被可接受风险的概念所取代。例如,在 70 年的生命周期中,每 10 万人中有 1 人罹患癌症被视为一种可接受的风险水平。这种风险评估方法已经成为各国制定辐射防护标准和化学物质管理政策的重要依据。然而,尽管美国国家辐射防护委员会遗传学小组和刘易斯的研究成果在推动 LNT 模型的应用方面发挥了决定性作用,但近年来这两个机构的研究也受到了强烈的批评。批评者指出,这些研究普遍存在的偏见影响了他们的建议,其科学评估存在重大错误,并被指控存在科学不端行为。这些指控的核心是,这些研究在推进 LNT 模型用于癌症风险评估的过程中,可能过分强调了预设的结论而忽略了其他可能的解释和证据。这些新的历史发展无疑将对未来剂量效应和癌症风险评估历史的重写产生深远影响。一方面,它们可能引发对 LNT 模型应用范围的重新审视和限制,特别是在那些被认为存在阈值效应的领域;另一方面,这些批评也可能推动科学界对辐射和化学物质风险评估方法的不断创新和完善,以更准确地反映生物体对低剂量暴露的真实反映。在面对这些挑战时,科学界需要保持开放和谨慎的态度。一方面,要充分肯定 LNT 模型在推动辐射防护和化学物质管理方面的积极作用;另一方面,也要认真审视其局限性和可能存在的问题。这包括对相关研究的重新审视、对新证据和数据的持续关注以及对风险评估方法的不断优化和改进。同时,政策制定者和公众也需要对风险评估的过程和结果保持理性的认识。风险评估是一种基于科学证据和政策目标的决策工具,它不能提供绝对的安全保证,但可以为制定合理的保护标准和管理措施提供重要依据。因此,在面对低剂量辐射和化学物质暴露的风险时,我们需要采取综合性的风险管理策略,包括加强监测和监管、提高公众意识和自我保护能力、推动科技创新和产业升级等措施,以最大限度地降低潜在风险并保障公众健康与安全。

三、剂量-效应关系方法学研究历史

自监管机构采纳低剂量线性模型以来,对低剂量癌症风险的估算便成了一个饱受争议的话题。这一争议的核心在于,尽管该模型被广泛应用,但在风险预测方面却存在显著的分歧和不确定性。在现有的预测模型中,对低剂量癌症风险的估计值差异巨大,这种差异主要源于剂量-效应数据的特性和不同模型对数据的解读方式。事实上,不同模型对低剂量风险的预测可能相差上千倍,这无疑增加了风险评估的不确定性和复杂性。除模型预测的差异外,还存在一个更为根本的问题:缺乏在低剂量区域验证模型预测的能力。由于低剂量暴露下的生物效应往往难以直接观察和测量,因此科学家们很难通过实验手段来验证模型的准确性。这种验证的困难性使得对低剂量癌症风险的估计更加具有争议性。

自 1980 年左右以来,随着环境法规的加强、清理成本的增加以及诉讼案件的增多,剂量-效应关系的概念逐渐成为人们争论的焦点。这是因为风险评估估算通常基于癌症风险估算,而癌症风险估算则依赖于适用于危害评估过程中的剂量-效应模型。然而,该模型在低剂量区域的预测能力却备受质疑。在癌症风险评估过程中,存在几个关键问题,这些问题使得人们对风险估算的可靠性产生了极大的担忧。首先是验证问题。尽管科学家们曾尝试通过大规模的动物试验来验证低剂量下的癌症估算值,但这些尝试都未能达到预期的目标。例如,在 20 世纪 70 年代中期到 80 年代早期,美国食品药品监督管理局曾进行了一项涉及约 24000 只小鼠的巨型研究,试图验证低剂量下的癌症风险。然而,该研究只能可靠地估算出低至百分之一的风险水平,这远远超出了通常使用的十万分之一或 70 年中的百万分之一的风险阈值。因此,尽管投入了巨大的资源,但验证尝试的目标仍然无法实现。除了验证问题,另一个令人担忧的问题是线性模型在解释各种反应方面的局限性。特别是一些研究表明线性模型无法准确解释某些类型的癌症风险,如膀胱癌。例如,美国毒理学会的一个由 14 名成员组成的专家小组使用剂量时间反应模型进行研究,不仅发现了阈值的存在,还报告了在低剂量区域的风险显著低于对照组的情况。这种反应模式与舒尔茨最初提出的双相剂量效应相一致。因此,癌症风险评估的验证问题从未在剂量-效应模型的层面上得到解决。无论是在实际进行实验的物种中,还是在将研究结果应用于人类群体时,都存在着显著的挑战和不确定性。

就阈值剂量-效应模型的验证而言,该模型在科学界和监管界被广泛采用,但未经充分的审查和确认。自 20 世纪 30 年代初被接受以来,人们一直假定阈值剂量-效应模型对低剂量区域的预测是正确的。然而,这一假设从未经过严格的测试或验证。事实上,早在 21 世纪的头 10 年,科学家们就已经发现阈值剂量-效应模型在多个数据集上的表现不佳。相反,双相剂量效应在这些测试中表现得非常出色。此外,这些争议和挑战不仅发生在毒理学领域,而且是在毒理学发生重大变革的背景下出现的。这些变革与剂量-效应问题密切相关,进一步加剧了争议的复杂性。首先,细胞培养物的使用在过去 30 年里发生了深刻的变化。随着技术的进步和方法的改进,科学家们现在能够更精确地模拟人体内的环境,从而更准确地评估化学物质对细胞的影响。这种变化使得科学家们对剂量-效应关系的理解更加深入,但也带来了新的挑战和不确定性。其次,分析化学的重大发展使得科学家们能够以几十年前无法想象的剂量来评估与治疗相关的可能影响。这种技术的发展极大地提高了风险评估的精确度和敏感性,但也使得在低剂量区域进行验证变得更加困难。最后,在毒理学领域,评估毒性或药理作用机制的能力占据了主导地位。随着对化学物质作用机制的深入研究,科学家们现在能够更好地理解化学物质如何与生物体相互作用并产生毒性效应。然而,这种理解也揭示了线性模型在解释某些类型毒性效应方面的局限性。

第二节　剂量-效应关系基本概念

在一定的暴露时间内,试验生物对环境污染物的反应,或环境污染物对生物体的作用,与环境污染物的剂量之间存在着一种复杂而微妙的关系。这种关系,我们通常用相应的数学方程来描述,称之为剂量-效应关系。它是环境毒理学研究的核心内容之一,揭示了环境污染物对生物体影响的程度和方式。

一、剂量

剂量,在环境毒理学中,指的是给予机体或机体所暴露的毒物的数量。它是评估毒物对生物体潜在影响的关键因素。剂量的常用单位通常以单位体重暴露的外源化学物的数量来表示,具体为毫克每千克体重(mg/kg),这反映了毒物相对于生物体体重的暴露量。此外,环境中的浓度也是衡量剂量的重要指标,常用单位为毫克每立方米(mg/m^3)空气或毫克每升(mg/L)水,这有助于我们了解生物体所处环境的毒物浓度水平。

1. 接触剂量

接触剂量（exposure dose），又称外剂量，指外源化学物与机体的接触剂量，可单次接触或某浓度下一定时间的持续接触。它可以通过实验条件进行精确控制，从而方便我们观察和分析剂量与效应之间的关系。然而，在使用外剂量时，必须充分考虑环境毒物的生物有效性问题。因此，在建立剂量-效应关系时，需要根据环境毒物的生物有效性来校正外剂量，以确保研究的准确性和可靠性。[17-20]

2. 吸收剂量

吸收剂量（absorbed dose），又称内剂量，指外源化学物穿过一种或多种生物屏障，吸收进入体内的剂量，这是直接影响生物体毒性效应类型、程度及预后的关键因素。然而，由于生物体内环境的复杂性和动态性，内剂量往往难以直接测定。[21-23]

3. 到达剂量

到达剂量（delivered dose），亦被称为靶剂量或生物有效剂量，它特指外源化学物及其代谢产物在被机体吸收后，实际到达靶器官的有效剂量。这一剂量直接关联着化学物质在生物体内的实际作用效果，是评估其潜在毒性及生物效应的关键参数。由于内剂量不易测定，所以到达剂量一般指给予机体化学物质的数量或被吸入体内的数量或在体液或组织中的浓度。到达剂量通常采用每千克体重摄取的质量（mg/kg）来表示。[24-26]

二、量效应与质效应

效应是剂量-效应关系的另一个重要方面。它指的是生物体因环境污染物的作用而引起的生物学改变。在毒理学研究中，了解化学物质对生物体产生的效应是评估其潜在风险的关键。这些效应可以通过两种主要类型来描述：量效应和质效应。这两种反应类型为我们提供了不同的视角来理解和量化化学物质对生物体的影响。

1. 量效应

量效应是指接触一定剂量的外来化学物后，生物体、器官或组织所发生的生物学改变。这种改变可以用具体的测量数值来表示，从而反映化学物质在个体中引起的毒效应强度的变化。[27,28] 例如，当研究有机磷农药对生物体的影响时，可以通过测定血液中胆碱酯酶的活性来量化其抑制程度。胆碱酯酶活性的降低程度，即酶活性单位的测定值，可以直接反映有机磷农药对生物体的毒性效应。这种量化方式使得我们能够更精确地了解化学物质对生物体的影响程度，从而为其风险评估提供有力的依据。有机磷化合物对血液中胆碱酯酶活力的抑制作用见图 3-1。[29]

2. 质效应

与量效应不同，质效应则关注于化学物质在群体中引起的某种毒效应的发生比例。它通常以"阴性或阳性""有或无"的形式来表示，如死亡或存活、患病或未患病等。质效应没

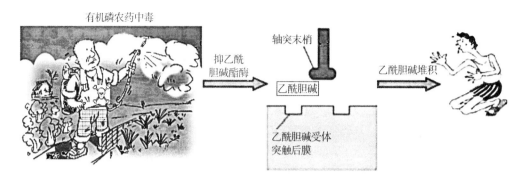

图 3-1　有机磷化合物对血液中胆碱酯酶活力的抑制作用

有强度的差别，只能以群体中出现某种效应的个体所占的比率来反映。[30,31] 例如，在研究某种化学物质对人群的毒性效应时，可以统计出接触该化学物质的群体中，出现某种疾病或症状的人数比例，从而评估其毒性风险。质效应为我们提供了一种从宏观角度了解化学物质对生物体影响的方法，有助于我们更全面地评估其潜在风险。

3. 量效应与质效应的关系

量效应和质效应在毒理学研究中并不是孤立的，它们在一定条件下可以相互转化。以血液中转氨酶的活性为例，当将转氨酶的活性单位设定为一个特定的阈值时（如 80 单位），就可以将低于这个阈值的个体视为正常，而将高于这个阈值的个体视为肝损伤。这样，原本的量效应（转氨酶活性的具体数值）就被转化为质效应（正常或肝损伤）。这种转化能够以更简单、更直观的方式来理解和评估化学物质的毒性效应。

量效应和质效应在毒理学研究中还具有不同的应用价值。量效应为我们提供了更精确的量化指标，有助于我们深入了解化学物质对生物体的具体影响机制；而质效应则为我们提供了一种更宏观、更全面的评估方法，有助于我们了解化学物质在群体中的毒性效应分布。这两种反应类型相互补充，共同构成了毒理学研究中的重要组成部分。量效应和质效应是毒理学研究中的两种重要反应类型，从不同的视角和量化方法来理解和评估化学物质对生物体的影响。在实际应用中，我们需要根据具体的研究目的和条件来选择合适的效应类型，以更准确地评估化学物质的毒性风险。

三、剂量-效应关系的类型

剂量-效应关系主要包括两种基本类型：定量的个体剂量-量效应关系和定性的群体剂量-质效应关系。

1. 剂量-量效应关系

剂量-量效应关系表示外源化学物的剂量与个体中发生的量与反应强度之间的关系。这一关系主要描述的是不同剂量的环境污染物对生物"个体"所产生的某种生物效应的强度，以及两者之间的依存关系。在这种关系中，生物体对环境污染物的不同剂量均会产生反应，但反应的强弱程度却各不相同。通常情况下，随着环境污染物剂量的逐步增加，其毒性效应的程度也会相应地加重。这种与剂量密切相关的量效应,往往源于环境污染物对生物体内某种生化过程的改变。例如,某些重金属离子可能干扰细胞内的酶促反应,导致细胞功能受损,进而引发一系列生物效应。通过定量个体剂量-效应关系的研究,可以更加精准地预测和评估特定剂量下环境污染物对生物个体的潜在危害。当空气中的一氧化碳(CO)浓度逐渐升高时,血液中的碳氧血红蛋白含量也会随之显著上升。这一现象清晰地揭示了CO暴露剂量与血液中碳氧血红蛋白含量之间的正相关关系;随着血液中铅浓度的不断增加,氨基乙酰丙酸脱氢酶的活性则会相应地降低。这同样体现了铅暴露剂量与氨基乙酰丙酸脱氢酶活性之间的剂量-量效应关系。

2.剂量-质效应关系

定量个体剂量-量效应关系并不能完全涵盖环境污染物与生物体之间的所有相互作用。在实际环境中,生物体往往以群体的形式存在,且不同个体之间可能存在显著的差异。因此,定性的群体剂量-质效应关系的研究同样具有重要意义。剂量-质效应关系表示外源化学物的剂量与某一群体中质效应发生率之间的关系,这一关系主要反映的是不同剂量的环境毒物在某一群体(如试验动物或植物群落)中所引起的某种生物效应的分布情况,即该效应的发生率。从本质上看,定性的群体剂量-质效应关系实际上是环境毒物的剂量与生物体的质效应之间的关系。以急性毒性试验为例,当苯的浓度逐渐升高时,试验中小鼠的死亡率也会随之显著上升。这一结果明确显示了苯的暴露剂量与小鼠死亡率之间的正相关关系,即苯的浓度越高,导致小鼠死亡的可能性就越大。这种关系正是剂量-质效应关系的典型体现。

定性的群体剂量-质效应关系关注的是环境污染物对生物群体整体的影响,而非单个生物体的反应。这种影响通常表现为某种生物效应在群体中的发生率变化。例如,当环境中存在较高剂量的某种农药时,可能会导致试验动物群体中某一特定疾病的发生率显著增加。通过对比分析不同剂量下生物效应的发生率,我们可以揭示环境毒物对生物群体整体健康的影响程度,进而为环境保护和生态治理提供有力支持。

定量个体剂量-量效应关系和定性群体剂量-质效应关系并非相互独立,而是相互补充、相互印证的。在实际研究中,需要结合这两种关系来全面评估环境毒物对生物体的影响。通过深入分析剂量与效应之间的依存关系,可以更加准确地预测和评估环境毒物的潜在危害,为环境保护和人类健康保障提供更加科学的依据。

四、剂量-效应关系研究的前提假设

在环境毒理学领域,剂量-效应关系的建立是理解污染物对生物体影响机制的关键步骤。这一关系的构建并非一蹴而就,而是基于一系列严谨的科学假设和深入的实证研究。

1.观察到的反应应该完全来自目标污染物的作用

首先,构建剂量-效应关系的基本前提是观察到的反应必须完全源自目标污染物的作用。这意味着在研究中,必须能够确立目标污染物投入的剂量与观察到的生物反应之间的直接因果关系。这一假设是确保研究准确性和有效性的基石。为了验证这一假设,科学家们通常采用对照实验设计,通过比较受污染组和未受污染组(即对照组)的生物反应,来明确污染物的作用。在实际操作中,这一假设的实现需要排除其他潜在干扰因素,如共存污染物、环境因素(如温度、光照)、生物体的遗传背景等。通过严格的实验控制,可以最大限度地减少这些因素的干扰,从而更准确地评估目标污染物的作用。

2.反应的数量维度直接与剂量维度有关

第二个核心假设是反应的数量维度(即生物反应的强度或程度)直接与剂量维度(即污染物的投入量)有关。这一假设基于两个关键机制。一是目标污染物与细胞、分子的交互作用:污染物进入生物体后,会与细胞内的分子(如DNA、蛋白质)或细胞结构(如细胞膜、细胞器)发生交互作用,这些交互作用会干扰细胞的正常功能,进而引发可观察的生物反应。例如,某些污染物可能通过与DNA结合,导致基因突变或细胞凋亡。二是污染物剂量与其在细胞水平上的目标浓度的相关性:污染物的剂量与其在生物体内(特别是在细胞水平上)的最终浓度之间存在直接联系。这意味着可以通过测量生物体内污染物的浓度来推测其剂量,进而预测可能产生的生物反应。这一假设的实现依赖于先进的分析技术和准确的测量方法。

3.正确观察与测定实验生物对污染物的反应是可能的

在环境毒理学的研究中,正确观察与测定实验生物对污染物的反应是至关重要的。这一过程的准确性不仅关乎研究的科学性,更直接影响到对污染物毒性的深入理解和环境保护策略的制定。与毒性相关的病理学观测与确定,必须建立在对解剖学和生理学知识的深刻理解之上。细胞作为生物体的基本结构和功能单位,其结构与功能的任何微小变化都可能成为污染物毒性作用的直接反映。因此,深入探究细胞层面的变化,是理解污染物毒性作用机制的关键。为了实现这一目标,需要掌握细胞学、遗传学、分子生物学和细胞生理学等多学科的知识,掌握从微观层面解析生物体对毒物反应的方法和工具。例如,通过细胞学的研究,可以观察到污染物对细胞形态、结构和功能的影响;遗传学的研究则有助于理解污染物如何干扰基因表达,进而引发遗传变异;分子生物学则揭示了污染物与生物分子(如DNA、蛋白质)之间的相互作用机制;而细胞生理学则提供了理解这些相互作用如何在细胞水平上产生生物学效应的视角。

五、剂量-效应曲线类型

剂量-效应关系可以通过一种直观的图形方式——曲线来表示。具体而言,这种曲线以剂量作为横坐标(自变量),而将表示量效应强度的计量单位或质效应的百分率作为纵坐标(因变量)。通过绘制散点图,并将这些点连接起来,可以得到一条描述剂量与效应之间关系的曲线。这条曲线的形式多种多样,可能呈现为直线形、抛物线形、S形、U形或倒U形等。这些不同的曲线形态反映了不同物质或条件下剂量与效应之间复杂而多样的关系,为我们深入理解和预测物质的生物效应提供了有力的工具。

1.直线形

直线形剂量-效应关系指的是反应强度与剂量之间呈现出一种直接且恒定的正比例关

系,如图 3-2 所示。这种关系通常仅在特定的实验条件下,如某些体外试验中,才能观察到,并且在一定的剂量范围内存在。在生物机体内,由于存在多种复杂的生物过程和相互作用,直线形剂量-效应关系相对较为罕见。

然而,在采用修复缺陷的细菌或在细胞试验系统中进行致突变实验时,我们可以观察到在较低的剂量条件下,剂量-效应关系曲线呈现出直线形。这可能是因为在这些特定的实验条件下,生物系统对外部刺激的响应相对简单且直接,使得剂量与效应之间的关系变得更为明确和可预测。尽管如此,我们仍然需要谨慎对待这些实验结果,并充分考虑到生物体内可能存在的各种复杂因素,以确保对剂量-效应关系的全面和准确理解。

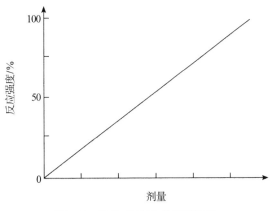

图 3-2 剂量-效应曲线(直线形)

2.抛物线形

剂量与效应之间的关系常呈现非线性特征。具体而言,随着剂量的增加,效应强度起初会迅速增强,但随后增速会逐渐放缓。然而,若将剂量转换为对数值,这一非线性关系便可以近似地转化为直线关系。这种转换有助于我们更直观地理解和分析剂量与效应之间的复杂联系,进而为科学研究和实践应用提供更加便捷的量化工具,如图 3-3 所示。

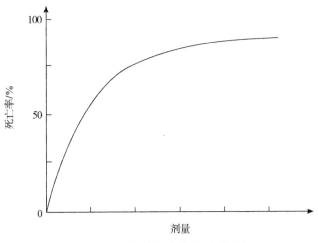

图 3-3 剂量-效应曲线(抛物线形)

3. S形曲线

S形剂量-效应曲线在剂量-质效应关系中尤为常见,它描绘了一种随剂量变化而效应强度发生相应改变的规律,如图 3-4 所示。具体而言,当剂量处于较低范围时,效应强度的增加相对缓慢,这表明在低剂量水平下,生物体或系统对外部刺激的响应较为温和。然而,随着剂量的逐渐增大,效应强度开始迅速增强,表现出一种明显的加速趋势。但当剂量继续增加至某一高水平后,效应强度的增速又会逐渐放缓,趋于稳定。曲线的中间部分,即效应率 50% 左右,斜率最大。这种剂量-效应曲线的特征不仅揭示了生物体对外部刺激的非线性响应机制,还为科学研究和实际应用提供了重要的参考依据。

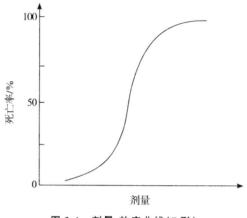

图 3-4　剂量-效应曲线(S 形)

S形曲线呈现出对称与非对称两种形态,其中非对称 S 形曲线在两端呈现出明显的不均衡性,一端延伸较长,另一端则相对较短。为了更直观地理解和分析这种曲线,我们可以采取一种转换方法,即将非对称 S 形曲线的横坐标(即剂量)进行对数化处理,此时,原本不对称的曲线将转变为对称的 S 形曲线。进一步地,若将效应率转换为概率单位,这一对称的 S 形曲线又将转化为一条直线,如图 3-5 所示,从而便于我们进行更为精确的定量分析和研究。这种方法在数据处理和统计分析中具有广泛的应用价值。

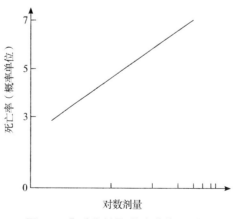

图 3-5　非对称剂量-效应曲线(S 形)

4. U 形或倒 U 形

在探讨各种物质对人体健康的影响时,经常会遇到一种复杂而有趣的剂量-效应关系。这种关系不仅揭示了物质摄入量与机体效应之间的内在联系,还为我们理解并预防相关疾病提供了重要的线索。随着摄入量的变化,某些物质可能对人体产生截然不同的影响,这种影响往往呈现出一种非线性的特征,其中最为典型的是倒 U 形曲线所描述的剂量-效应关系。

碘是人体必需的微量元素之一,对于维持正常的甲状腺功能至关重要。然而,碘的摄入量并非越多越好,而是存在一个适宜的范围。当人体长期摄入碘不足时,会导致缺碘性甲状腺肿的发生。这种病症是由于甲状腺无法合成足够的甲状腺激素以满足机体的需求,进而引发甲状腺组织的代偿性增生。随着碘摄入量的进一步减少,缺碘性甲状腺肿的症状可能会逐渐加重,严重时甚至会影响患者的呼吸和吞咽功能。然而,当碘的摄入量超过某个阈值时,同样会对人体产生不利影响。这个阈值我们称之为 n,它代表了碘摄入的安全上限。一旦碘的摄入量超过这个阈值,机体便可能出现高碘性甲状腺肿大。与缺碘性甲状腺肿不同,高碘性甲状腺肿大是碘摄入过多导致甲状腺细胞受到损伤,进而引发甲状腺组织的炎症效应和增生。随着碘摄入量的不断增加,高碘性甲状腺肿大的症状也会逐渐加重,严重时可能导致甲状腺功能减退或亢进等严重疾病。

这种在低剂量下产生刺激效应,而在较高剂量时产生抑制效应的剂量-效应关系,在环境污染物与机体的相互作用中尤为常见。许多环境污染物、药物以及营养素的摄入量与机体效应之间都呈现出这种倒 U 形曲线的特征(图 3-6)。

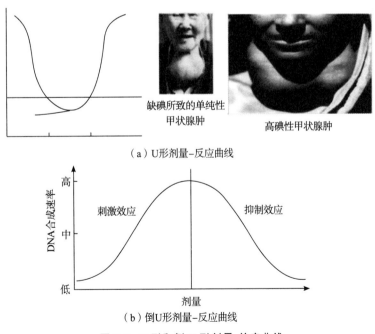

（a）U形剂量-反应曲线

（b）倒U形剂量-反应曲线

图 3-6　U 形和倒 U 形剂量-效应曲线

倒 U 形曲线的存在提醒我们,在制订营养摄入计划或环境污染物排放标准时,必须充分考虑剂量-效应关系的复杂性。对于某些物质而言,适量的摄入可能对人体有益,但过量或不足都可能引发健康问题。因此,我们需要通过科学研究来确定这些物质的适宜摄入量范围,并制定相应的政策和标准来保障公众的健康。此外,倒 U 形曲线还启示我们,在面对健康问题时,不能简单地采取"一刀切"的解决方案。例如,在预防甲状腺肿大方面,不能仅仅通过增加碘的摄入量来解决问题,因为过量的碘同样会对甲状腺造成损害。相反,我们需要根据个体的具体情况和摄入量水平来制订个性化的预防和治疗方案。

第三节   剂量-效应关系的统计学模型

剂量-效应关系模型在环境健康科学领域扮演着至关重要的角色,它不仅是评估环境有害因素对人群健康影响的基础,也是公共卫生管理部门制定危险度评估、管理法规及控制措施的重要依据。近年来,随着科学技术的进步和研究方法的深化,剂量-效应关系模型的发展经历了从简单到复杂、从定性到定量的转变,这一转变不仅提高了评估的准确性,也增强了我们对环境有害因素与健康效应之间关系的理解。

传统的剂量-效应关系模型往往基于线性小剂量外推,即假设在低剂量下,有害因素与健康效应之间存在线性关系。然而,随着研究的深入,科学家们发现这种假设在很多情况下并不成立。因此,剂量-效应关系模型开始逐渐向以生物学机制为基础的动力学模型转变。这种新模型更多地依赖于对关键生物学事件的理解,如细胞损伤、基因表达变化等,从而能够更准确地描述有害因素与健康效应之间的复杂关系。

在动力学模型中,常见的剂量-效应关系模型包括参数型剂量-效应关系模型、带协变量的剂量-效应模型、有阈值的剂量-效应模型和基于生物学机制的剂量-效应模型四大类。[30-32] 其中参数型剂量-效应关系模型除较为简单的指数曲线模型、双曲线模型、多项式模型外,还包括对数线性(log-normal)模型、Logistic 模型、Weibull 模型和 Gamma 模型等。这些模型各有特点,适用于不同的研究场景和数据类型。例如,log-normal 模型常用于描述连续型健康效应的分布情况;Logistic 模型则适用于二分类健康效应(如疾病发生与否)的预测;Weibull 模型能够灵活描述不同形状的剂量-效应曲线;而 Gamma 模型则适用于处理具有过度离散特性的数据。在实际应用中,选择合适的剂量-效应关系模型对于准确评估环境有害因素的健康风险至关重要。这要求研究人员不仅要熟悉各种模型的特点和适用范围,还要结合具体的研究目的、数据类型和生物学机制进行综合考虑。此外,由于环境有害因素的暴露往往具有复杂性、多样性和不确定性,因此在应用剂量-效应关系模型时还需要充分考虑暴露途径、暴露时间、个体差异等因素对评估结果的影响。随着生物信息学、高通量测序等技术的快速发展,未来的剂量-效应关系模型将更加深入地融入生物学机制,实现更加精准的健康风险评估。例如,通过整合基因组学、蛋白质组学和代谢组学等多组学数据,我们可以更全面地了解有害因素在生物体内的作用机制和影响路径,从而构建更加精确、可靠的剂量-效应关系模型。

一、参数型剂量-效应关系模型

当效应变量与解释变量之间的数量关系可以通过一类由有限参数决定的函数来表达，且这类函数的形式已知但参数未知时，我们称之为参数回归模型。这类模型包括直线回归、多项式回归以及指数回归等。[33]

$$y = a + f(D) \qquad y = a \times f(D) \qquad y = f(a + D) \tag{3.1}$$

式中，a 为背景值；f 为任一形式的连接函数。根据毒性效应生物学机制的差异，在不同的评价中选用适合的形式。在剂量-效应关系的数据分析中，基线剂量的影响至关重要。为了解决这个问题，我们通常在模型中引入合适的参数。这些模型有如式(3.1)的 3 种基本形式，它们分别适用于不同的生物学机制。$y = a + f(D)$ 适用于分析独立作用（$independent\ effect$）；$y = a \times f(D)$ 则适用于正常暴露水平，相当于基线剂量一部分的情况；而 $y = f(a + D)$ 更适合表示基于同一生物学机制的毒物联合作用。

尽管线性模型（$y = a + bx$）作为最简单的参数型剂量-效应关系模型，其基本形式简洁明了，但由于缺乏生物学依据，其应用现已逐渐减少。在实际应用中，我们需要根据具体的生物学机制和实验数据，选择合适的参数回归模型来进行分析。

1.指数曲线模型

指数曲线，亦被称为生长曲线，在医学领域具有极为广泛的应用。特别是在处理剂量-效应型数据时，当剂量 x 逐渐增大时，观察值 y 的增长（或减少）速度也随之加快，这类数据非常适合用指数曲线进行拟合，如图 3-7 所示。通过拟合的指数曲线方程，我们可以深入分析两个变量之间的复杂关系。[34]

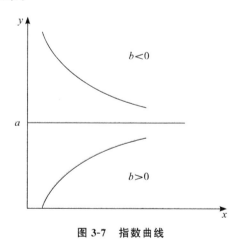

图 3-7　指数曲线

通常情况下，指数曲线可以表示为式(3.2)的形式：

$$y = k + a\,e^{bx} \tag{3.2}$$

式中，k、a 和 b 为待定的参数。为了更方便地分析这一模型，可以对上式进行对数变换，得到式(3.3)的新形式。

$$\ln(y - k) = \ln a + bx \tag{3.3}$$

进一步地,我们令 $Y=\ln(y-k)$,$A=\ln a$,于是原指数曲线模型就转化为直线模型式(3.4),这使得问题的求解变得更为直观和简单。

$$Y=A+bx \tag{3.4}$$

在过去,为了求解这个模型中的参数,通常会先通过差分近似法和积分近似法尝试得到 k 的近似值,然后再利用最小二乘法(least squares,LS)求出 A 与 b 的值。然而,这种方法在 20 世纪 80 年代以前较为常用,随着计算机技术的飞速发展,现在这类模型更多地采用非线性最小二乘法进行求解,这种方法不仅更加精确,而且大大简化了计算过程。此外,除基本的指数曲线模型外,还有其他几种常见的指数曲线模型,如倒指数曲线模型 $y=a e^{\frac{a}{x}}$ 以及饱和(修正)指数曲线模型 $y=k+ac^{bx}$ 等。这些模型在不同的应用场景下都发挥着重要的作用,为我们提供了更为丰富的数据分析手段。

应用实例:吴训伟等人开展了一项研究,旨在探讨镉污染区居民镉摄入量与肾功能损害之间的剂量-效应关系。[35] 他们选取尿 N-乙酰-β-氨基葡萄糖苷酶(NAG)和尿白蛋白作为评估肾功能的指标。研究结果显示,随着镉摄入量的增加,高 NAG 尿和高白蛋白尿的发生率也随之上升,其中 NAG 的变化尤为显著。通过 SAS(统计分析系统)程序对多种非线性模型进行拟合后,他们发现指数曲线模型 $y=a e^{bx}$ 最能准确描述这一剂量-效应关系,如图3-8 所示。

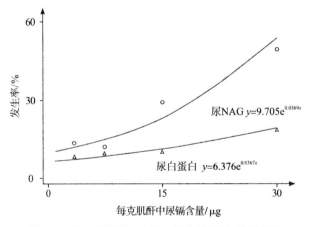

图 3-8　尿镉与尿 NAG、尿白蛋白的剂量-效应曲线

当自变量与因变量之间的关系满足以下两个核心条件时,通常可以认为这些资料适合拟合指数曲线:首先,两者的变化趋势需始终保持一致,即要么持续上升,要么持续下降,不能出现波动或反转;其次,这种变化的速度也需保持单调性,要么是始终递增,要么是始终递减,不能出现加速后减速或减速后加速的情况。只有当数据展现出这样稳定的、单调的变化特性时,我们才能较为准确地通过指数曲线模型来刻画和预测自变量与因变量之间的动态关系。

2.双曲线模型

双曲线模型(图 3-9)与指数曲线模型不同的是,在双曲线模型中,对 x 和 y 两个变量都取对数,从而得到双曲线的数学表达式。值得注意的是,指数曲线只有一条渐近线,而双曲线有两条渐近线。双曲线的应用条件与指数曲线有一定的相似性,但由于多了一条渐近线的约束,双曲线更适合用于描述弯曲程度更大的数据集,这使得双曲线在某些数据分析场景中更具优势。

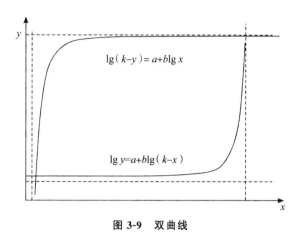

$$\lg(k-y)=a+b\lg x$$

$$\lg y=a+b\lg(k-x)$$

图 3-9　双曲线

双曲线方程的一般形式为式(3.5)和式(3.6),式(3.6)是曲线方程,式(3.5)是以对数形式表示,即曲线的直线化。[36]

$$\lg y=a+b\lg x \tag{3.5}$$

$$y=ax^b \tag{3.6}$$

应用实例:Cane 和 Schifthauer 在研究酸果蔓的授粉与果实成熟率之间的关系时,巧妙地运用了双曲线模型进行拟合。这一模型有效地揭示了植物柱头授粉量与果实成熟率之间的内在联系。他们通过一系列实验数据,得出了双曲线方程,并将其转换成了标准形式式(3.7)。[36] 这一转换不仅使方程更加简洁明了,也便于后续的数据分析和预测。通过这一研究,Cane 和 Schifthauer 为理解酸果蔓的授粉机制及提高果实成熟率提供了有力的数学工具。

$$\lg(果实成熟率)=1.94+\lg(授粉量)-\lg(2.6+授粉量) \tag{3.7}$$

在医学研究领域,双曲线模型展现出了独特的优势。它常被用于拟合肌肉和神经生理方面的强度间期等曲线,能够精确地反映生理过程中的复杂变化。此外,在药物作用时效应量效关系(timed dose-response relationship,TDRR)的研究中,双曲线也发挥着重要作用,帮助科学家们更深入地理解药物的作用机制及其与剂量之间的关系。

3.多项式模型

多项式曲线拟合是一种用于处理双变量实测数据的统计方法,其核心思想是将单个自变量分解成多个不同次幂的指数函数,并以此为基础构建多元回归模型。具体来说,当我们面对一组双实测变量 X_i 和 Y_i(其中 $i=1,2,\cdots,n$)时,如果存在关系 $Y=\sum bX+\varepsilon$(其中 b 为系数,ε 为误差项),可以尝试将自变量 X_i 分解成 m 个不同次幂的指数函数,即 $X_i=X_{ij}^m$,然后取这 m 个指数函数值数列(S_{ij},其中 $j=1,2,\cdots,m$)作为新的自变量,与因变量 Y 一起构建多元回归模型。这种方法能够更灵活地捕捉数据中的非线性关系,从而提供更准确的预测和解释。多项式曲线拟合在数据分析、机器学习等领域有着广泛的应用,是处理复杂数据关系的重要工具之一。多项式的一般形式为[37]

$$Y=a+b_1X+b_2X^2+b_3X^3+\cdots+b_mX^m \tag{3.8}$$

当探讨多项式曲线模型时,我们首先要理解其基本概念和构建原理。多项式曲线模型是数学和统计学中常用的一种工具,它允许我们通过调整多项式的次数 m 来拟合不同复杂度的数据。这种模型的核心在于利用最小二乘法来求解模型参数,使得拟合模型与实际观测数据之间的误差(即残差平方和)达到最小化。具体来说,当 $m=1$ 时,我们得到的是直线模型。直线模型是最简单也是最常见的一种多项式曲线模型,它假设数据之间存在一种线性关系。这种模型易于理解和应用,但在处理非线性数据时可能效果不佳。当 $m=2$ 时,我们得到的是二次多项式(抛物线)模型。[38]与直线模型相比,二次多项式模型能够捕捉数据中的曲率变化,因此更适合拟合具有弯曲趋势的数据。然而,它也可能引入额外的复杂性,导致模型在样本量有限的情况下变得不稳定。当 $m>2$ 时,我们得到的是 m 次多项式模型。随着 m 的增加,多项式模型能够拟合更复杂的数据趋势,包括多个弯曲和拐点。然而,这也带来了更大的挑战:更高的 m 值意味着需要更多的样本数据来支持模型的稳定性和准确性;同时,计算公式的复杂性和计算量也会显著增加。[39]

在选择多项式次数 m 时,我们需要权衡模型的拟合效果和稳定性,如图 3-10 所示。一方面,我们希望选择一个足够高的 m 值来捕捉数据中的复杂趋势;另一方面,我们也要避免过高的 m 值导致模型自由度减小、稳定性下降和过拟合的风险。因此,在实际应用中,我们需要根据数据的特性和研究目的来谨慎选择 m 的值。此外,多项式曲线拟合还面临着自变量间可能存在的相关性问题。当自变量之间存在相关性时,传统的最小二乘法可能会受到干扰,导致模型参数的估计不准确。为了解决这个问题,我们可以采用稳健的估计方法,如岭回归、套索回归

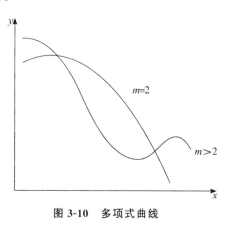

图 3-10 多项式曲线

等。这些方法通过引入正则化项来降低自变量间的相关性对模型参数估计的影响,从而提高模型的稳定性和准确性。除传统的多项式曲线拟合方法外,还有学者提出了扩展型多项式曲线拟合方法。这种方法将双实测变量中的单个自变量 x 分解成 m 个函数 $[X=f(x)]$,然后取这些函数的函数值作为新的自变量,通过多元回归或逐步回归方法建立多元线性回归模型。与传统的多项式曲线拟合相比,扩展型多项式曲线拟合方法具有更强的灵活性和适应性。它可以根据数据的类型和趋势选择合适的函数形式(如指数函数、幂函数、对数函数、三角函数或反三角函数等)来拟合数据,从而得到更准确的模型。扩展型多项式曲线拟合方法在医学科学研究、临床医学以及流行病学等领域中具有广泛的应用价值。例如,在医学研究中,我们可以利用这种方法来分析某种疾病发病率与多种环境因素之间的关系;在临床医学中,我们可以利用它来研究药物疗效与剂量之间的关系[40];在流行病学中,我们可以利用它来预测疾病的流行趋势等。

4. Logistic 模型

Logistic 曲线,这一数学概念最初由比利时数学家 P. F. Verhulst 于 1844 年提出[41],后在 1923 年被美国的 R. Pearl 与 L. J. Reed 应用于人口研究领域,因此也被称作 Pearl-Reed 曲线[42]。该曲线的形态独特,呈现出略微拉长的"S"状,其上、下两端各有一条平行于

X 轴的渐近线。在上升型 Logistic 曲线(图 3-11)中,X 变量与 Y 变量之间的关系始终保持正向关联;而在下降型曲线中,两者则始终保持负向关联。Logistic 曲线的这一特性使其在生物学、经济学和社会学等领域都具有广泛的应用价值。Logistic 曲线的公式为式(3.9)[43]:

$$Y = L + \frac{K}{1 + a e^{bX}} \tag{3.9}$$

式中,a 和 b 是拟合曲线的常数;L 是下渐近线的纵坐标;K 是上、下两条渐近线间的距离;e 是自然对数的底。若令

$$Y' = \frac{K - (Y - L)}{Y - L} \tag{3.10}$$

则得直线模型 $\ln Y' = \ln a + bX$。表示自变量 X 与应变量 Y 的函数 $\ln Y'$ 呈线性关系,式(3.10)中 $\ln a$ 是截距,b 是斜率。传统的 K 值的估计方法主要有三点法、逐次加密搜索法及 0.618 优选法等,然后,对于固定的 K 值,在最小二乘准则下,求得参数 a 和 b。目前均采用非线性最小二乘法。[43]

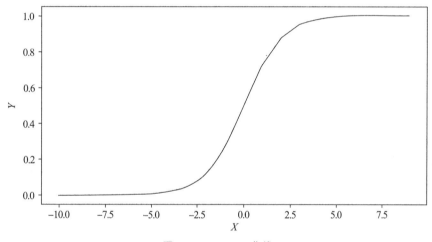

图 3-11　Logistic 曲线

应用实例:在药物制剂的研发过程中,了解药物在不同条件下的释放特性是至关重要的。盐酸地尔硫䓬(diltiazem hydrochloride,DIL)作为一种常用的心血管药物,其延迟缓释微丸胶囊剂的研制需要精确控制药物的释放速率和释放量。为了考察在溶胀层不同增重水平(HPMC％)下时间对药物累积释放量的影响,科研人员采用了 Logistic 曲线进行拟合分析。在每个 HPMC％水平下,科研人员收集了不同时间点上的药物累积释放量数据。这些数据呈现出明显的 S 形趋势,即随着时间的推移,药物释放量逐渐增加,但增速逐渐放缓,最终达到一个稳定状态。这种趋势与 Logistic 曲线的特征高度吻合,因此科研人员选择使用 Logistic 曲线来拟合时间与药物累积释放量之间的剂量-效应关系。研究结果表明,上升型 Logistic 曲线能够很好地反映在不同 HPMC％水平下药物释放的特性。[44] 通过拟合得到的 Logistic 方程,科研人员可以定量地描述药物释放量与时间之间的关系,进而预测在不同时间点上的药物释放量。这对于优化药物制剂的配方、提高药物的稳定性和生物利用度具有重要意义。

5. Gompertz 模型

Gompertz 曲线,亦被称为 Gompertz 增长曲线,如图 3-12 所示,是一种双指数曲线模型,其概念由 B. Gompertz 在 1825 年首次提出。Gompertz 模型与 Logistic 模型在形态上均呈现出 S 形特征,这意味着它们的增长率始终保持在正值范围内,并且都具备唯一的拐点以及一条水平渐近线。这两种模型在性态与参数之间都存在着紧密的关联,它们的动态变化深受参数取值的影响。从数学形式上来看,Logistic 模型可以被视为 Gompertz 模型对某个中间变量进行线性展开的结果,具体来说,就是 Gompertz 模型在略去余项后进行的一级 Maclaurin 展开。这种数学上的联系使得 Gompertz 曲线和 Logistic 曲线在多个领域中都展现出了相似的应用价值和潜力。[45] 无论是用于描述生物种群的增长、疾病的传播,还是用于预测市场趋势和技术发展,这两种模型都能够提供有力的数学支持和精确的预测结果。

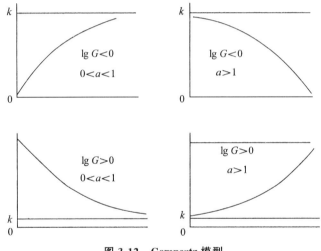

图 3-12　Gompertz 模型

Gompertz、Logistic 和 Bertanlanffy 模型是 Richard 曲线 $yt = A(1-B\,e^{-kt})^{\frac{1}{1-c}}$ 的 3 种特殊形式。当 $C=1$ 时即为 Gompertz 曲线;当 $C=2$ 时即为 Logistic 曲线;当 $C=2/3$ 时即为 Bertanlanffy 曲线。Gompertz 曲线的指数式和对数式如式(3.11)和式(3.12)所示。[46]

$$Y = KG^{aX} \tag{3.11}$$
$$\lg Y = \lg K + a^X \lg G \tag{3.12}$$

式中,Y 为因变量;X 为自变量;a、K、G 为参数。此曲线的相对增长率(或减缩率)按固定速度递减(或递增)。

应用实例:在动物科学领域,了解不同鸡种的生长特性对于优化饲养管理、提高生产效率具有重要意义。王克华等研究者通过一项精心设计的实验,利用 Gompertz 模型深入分析了性别对 5 个鸡种生长曲线参数的影响,并计算了这些参数的遗传力。[47] 在这项研究中,研究者选取了 6 种不同的日粮来饲喂 5 个鸡种,从出生开始一直监测到 12 周龄的体重变化。通过收集大量的体重数据,研究者能够更准确地描绘这些鸡种的生长曲线。为了更科学地分析这些数据,研究者选择了 Gompertz 模型来估计生长曲线的参数。Gompertz 模型作为一种双指数曲线模型,能够很好地拟合 S 形生长曲线,从而准确地反映鸡种在不同生长阶段的体重增长情况。在拟合 Gompertz 模型的过程中,研究者发现性别对生长曲线参数有着显著的影响。不同性别的鸡种在生长速率、最大体重等参数上存在着明显的差异。通过计算这些参数的遗传力,研究者能够进一步了解这些差异在遗传上的来源,从而为后续的遗传育种工作提供有力的支持。

Gompertz 模型不仅在动物科学领域有着广泛的应用,还在人口变动趋势、商品市场容量预测及生物学研究等方面发挥着重要作用。与 Logistic 模型相比,Gompertz 模型在某些方面可能具有更简单的数学形式和更直观的生物学解释。然而,在医学领域,Logistic 模型或指数曲线等模型可能更为常用,这可能与不同领域的研究对象和研究目的有关。值得注意的是,Gompertz 模型的应用效果受到多种因素的影响,如数据的准确性、样本量的大小以及模型参数的选择等。因此,在使用 Gompertz 模型进行数据分析时,需要充分考虑这些因素,以确保分析结果的准确性和可靠性。

6.其他类型

(1)对数线性模型

对数线性模型是一种强大的工具,特别适用于分析和描述那些呈现偏态分布的数据。这类数据在多个领域中广泛存在,例如环境监测中的有害物质浓度、食品检测中的农药残留量、临床检验的某些结果以及血清抗体滴度等。[48,49] 这些数据往往不具备正态分布的特性,因此传统的统计方法可能无法准确描述其特性。

陈辉等巧妙地利用了某市 2000 年的出生登记资料,通过拟合对数正态模型来描绘累计生育率。[50] 他们的研究揭示了一个有趣的现象:在生育率较高的情境下,对数正态模型展现出了卓越的拟合效果。这一发现不仅为理解生育率的变化提供了新的视角,也进一步验证了对数线性模型在处理偏态分布数据方面的优势。

(2)Gamma 模型

在可靠性工程和生存分析等研究领域内,Gamma 模型作为一种重要的统计工具,发挥着举足轻重的作用。该模型因其能够灵活适应多种数据形态而备受青睐,特别是那些呈正偏态分布的数据。在应对如传染性非典型肺炎(SARS)这样的传染病研究时,Gamma 模型更是展现出了其独特的价值。[51,52]

研究者们常常利用 Gamma 模型来拟合各种时间延迟分布,这些时间延迟涵盖了从感染病毒到发病、从发病到入院接受治疗、从入院到康复出院,以及从入院到不幸离世等多个关键环节。这种模型的应用,不仅有助于我们更深入地理解传染病的传播机制和病程发展,还能为制定更加精准的防控策略提供有力的数据支持。

Cai 等通过拟合 Gamma 模型,对 SARS 的潜伏期进行了均值估计,取得了令人满意的效果。[53] 同样,阎岩等人在分析心房肌细胞的钙离子荧光强度时,也选择了 Gamma 模型,并据此计算出了特征参数。[54] 这些研究不仅进一步验证了 Gamma 模型在拟合复杂数据分布方面的强大能力,也为我们探索生命科学的奥秘提供了新的视角和方法。

(3)Weibull 模型

Weibull 分布也是生存分析的理论基础,它是瑞典数学家 Waloddi Weibull 于 1939 年首先提出的。对于固定接触某粉尘的固定作业工人,其呼吸性硅尘累积接触量(CRE)与硅肺累积患病率之间的关系,一般来说服从于 Weibull 分布,其函数式为[55]

$$CR(x) = 1 - \exp\left[-(\alpha x)^\beta\right] \tag{3.13}$$

式中，$CR(x)$ 代表累积患病率；x 代表累积接触量。这两个参数在评估风险或危害程度时起着至关重要的作用。吴彬等巧妙地运用了福州市胃癌患者的生存数据，通过拟合二参数 Weibull 模型，得出了该市胃癌患者的生存曲线呈现减速死亡模型的特性。这一发现为我们深入理解胃癌患者的生存状况提供了新的视角。[56] 此外，贾红等则对临床随访资料进行了更为深入的探索。他们不仅采用了二参数 Weibull 模型进行拟合，还引入了三参数模型进行比较。结果显示，三参数模型在拟合优度上表现更佳，且其尺度参数在临床上具有显著的实际意义。这一发现不仅丰富了我们对 Weibull 模型的认识，也为临床研究和治疗提供了更为精确的工具和参考。通过不断地研究和探索，我们能够更加深入地理解疾病的发生和发展规律，为患者的治疗和康复提供更加有力的支持。[57]

(4)Probit 模型

Probit 模型作为一种广泛应用于经济学、心理学以及医学等多个领域的统计模型，其核心理念在于假定效用随机项服从联合正态分布。这一假定不仅为模型提供了坚实的数学基础，也使得 Probit 模型在处理离散选择问题时展现出强大的解释力和预测能力。Probit 模型假定随机项向量 $\varepsilon_n = (\varepsilon_{n1}, \varepsilon_{n2}, \varepsilon_{nj})$ 服从 $N(0, \Omega)$ 的联合正态分布。[58] ε_n 的分布密度函数为式(3.14)：

$$\Phi(\varepsilon_n) = \frac{1}{(2\pi)^{\frac{j}{2}} |\Omega|^{\frac{1}{2}}} e^{-\frac{1}{2}\varepsilon_n' \Omega^{-1}\varepsilon_n} \tag{3.14}$$

早在 1927 年，著名的心理学家 Thurstone 就对二项 Probit 模型进行了深入的推导，并将其巧妙地应用于心理学研究中。这一开创性的工作不仅为 Probit 模型的发展奠定了坚实的基础，也为其在后续领域中的广泛应用开辟了道路。此后，众多学者如 Hausman 和 Wise 以及 Daganzo 等，都对离散选择行为进行了深入的探索，并借助 Probit 模型进行了模拟研究。这些研究不仅进一步验证了 Probit 模型的有效性和适用性，也为我们理解离散选择行为提供了更为丰富的视角和工具。[59,60]

Probit 模型的一个显著优势在于它能够度量刺激强度与效应比例之间的关系。这一特性使得 Probit 模型在多个领域中得到了广泛的应用。例如，在农业领域，我们可以用 Probit 模型来分析杀虫剂的浓度和害虫死亡比例之间的关系[61]；在医学领域，我们可以用它来研究治疗剂量与治愈率之间的关系以及半数致死剂量的估算等问题。这些应用不仅为我们提供了更为精确的预测和决策支持，也为我们深入理解相关现象提供了有力的工具[62,63]。

二、带协变量的剂量-效应模型

在医学资料分析中，处理效应的评价是一个至关重要的环节。然而，这一过程往往受到多种非处理因素的影响，这些因素被统称为协变量。协变量在医学研究中扮演着举足轻重的角色，它们能够影响处理效应的表现，如果不加以合理考虑，就可能导致结论的偏倚甚至错误。因此，在资料分析中，我们必须审慎地对待协变量的影响，以确保对处理效应的正确评价。为了准确评估处理效应，需要采用适当的方法对协变量进行调整。

带协变量的回归模型法通过引入协变量，构建多元模型，从而更全面地描述和预测处理效应。与一元模型相比,多元模型在参数的估计和解释上都有所不同。它不仅能够更准确地反映处理效应与协变量之间的关系,还能为我们提供更丰富的信息。以最常用的 Logistic 曲线为例,带有协变量的 Logistic 模型的基本形式如式(3.15)所示。[64]

$$\hat{y} = \frac{b_1}{1 + \exp(b_2 + b_3 x_1 + b_4 x_2 + b_5 x_1 x_2)} \tag{3.15}$$

式中,x_1 为研究的主效应;x_2 为协变量;b_5 为交互作用参数($b_5 \neq 0$ 时,表示 x_1、x_2 有交互作用)。Logistic 模型在医学研究中应用广泛,特别是在处理二分类结局时表现出色。当我们在 Logistic 模型中纳入协变量时,就得到了一个扩展的多元 Logistic 模型。这个模型不仅能够描述处理效应与结局之间的关系,还能揭示协变量对结局的潜在影响。在带有协变量的 Logistic 模型中,我们通常会设定一个线性预测函数,该函数包含了处理变量和协变量的线性组合。通过这个函数,我们可以计算出每个个体在某个特定处理下发生结局的概率。这个概率值不仅取决于处理效应,还受到协变量的影响。因此,在解释模型结果时,我们需要综合考虑处理效应和协变量的作用。值得注意的是,纳入协变量后的 Logistic 模型在参数估计上会有所变化。由于协变量的存在,处理效应的估计值可能会受到调整,以反映协变量对结局的额外影响。同时,模型中的其他参数(如协变量的系数)也会得到相应的估计。这些参数共同构成了多元 Logistic 模型的完整框架,为我们提供了丰富的信息来理解和预测医学现象。

带协变量的剂量-效应模型在诊断试验的受试者工作特征(receiver operating characteristic curve,ROC)分析及毒物联合作用分析中展现出了广泛的应用价值。[65] 这一模型不仅能够处理复杂的医学数据,还能在存在干扰因素或协变量的情况下,提供更为准确和全面的分析结果。在诊断试验的 ROC 分析中,李康等学者深入探讨了具有协变量或干扰因素的诊断试验数据的评价问题。他们基于 ROC 分析,构建了多变量 ROC 模型,并采用了有序 Logistic 连接函数来增强模型的解释力和预测能力。通过利用 SAS 软件进行参数估计,他们成功地得到了带有协变量情况下的 ROC 曲线方程及曲线下面积。这一方法不仅有效地解决了诊断试验中干扰因素带来的问题,还为临床决策提供了更为可靠的数据支持。同样地,在毒物联合作用分析中,带协变量的剂量-效应模型也发挥了重要作用。黄炳荣等学者在两种毒物(硝酸铅与乙醇)联合作用的急性毒性试验的基础上,提出了用带有协变量的 Logistic 模型来研究毒物联合作用。[66] 他们通过这一模型,对联合作用方式(相加、协同和拮抗)进行了全面而深入的评价,并成功确定了毒物的剂量-效应关系以及半数致死剂量(LD_{50})集合及其相应的 95% 置信区间。这一研究不仅为我们理解毒物联合作用的机制提供了有力支持,还为毒理学研究和毒物风险管理提供了重要的数据参考。值得一提的是,早在 1987 年,Curtis 就已经对毒物联合作用的模型进行了系统的探讨与分析。[67] 他提出了多种非线性模型的一般形式,为后来的研究奠定了坚实的理论基础。随着科学技术的不断进步和医学研究的深入发展,带协变量的剂量-效应模型在毒物联合作用分析中的应用也越来越广泛和深入。

三、有阈值的剂量-效应模型

在健康危害因子的认定过程中,一个核心的分类依据是该因子是否可能引发肿瘤,据此将其划分为致癌性和非致癌性两大类。致癌性因子涵盖了诸如各种致癌化学物和电离辐射等不具有明确阈值的物质,它们的毒性作用往往呈现为连续的、剂量依赖性的增加,直至达到引发肿瘤的临界点。相对地,非致癌性因子则是一个更为广泛的范畴,它们通常具有明确的阈值,即存在一个特定的剂量水平,低于此水平时,其毒性作用不会显现或可忽略不计。

对于非致癌性化学物的危险度评估,阈值模型被广泛采用。这一模型基于一个基本假设:存在一个明确的阈值浓度,低于此浓度,化学物不会对人体产生有害作用。尽管在学术界对于阈值是否真实存在仍存在一定的争议,但在过去的三四十年里,将毒性作用明确区分为有阈值和无阈值两类,已经构成了危险性评估的基石。在阈值模型中,阈效应的确定并非直接依赖于剂量-效应关系在低剂量下的外推,而是通过引入安全系数或不确定系数(这些系数考虑了种属间差异、个体间差异以及实验数据的不确定性)来推导出一个代表阈值的剂量,即该剂量在人类终生暴露的条件下,所导致的健康危险度的增加处于可被接受的范围内。

在美国国家环境保护局的评价体系中,对于非致癌性系统毒物的危险度评估,参考剂量(reference dose,RfD)和参考浓度(reference concentration,RfC)是两个重要的参数。它们分别代表了在人类终生暴露的条件下,不会导致健康危险度显著增加的化学物剂量或浓度。实际上,RfD 和 RfC 都是安全水平的点值估计,低于这些值被认为是安全的。这些参数的确定依赖于动物试验数据,特别是通过确定"未观察到有害效应的剂量水平(NOAEL)"来近似表示阈值。NOAEL 是指在动物试验中,受试组和对照组在生物学或统计学上未观察到显著性差异时的暴露剂量。然而,随着研究的深入,人们逐渐发现 NOAEL 法在应用上存在诸多局限性。[68] 例如,NOAEL 值受到样本量大小的影响,不同的剂量间隔选择可能导致 NOAEL 值的波动,且该方法在确定关键效应时未充分考虑剂量-效应关系的斜率。

为了克服 NOAEL 法的这些不足,基线剂量(benchmark dose,BMD)法应运而生。这一方法由 Crump 和 Dourson 首次提出,旨在通过更全面地利用剂量-效应关系的数据来提高评估的准确性。基线剂量法通过确定产生特定比例(如 5%)阳性效应率的剂量的 95% 可信区间下限值(benchmark dose limit,BMDL)来推导参考剂量。与 NOAEL 法相比,BMD 法利用了实验中的全部剂量-效应关系数据,而不仅仅是一个点值,因此所得结果的可靠性和准确性更高。此外,BMD 法还采用了 95% 可信区间的下限值,这意味着当实验数据质量较差(如动物数量过少、观察指标变异较大等)时,可信区间会相应增宽,导出的 BMD 值会更为保守。值得注意的是,即使在未直接观察到 NOAEL 的数据组中,也可以通过计算推出 BMD 值。近年来,BMD 法甚至开始被应用于致癌物的危险评定中。[69]

在基线剂量法中,极大似然法(maximum likelihood estimation,MLE)常被用来确定与特定基准效应水平相对应的剂量点估计值,这个值通常被称为最大可能估计值。美国国家环境保护局在最新的致癌物危险评定指南草案中明确建议,对于非遗传毒性致癌物的危险评定,应采用基线剂量法。随着 BMD 法的不断应用和完善,它将成为 NOAEL 法的重要补充,并在环境健康危险评定中发挥更大的作用。BMD 计算实例如图 3-13 所示。

然而,阈值法并非尽善尽美。其主要优点在于简单实用,易于适应各种数据类型,且阈值的代表值(如每日容许摄入量 ADI、每日耐受摄入量 TDI 和 RfD)为制定安全标准提供了

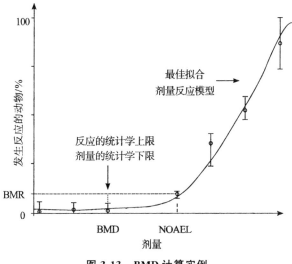

图 3-13　BMD 计算实例

基础。但它们的计算过程往往依赖于不确定系数或安全系数,这在一定程度上限制了其准确性。使用 NOAEL 法的主要问题在于,它可能低于或高于真实的阈值,这取决于研究设计的特征(如分组情况、测量有害效应的灵敏度以及剂量间隔)。同样地,使用 BMD 也面临一些挑战。当剂量组数过少或每个剂量组中的动物数量太少时,无论是确定 BMD 还是 NOAEL 都存在困难。此外,由于 BMD 方法要求数据呈现出明显的剂量-效应关系,因此其使用也受到一定限制。

四、基于生物学机制的剂量-效应模型

传统的阈值模型及非阈值模型在剂量-效应关系评估中,并不需要全面掌握待评价化学物的所有相关资料,例如其毒性作用的具体发生机制和体内代谢动力学过程。这些模型主要依赖于发病率数据和人群的暴露估计来进行评估,从而在一定程度上简化了评价的基本依据。这种实用性使得即使在尚未明确化学物的生物学机制的情况下,也能开展危险性评价,为立法和危险性管理提供了初步的、及时的参考。然而,这种简化也带来了潜在的问题。由于缺乏对化学物基本生物学作用机制的了解,评价结果往往具有较大的不确定性。这意味着在计算得到的危险性上界和真实的危险度之间,难以建立起确实可信的联系。这种不确定性可能会影响到政策制定的准确性和有效性,甚至可能对公众健康产生误导。为了克服这一局限性,自 20 世纪 90 年代以来,学术界开始发展以生物学机制为基础的危险性评估模型(MBRS)。这些模型的基本设想是,不再对致癌物和非致癌物进行严格的区分,而是根据受试化学物的体内动力学过程和生物学效应机制,来全面评估其对靶组织的急性、慢性和致突变等毒性作用,以及这些毒性作用对细胞分裂和再生增殖的影响后果。MBRS 的提出标志着危险性评估领域的一次重要革新。它强调了暴露剂量与细胞效应之间的生物学联系,认为暴露后的健康危险是多种生物学机制共同作用的结果。这些机制包括联系外剂量与内剂量间的机制(机制 1)、联系靶组织剂量与短期效应间的机制(机制 2),以及联系短期效应与长期效应间的机制(机制 3)。3 种机制联系函数的应用如图 3-14 所示。

机制1 暴露剂量 ——————→ 靶组织剂量 机制2 ——————→ 短期效应 机制3 ——————→ 长期效应

（细胞死亡、突变、增殖等）（肿瘤、肺气肿、肝硬化等）

图 3-14　3 种机制联系函数的应用

具体来说，机制 1 关注的是如何将环境介质中的化学物浓度与靶组织中的化学物浓度相联系。这涉及化学物的吸收、分布、代谢和排泄等体内动力学过程。通过深入了解这些过程，我们可以更准确地估计靶组织中的化学物剂量，从而为后续的毒性评估提供基础。机制 2 则关注的是母体化学物的靶组织剂量与短期组织效应之间的联系。这涉及化学物与靶组织细胞之间的相互作用，以及这些相互作用如何导致细胞功能或结构的改变。通过研究这些短期效应，可以进一步了解化学物的毒性作用机制，并为其长期效应的预测提供依据。机制 3 则探讨的是短期组织效应与长期慢性效应之间的关系。这涉及细胞损伤、修复、再生和增殖等生物学过程，以及这些过程如何影响组织的长期健康。通过揭示这些长期效应的发生机制，我们可以更准确地评估化学物对健康的潜在威胁。

MBRS 的两种主要模型：以生物学为基础的剂量-效应模型（BBDR）和以生理学为基础的药代动力学模型（PBPK）。这两种模型分别从不同的角度为 MBRS 提供了基础。BBDR 模型侧重于揭示暴露剂量与不良健康效应之间的生物学联系，而 PBPK 模型则更侧重于描述化学物在体内的动力学过程及与靶组织剂量的关系。美国国家环境保护局的《改进健康危险评价研究规划》（RIHRA）就拟采用 PBPK 模型来描述健康危险评价中"接触剂量"与"靶组织剂量"之间的关系，同时用 BBDR 模型去阐明"靶组织剂量"与"不良健康效应"之间的联系。这种综合性的评估方法不仅提高了评价的准确性和可靠性，还为政策制定提供了更为科学的依据。

目前，基于机制建立的连续性剂量-效应模型的一个典型代表是 Michaelis-Menten 反应速率方程，它是根据酶催化反应机理建立的，又称 Michaelis-Menten 质量作用定律（law of mass action）。[70] 其反应方程如下：

$$r = \frac{k_2 C_{E,0} C_S}{C_S + K_m} \tag{3.16}$$

式中，C_S 为酶作用物反应浓度；k_2 为二级反应速率常数；$C_{E,0}$ 为零级反应起始浓度；K_m 为米氏常数。方程的另一形式为式（3.17），这就是 Lineweaver-Burk 方程[71]：

$$\frac{1}{r} = \frac{1}{r_{max}} + \frac{K_m}{r_{max}} \times \frac{1}{C_S} \tag{3.17}$$

该机制模型的主要优点是从生物学效应本身考虑问题，将剂量-效应关系的研究集中在关键性的生物学事件上，故可揭示危险因素及其危害间最本质的相互作用关系，并在此基础上进行合理的外推。由于模型是在现有知识的基础上建立的，因此当新的资料和知识出现时，模型将会不断地被修正和发展，从而使得客观和真实地评价人类面临的健康危险成为可能。生物学机制模型和生物标志物在健康危险性评价中的应用如图 3-15 所示。

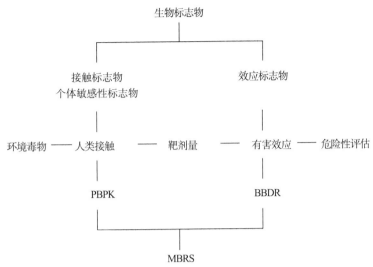

图 3-15　生物学机制模型和生物标志物在健康危险性评价中的应用

第四节　结构-效应关系的统计学模型

定量构效关系(QSAR 与 QSPR)作为一种强大的工具,在预测有毒化学物质的理化性质和生物活性方面发挥着至关重要的作用。它不仅有助于理解化学物质如何在环境中迁移转化,还能指导我们采取有效措施来预防和控制这些物质对生物和人类的潜在危害。

一、概述

在庞大的化学物质库中,究竟有多少种物质具有毒性?它们对生物体和人类究竟构成了多大的威胁?这些问题不仅关乎科学研究的深度,更直接关联到环境保护和人类健康的切身利益。为了解答这些问题,科学家们需要对这些化学物质进行详尽的理化性质和生物活性试验,以揭示它们在环境中的迁移转化规律。然而,这一任务之艰巨,绝非人力、物力和财力所能轻易承担。面对如此庞大的数据量和复杂的试验过程,传统的实验方法显得力不从心。

正是在这样的背景下,定量结构-活性关系(QSAR)方法应运而生,为解决这一难题提供了全新的视角和途径。QSAR 方法的核心在于,它认为化合物的分子结构是其性质的决定性因素。通过深入分析化合物的分子结构,科学家们能够预测其理化性质和生物活性,从而避免了大量烦琐的实验过程。那么,如何从化合物的结构出发,预知其性质呢?这涉及一系列复杂的科学原理和技术手段。首先,科学家们需要利用先进的计算化学工具,对化合物的分子结构进行精确的描述和建模。这些模型能够捕捉到分子中原子和键的排列方式、空间构型以及电子分布等关键信息。接下来,通过运用统计学和机器学习等数学方法,科学家们能够建立起分子结构与性质之间的定量关系模型。这些模型能够接收化合物的分子结构信息作为输入，并输出其理化性质和生物活性的预测值。然而，值得注意的是，尽管 QSAR 方法在理论上具有巨大的潜力，但在实际应用中仍面临诸多挑战。一方面，由于化学物质的多样性和复杂性，建立准确且通用的 QSAR 模型并非易事；另一方面，目前的相关机理模型尚不完善，且需要高性能计算机的支持来进行复杂的计算。因此，对于单一化合物的理化性质和生物活性，还难以直接建立分子结构和性质/活性之间的精确联系。幸运的是，科学家们并未因此气馁。他们通过一种间接的、经验性的方法，成功地实现了一系列化合物分子结构和性质/活性之间的定量化。定量构效关系是 QSPR（定量结构-性质关系）和 QSAR 的统称。当 QSPR 方法用于研究化合物的理化性质时，它能够揭示分子结构与性质之间的内在联系；而当 QSAR 方法用于预测化合物的生物活性时，它则能够评估化合物对生物体的潜在影响。

定量构效关系（QSAR 与 QSPR）方法不仅能够帮助科学家们更好地理解化学物质的性质和行为，还能够为环境保护和人类健康提供有力的支持。例如，在环境污染治理方面，QSPR/QSAR 方法可以用于筛选和识别有毒有害物质，从而指导制定有效的防控策略。在药物研发领域，QSPR/QSAR 方法则能够加速新药的发现和开发过程，提高药物的疗效和安全性。随着科学技术的不断进步，QSPR/QSAR 方法也在不断发展和完善。其中，二维定量构效关系（2D-QSAR）和三维定量构效关系（3D-QSAR）是两种重要的方法。2D-QSAR方法主要基于化合物的二维分子结构进行建模和预测，而 3D-QSAR 方法则进一步考虑了分子的三维空间构型和电子分布等信息。这两种方法各有优劣，适用于不同类型的化学物质和性质预测。当然，QSPR/QSAR 方法并非万能，它在实际应用中仍需要与其他实验方法和技术手段相结合，以验证和补充预测结果的准确性和可靠性。此外，随着化学物质的不断增多和性质的日益复杂，QSPR/QSAR 方法也需要不断更新和完善，以适应新的挑战和需求。

QSPR/QSAR 方法作为预测污染物理化性质和生物活性的重要工具，在环境保护和人类健康领域发挥着不可替代的作用。它不仅能够提高我们对化学物质性质和行为的理解水平，还能够为制定有效的防控策略提供科学依据。未来，随着科学技术的不断进步和QSPR/QSAR 方法的不断完善，人类将能够更好地应对有毒化学物质污染的挑战，保护我们共同的家园。QSPR/QSAR 研究概述示意见图 3-16。

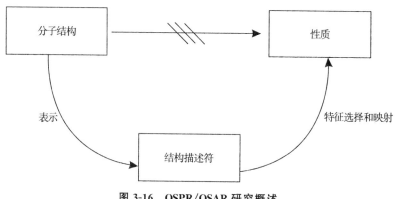

图 3-16　QSPR/QSAR 研究概述

二、定量构效相关研究的历史背景、现状和发展趋势

定量结构-活性关系(QSAR)相关的历史研究源远流长,其根源可追溯至19世纪的化学探索时期,尽管在那时,这一领域的研究还仅仅停留在结构活性相关(structure activity relationship,SAR)的初步阶段。19世纪的科学界尽管尚未形成系统的QSAR理论,但已有一系列开创性的发现为后来的QSAR研究奠定了基石。例如,19世纪末,Richet通过深入研究,揭示了醇、醚类有机化合物的毒性与它们的水溶解度之间存在的反比关系,这一发现不仅为理解有机化合物的毒性机制提供了新的视角,也为后续的QSAR研究提供了重要的启示。同样在这一时期,Meyer等科学家提出了油-水分配系数可以解释小分子有机化合物的麻醉毒性,这一理论进一步丰富了人们对化合物毒性机制的认识。此外,Fuhner的研究也颇具意义,他发现同系物的麻醉毒性随分子体系的增大按几何级数增大,这一发现为后来的QSAR模型构建提供了重要的数据支持。

然而,尽管这些发现为QSAR研究奠定了基础,但真正的QSAR时代并未立即到来。[72]在19世纪50年代之前,SAR研究仍然停留在较为粗放的阶段,科学家们尚未能够建立起精确的定量模型来描述化合物的结构与活性之间的关系。直到20世纪30年代,随着Hammett电性效应参数(σ_x)的提出,SAR研究才取得了突破性的进展。Hammett参数为科学家们提供了一种量化取代基对化合物反应活性的影响的方法,从而极大地推动了SAR研究的发展。在此基础上,20世纪50年代Taft提出的取代基立体参数(E_s)更是为SAR研究注入了新的活力,使科学家们能够更全面地考虑取代基对化合物性质的影响,为QSAR研究的到来奠定了坚实的基础。

进入20世纪60年代,QSAR研究终于迎来了它的黄金时期。Hansch等和Free、Wilson提出的两种定量途径,标志着SAR研究正式进入了QSAR研究时代。这两种途径的提出,不仅为QSAR研究提供了更为精确和系统的方法,也为后续的QSAR模型构建和应用奠定了理论基础。此后,随着大量科学工作者的辛勤耕耘,QSAR研究取得了长足的进展。新方法不断涌现,如模式识别方法、偏最小二乘法(PLS)、人工神经网络(artifical neural network,ANN)和遗传算法(genetic algorithm)等,这些方法的引入极大地丰富了QSAR研究的手段,提高了模型的预测精度和稳定性。[72]

值得一提的是,20世纪80年代中期,3D-QSAR分析方法的出现,更是为QSAR研究带来了新的突破。与传统的2D-QSAR相比,3D-QSAR能够更全面地考虑化合物的空间结构和立体效应,从而提高了模型的预测能力,拓宽了模型的适用范围。这一方法的出现,不仅推动了QSAR研究的深入发展,也为解决一些复杂的化学问题提供了新的思路和方法。[73]

起初,QSAR和QSPR(定量结构-性质关系)主要应用于药物和农药研究领域,作为定量药物设计的重要工具,它们在提高药物疗效和降低毒性方面发挥了重要作用。然而,随着环境问题的日益突出,QSAR在筛选和预测有机污染物的环境效应方面也发挥了越来越重要的作用。20世纪70年代以来,由于大量有机化学品的生态风险评价的需要,QSAR研究在环境科学领域得到了迅猛发展。它不仅为预测、筛选和设计具有某种生物活性的化合物指明了方向,也为探求化合物与环境和生物体之间的相互作用规律提供了有力的

工具。[74]

　　鉴于 QSAR 研究的重要价值，世界上有大量科学工作者从事该领域的研究，每年都有大量的科研论文发表。可以说，QSAR 研究正处于方兴未艾之时。然而，随着研究的深入和应用的拓展，QSAR 研究也面临着越来越多的挑战和机遇。为了应对这些挑战和抓住机遇，QSAR 研究需要不断发展和完善。

　　QSAR 研究将呈现出以下发展趋势：一是综合性。随着数理统计方法和计算机技术的不断发展，QSAR 研究将越来越多地借助于这些最新技术来构建和优化模型。因此，QSAR 工作者必须精通化学、毒理学、统计学以及计算机科学等多个领域的知识，才能胜任这一跨学科的研究工作。二是理论性。QSAR 研究将更加注重定量模型的理论性，希望能够从本质上揭示化合物与环境和生物相互作用的机制。因此，建立物理意义明晰的描述符将具有非常重要的作用，这将有助于科学家们更深入地理解化合物的性质和行为。三是智能化。结构描述符的多样性以及化合物在环境中作用机制的复杂性，需要借助人工智能来分析、选择、采集结构描述符，构建合理、稳健、意义明确的模型。同时，智能化技术还可以实现自动预测和提出对化合物的生态风险管理意见等功能，从而提高 QSAR 研究的效率和准确性。四是实用性。为了满足实际应用的需要，QSAR 研究将致力于建立既可评价化合物的剂量暴露又可评价其效应的一体化模型。这样的模型将能够简便、快捷地筛选和管理新的优先污染物，为环境保护和风险管理提供有力支持。[75] QSAR 研究作为处理环境问题的一种得力手段，在未来将呈现出更加广阔的发展前景。随着科学技术的不断进步和人们环保意识的不断增强，QSAR 研究将在环境保护、药物研发、农药设计等领域发挥越来越重要的作用。同时，QSAR 研究也将不断推动化学、生物学、统计学和计算机科学等多个学科的交叉融合和发展壮大。[76-79]

三、二维定量构效相关模型

　　20 世纪 60 年代，化合物结构与构效相关关系的研究正式迈入了一个崭新的定量研究时代。历经近 40 年的不懈探索与持续发展，这一领域不仅涌现出了众多合理且具备广泛适用性的定量构效相关模型，而且其研究方法也逐渐从经验化的传统模式向理论化的现代模式过渡。这些定量构效相关模型所涉及的研究内容广泛而深入，涵盖了化合物的理化性质和毒理学性质两大核心领域。理化性质方面，主要包括分配系数（如辛醇-水分配系数、空气-水分配系数、沉积物-水分配系数）、摩尔体积、沸点、蒸汽压、水溶解度以及离解常数等关键参数，这些参数对于理解化合物在环境中的行为及生物效应至关重要。而毒理学性质方面，则涵盖了急性毒性、慢性毒性、生物富集、生物降解以及致畸、致癌、致突变、DNA 烷基化等一系列关乎生态安全和人类健康的重大问题。

　　在构建定量构效相关模型的过程中，科学家们依据不同的机制和参数，将模型分为了 3 类。第一类是超热力学方法，这类方法在研究化合物结构和功效之间的关系时，并不要求明确功效的具体微观机理。尽管化合物分子结构参数与功效间的关系是客观存在的，但热力学理论本身并不能直接推导出这种关系。超热力学关系的典型表达形式是线性自由能相关（linear free energy relationship，LFER）方法，它基于化合物的理化性质与生物活性之间的线性关系，构建了一系列预测模型。在此基础上，Hansch 方法、线性溶剂化能相关方法(linear solvation energy relationships,LSER)、理论线性溶剂化能相关方法(TLSER)以及以 TLSER 为基础进一步发展的静电势模型和静电荷模型等,都成了这一领域的重要工具。这些方法通过引入不同的溶剂化参数和分子结构参数,成功地建立了化合物性质与结构之间的定量关系,为药物设计、环境风险评估等领域提供了有力的支持。

第二类是加和模型,也被称为亚结构分析法、基团贡献法或碎片法。该方法基于一个基本假设:不同的化合物分子(或混合物)中的相同基团(或碎片)对于所研究的性质的贡献是完全相同的。因此,化合物(或混合物)的性质可以看作构成它们的基团(或碎片)的贡献的加和。在应用加和模型时,需要注意到加和性规则只有在化合物分子中的基团(或碎片)基本上不受其他基团的影响时才有效,否则就需要对结果进行校正。在这一框架下,Free-Wilson 法、UNIFAC 基团贡献法以及 Leo 碎片法等分析方法得到了广泛应用。这些方法通过将化合物分解为更小的结构单元,并计算这些单元对整体性质的贡献,从而实现对化合物性质的精确预测。这些方法的优点在于其简单性和直观性,能够快速应用于大量化合物的性质预测和筛选。

第三类是拓扑学方法,它从化合物分子结构的直观概念出发,采用图论的方法将化合物的分子结构数值化。拓扑学指数能够反映分子中化学键的性质、原子间的接合顺序、分子的形状和分枝情况、杂原子的存在情况以及分子中原子的电子结构和分子结构信息。这些信息对于理解化合物的性质和作用机制至关重要。在定量构效关系研究中,拓扑学方法得到了广泛应用,其中最常用的是分子连接性指数(MCI)方法。MCI 方法通过计算分子中原子和键的连接性来评估分子的复杂性和稳定性,进而预测其生物活性和理化性质。这种方法不仅具有高度的准确性和可靠性,而且能够揭示化合物结构与性质之间的内在联系,为新药研发和环境保护等领域提供了有力的理论支持。

1. Hansch 方法

Hansch 等人深入探讨了取代基对化合物分子性质的影响,主要归纳为电性、立体性和疏水性这三个关键方面。他们据此提出了一个富有洞察力的假设:化合物要发挥其生物活性,必须先穿越生物膜到达作用靶点。这一传输过程与化合物的油-水分配系数紧密相关,意味着化合物的亲脂性或亲水性对其能否顺利穿越生物膜至关重要。同时,化合物与作用靶点的相互作用模式也直接影响着其生物活性。这种相互作用不仅取决于化合物的分子结构,还深受其电性效应和立体效应的影响。在理想情况下,即不考虑化合物在生物体内的复杂代谢过程,我们可以认为取代基所导致的化合物生物活性的变化,完全源于其电性、立体性和疏水性这些性质的单独或组合变化。Hansch 等人假设取代基对生物活性的电性效应、立体效应以及疏水效应是彼此独立的,且这些效应在影响生物活性时是可以相加的。这一假设为理解化合物结构与生物活性之间的关系提供了新的视角。基于 Hammett 和 Taft 等人在 LFER(线性自由能关系)研究上的成果,Hansch 方程如式(3.18)所示。[80]

$$\lg\left(\frac{1}{C}\right) = a\lg K_{ow} + b\sigma + cE_s + d \tag{3.18}$$

Hansch 模型自提出以来,其应用范围相当广泛。但在实际应用中,Hansch 方程并不总是同时包含电性、立体性和疏水性这 3 种参数。有时,针对特定化合物系列的研究可能仅显示其中一种或两种参数具有显著影响。例如,在对苯胺衍生物对虹鳟鱼的慢性毒性研究中,仅 lg K_{ow}(油-水分配系数对数值)和 σ(电性参数)两个参数的作用显著。同样,Schultz 等人的研究也发现,在苯酚衍生物和四膜虫等体系中,疏水性参数的贡献尤为突出。但是 Hansch 方法的应用有一个前提条件,即所研究的化合物应具有相同的活性中心和作用机制。因此,它主要适用于同系物的 QSAR 研究。此外,Hansch 方程中的参数通常需要实验测定,这也限制了其在有机污染物生态风险评价中的广泛应用。尽管如此,Hansch 模型及其变体仍为理解化合物结构与生物活性之间的关系提供了重要工具。

2. LSER 和 TLSER 模型

Kamlet 基于 LFER 提出了线性溶剂化能相关方法(LSER)理论,该理论认为有机化合物的性质,包括理化性质和生物活性,深受溶质与溶剂间相互作用的影响。这种相互作用涵盖 3 个能量过程:溶剂中形成容纳溶质的空穴(吸热)、溶质分子进入空穴(放热)以及溶质与溶剂分子间的相互吸引。这些过程共同构成了 LSER 理论的核心模型,如式(3.19)所示。[81]

$$XYZ = XYZ_0 + 空穴项 + 偶极项 + 氢键项 \tag{3.19}$$

在 Kamlet 等人提出的模型中,XYZ 代表化合物的性质,而 XYZ_0 作为常数项存在。该模型还包含了空穴项,用于描述溶剂中形成空穴的能量效应;偶极项反映溶质与溶剂分子间的偶极和诱导偶极相互作用;氢键项表征溶质与溶剂分子间的氢键作用。他们运用分子体积和溶剂化变色参数来量化这些项,从而构建了式(3.20)。[82]

$$XYZ = XYZ_0 + \frac{m V_m}{100} + s \pi + a \alpha_m + b \beta_m \tag{3.20}$$

式中,V_m 代表溶质分子的本征摩尔体积,即范德华体积,将 V_m 除以 100,可以使其数量级与其他项相协调;π、α_m 和 β_m 则代表溶剂化变色参数,它们分别用于量化化合物的偶极-极化能力、氢键酸性和氢键碱性。具体而言,π 反映了化合物分子内部的偶极和可极化性;α_m 是衡量化合物作为氢键供体(HBD)能力的指标;而 β_m 则代表了化合物作为氢键受体(HBA)的能力。

LSER 模型在解析与溶质-溶剂相互作用密切相关的有机物性质方面表现出色,包括但不限于溶解度、分配系数、色谱保留常数以及生物活性(尤其是麻醉毒性)等。该模型的适用范围广泛,预测精度高,且方程的物理意义明确直观。然而,溶剂化变色参数的获取通常依赖于紫外-可见光谱、红外光谱、核磁共振谱以及色谱等实验手段,这在一定程度上限制了模型的应用便捷性。尽管 Hickey 等人提出了快速估测这 4 种参数的方法,但该方法主要适用于简单化合物,对于复杂有机污染物的生态风险评价而言,仍显不足。鉴于 LSER 模型的经验性质,Ford 和 Livingstone 等人提出采用理论计算方法获取的参数来替代实验参数。随后,Wilson 和 Famini 等人进一步推动了这一思路,他们应用量化参数构建了理论线性溶剂化能相关方法(TLSER)模型,如式(3.21)所示。[83]

$$\lg XYZ = a V_{mc} + b \pi + c \varepsilon_\beta + b q^- + e \varepsilon_\alpha + f q_{H+} + g \tag{3.21}$$

TLSER 模型作为 LSER 模型的改进,实现了从经验化向理论化的跨越。在 TLSER 模型中,XYZ 依旧代表化合物的性质,而 V_{mc}(即分子摩尔体积的百分之一,$V_{mc} = V_m/100$)则用于量化溶质分子在溶剂化过程中所需空穴的大小。π 作为极化率项($\pi = \alpha/V_m$,α 代表化合物的极化率),能够反映溶质分子的电子转移能力。在描述氢键碱性时,TLSER 模型引入了共价碱性(ε_β)和静电碱性(q^-)两个参数。其中,ε_β通过计算溶质分子的最高占据分子轨道能(E_{HOMO})与水分子最低未占据分子轨道能$[E_{LUMO}(H_2O)]$的差值并乘以 0.01 得到,而 q^- 则代表分子中原子最负的静电荷。同样地,氢键酸性也由共价酸性(ε_a)与静电酸性(q_{H+})构成。ε_a的计算基于溶质分子的最低未占据分子轨道能(E_{LUMO})与水分子最高占据分子轨道能$[E_{HOMO}(H_2O)]$的差值乘以 0.01,而 q_{H+} 则代表分子中最正的氢原子静电荷。TLSER 模型凭借其参数直接源自量化理论计算的优势,极大地拓宽了应用范围,并赋予了模型更加明确的物理意义。该模型已成功应用于分析活性炭吸附系数、HPLC 保留因子、辛醇-水分配系数、水解速率常数和酸解离常数等多种物化性质。通过采用半经验量化方法计算的量化参数,TLSER 模型还成功拟合了烷烃、醇和苯衍生物类有机污染物对发光菌、鱼、蝌蚪和蛙的非反应性毒性。Bodor 等人进一步发展了原子电荷模型,该模型结合了量化理论计算的分子形状参数(如分子表面积 S、分子量 M_w、分子的椭圆度 O 等)和电子结构参数(如偶极矩、原子静电荷等),成功分析了有机化合物的分配系数。这一模型不仅适用于小的刚性分子,还能用于分析大的柔性分子化合物,且化合物的应用范围极为广泛。[84-87]通过对包含烃类、卤代烃、多取代苯、PAHs、醇、醚、醛、酮、酯、胺类、腈类、硝基类和有机硫类的 302 种有机化合物的辛醇-水分配系数进行拟合,原子电荷模型所得方程的稳健性较高,并能够清晰地揭示辛醇/水分配的作用机制。这一进展无疑为有机污染物的生态风险评价提供了更为精确和可靠的理论支持。

3. Free-Wilson 法

Free-Wilson 法是一种可靠的定量构效关系模型,它基于精心选择的参考分子,通过引入指示变量 I 来捕捉不同分子间的基本特征差异。这些指示变量 I 扮演着关键角色,它们以二进制形式来表示取代基的存在与否,或者结构是否处于某一特定状态。当我们将这些指示变量与化合物的性质进行回归分析时,可以构建出一个回归方程。在这个方程中,每一个指示变量的系数都直观地反映了相应基团对化合物性质的贡献大小。[84-87]

Fujita 和 Ban 的研究工作就是一个生动的例子,他们针对一系列 α-溴代苯乙胺衍生物,利用 Free-Wilson 方法建立了预测能力极强的方程(相关系数 r 高达 0.969,标准偏差 s 为 0.194),成功预测了这些衍生物的抗肾上腺活性。同样,Hall 和 Maynard 也应用 Free-Wilson 方法分析了 105 种取代苯类化合物对呆鲦鱼的急性毒性,得出了苯环上不同取代基对毒性贡献的大小顺序。Free-Wilson 方法的优势在于其易用性和直观性。通过简单的回归分析,我们就可以初步判断化合物中哪些基团对性质具有重要影响。然而,该方法也存在一定的局限性。它要求结构变量中至少包含两个不同位置的取代基,并且每种取代基在变量数据中只能出现一次。这一限制条件可能会在某些复杂体系中限制 Free-Wilson 方法的应用范围。[88,89]尽管如此,Free-Wilson 方法仍然是一种非常有用的工具,它为我们提供了一种快速、直观的方法来探索和理解化合物结构与性质之间的关系。

4. 电性拓扑态指数法

在定量构效关系(QSAR 与 QSPR)研究领域,拓扑学方法以其广泛的适用性和重要性而备受瞩目。这种方法的核心在于通过拓扑指数来捕捉和反映化合物分子结构的相关信息。尽管存在多种多样的拓扑指数,但其中大多数主要聚焦于碎片级或分子层面的信息,这可能无法精准地揭示分子中起决定性作用的原子或片段。某些特定的原子或分子片段可能才是决定化合物活性的关键因素。因此，传统的分子整体指数在这种情况下可能显得力不从心，因为它们往往无法精确地定位到这些特征原子，也无法深入揭示其作用机制。为了克服这一局限，建立一种能够直接应用于原子级别的指数显得尤为重要。电性拓扑态指数 S 正是在这一背景下应运而生的一种创新工具。[90] 作为一种原子级拓扑指数，它能够巧妙地融合分子中每个原子的电性特征和拓扑特征，从而用一个简洁的指数来全面表达这些信息。这一特性使得电性拓扑态指数在 QSAR 研究中具有独特的优势。

电性拓扑态指数已经在多个领域展现出了其强大的应用潜力。例如，Hall 和 Kier 利用多元线性回归(multivariate linear regression，MLR)方法，仅凭 4 个原子电化拓扑指数就成功拟合了 245 种烷烃和脂肪醇的沸点，所得方程不仅具有较高的预测能力，还表现出了良好的稳健性。同样，Huuskonen 等人在分析 675 种有机化合物的水溶解度时，也取得了令人瞩目的成果，所得方程的相关系数平方高达 0.94，标准偏差仅为 0.58。此外，电性拓扑态指数还被广泛应用于分析邻苯二甲酸酯化合物的辛醇-水分配系数(K_{ow})和土壤吸附系数(K_{oc})。在这些研究中，仅通过酯基电性拓扑态指数和烷基电性拓扑态指数两个参数，就能构建出相关系数分别达到 0.960 和 0.822 的方程。[91] 这些结果不仅进一步验证了电性拓扑态指数的有效性，还为其在更多领域的应用提供了有力支持。Saha 等人还利用电性拓扑态指数对雌激素和类雌激素与受体的键合能力进行了深入分析。他们发现，苯基上的碳原子电性作用对活性具有重要影响。这一发现不仅为理解这些化合物的生物活性提供了新的视角，也为药物设计和优化提供了有益的参考。

四、3D-QSAR 和 HQSAR 方法

1. 3D-QSAR 方法

三维定量构效关系(3D-QSAR)是一种先进的 QSAR 研究方法，它引入了生物活性分子的三维结构信息作为描述符。与传统的二维定量构效关系(2D-QSAR)相比，3D-QSAR 能够更精确地描绘生物活性分子与受体相互作用的图像，从而更深入地揭示化合物与受体相互作用的机理。在 3D-QSAR 的研究范畴中，分子形状分析法(molecular shape analysis，MSA)、距离几何学方法(distance geometry，DG)和比较分子力场分析法(comparative molecular field analysis，CoMFA)是 3 种典型的方法。[92] 这些方法都已成功构建了多个模型，为设计高活性药物提供了宝贵的指导。其中，CoMFA 方法在有机污染物的风险评价中得到了广泛应用。

CoMFA 方法的物理基础在于，化合物分子与受体之间的可逆结合主要通过疏水、范德华、静电和氢键等相互作用实现。对于作用于同一受体的一系列化合物分子，它们与受体之间的各种作用力场具有一定的相似性。因此，即使在不了解受体三维结构的情况下，也可以通过研究这些化合物周围的各种力场分布，并将它们与化合物分子的活性定量联系起来，从而推测受体的性质，设计新化合物，并定量预测化合物的活性。CoMFA 方法由四部分组成：首先，确定研究体系中各化合物的活性构象，并根据合理的重叠规则将它们重叠在一个空间网格上；其次，计算分子周围各种作用力场的空间分布，选择合适的探针原子或基

团,计算探针位于每个空间网格点上与各个化合物分子的相互作用能,这些相互作用能和化合物的活性共同构成 CoMFA 的 QSAR 表;再次,应用偏最小二乘法(PLS)确定 QSAR 关系式;最后,制作 QSAR 系数图,使化合物分子的力场分布强弱对活性的影响更加清晰。CoMFA 方法能够反映分子整体性质以及它们与受体作用本质的各种作用力场的空间分布与活性之间的关联,具有明确的理化意义。该方法已成功应用于有机污染物的理化性质(如辛醇-水分配系数、HPLC 保留因子、解离常数、取代反应速率常数等)和生物活性的研究中,为揭示有机污染物的环境行为和生态风险提供了有力的工具。[93]

2. HQSAR 方法

HQSAR(Hologram QSAR,全息图定量构效关系)是一种创新的碎片定量构效关系研究方法。该方法通过构建分子全息图(即指纹碎片)并利用偏最小二乘法统计技术,来模拟和预测化合物的理化性质及生物活性。[94]与传统的三维定量构效关系(3D-QSAR)方法不同,HQSAR 仅依赖于化合物的二维结构信息,无须考虑分子的空间结构排列,也无须进行烦琐的大量描述符计算。这一特点使得 HQSAR 在工作效率上显著优于其他方法,能够大幅节省研究时间和资源。尽管 HQSAR 在方法上相对简化,但其预测能力却毫不逊色于复杂的 3D-QSAR 方法。HQSAR 模型不仅适用于小型数据集的分析,同样能够处理大型数据集,展现出广泛的适用性。此外,该方法在物化性质和生物活性的分析上均表现出色,为药物研发、环境科学等领域的研究提供了有力的工具。[95,96]

五、QSAR 建模中常用的机器学习算法

随着机器学习(ML)和人工智能技术的飞速进步,QSAR 建模领域强势融入了 ML 算法。这些算法通过构建多任务模型,能够高效处理大规模、高维度的数据集,建立非线性的结构-活性关系,从而精准预测环境污染物的毒性。相比之下,传统化学品 QSAR 建模常采用简单的多元线性回归方法。对于某些化合物的生态毒理,其结构特征与其活性之间的关系并不总是呈现简单的线性关系。为了深入推进各化学品的 QSAR 研究,引入机器学习算法有助于捕捉这些复杂的非线性关系。QSAR 模型构建中常用的机器学习算法涵盖了决策树(decision tree,DT)、随机森林(random forest,RF)、支持向量机(support vector machine,SVM)、人工神经网络(Artifical Neural Network,ANN)、K-近邻(K-nearest neighbor,KNN)以及 Adaboost 等。每种算法各具特色与适用场景,其性能受数据类型和问题特性影响。因此,在选择算法时,需细致分析具体问题与数据特征,并进行参数调优,以确保模型的最佳表现。

1. 决策树

决策树(DT)是一种经典算法,广泛应用于分类和回归任务中。其核心步骤在于通过递归的方式对数据集进行划分,从而构建出一个直观的树形结构。这一过程始于根节点,它代表着对数据集的初始分析。在此节点处,算法会选取一个实例的特定特征进行检验。根据检验结果,算法会将实例引导至相应的子节点,每个子节点都代表着该特征的一个具体取值。这一流程会不断地递归进行,每次都会根据新的特征检验结果来分配实例。[97]当算

法无法再进一步划分数据集时,实例会被分配到叶节点中,这些叶节点代表着最终的分类或回归结果。通过这种方式,决策树能够清晰地展现出数据集的分类逻辑和回归趋势,为决策过程提供有力的支持。

2.随机森林

随机森林(RF)是一种集成学习算法,它以决策树为基学习器,通过构建多个 DT 并结合其预测结果来提升性能。RF 采用 bagging 策略,每次随机且有放回地选择数据集和特征,对分类问题取多数结果,对回归问题取平均值作为最终预测。[98]

3.支持向量机

支持向量机(SVM)是一种功能强大的广义线性分类器,其核心在于寻找特征空间上间隔最大的线性分类器。其学习策略旨在通过最大化间隔来找到一个最优的超平面,从而实现对数据的分类和回归预测。在样本空间中,这个超平面可以通过一个线性方程来描述 [式(3.22)]。[99,100]

$$\boldsymbol{\omega}^{\mathrm{T}}x + b = 0 \tag{3.22}$$

具体来说,如果两类数据是可分离的,那么我们可以沿着法向量 $\boldsymbol{\omega}$ 的方向移动一个超平面 H,直到它触及训练样本点。这样,我们就得到了两个支撑超平面,它们分别界定了两类数据。值得注意的是,法向量 $\boldsymbol{\omega}$ 并不是唯一的,而两个支撑超平面之间的距离被称为间隔,这个间隔是 $\boldsymbol{\omega}$ 的函数。

SVM 的目标就是找到那个使得间隔最大化的超平面,也就是最佳的分离两类数据的超平面。此外,支持向量机回归(support vector regression,SVR)是基于 SVM 的一种回归算法,它在目标函数和损失函数的定义上与 SVM 有所不同,但同样具有强大的非线性方程求解能力,尤其适用于小样本情况下的学习问题。SVM 和 SVR 为解决复杂非线性问题提供了一种更为清晰和强大的方法。

4.人工神经网络

人工神经网络(ANN)是一种模拟人脑结构与功能的数学模型,基于生物学神经网络的原理构建。它由众多神经元组成,每个神经元内嵌激活函数,作为网络节点。节点间通过带权重的连接传递信号,神经网络通过调整这些权重来模拟记忆。ANN 的输出由网络结构、连接方式、权重及激活函数共同决定。[101-103]

5. K-近邻算法

K-近邻(KNN)算法是一种直观且高效的机器学习算法。其基本原理是:在特征空间中,如果一个新样本的 K 个最邻近(即最相似)样本中的大多数属于某个类别,那么该新样本也被判定为属于这个类别。这一过程通常通过计算样本间的距离来实现。KNN 算法具有分类和回归两种应用方式,其分类效果主要依赖于不同特征值间的距离测量。在处理小规模数据集时,KNN 算法通常能够表现出色,因为它能够准确地捕捉到样本间的相似性。[104]

KNN 算法也存在一些局限性。首先,当处理大规模数据集或数据极不平衡时,KNN

算法的效果可能会受到影响,因为计算距离和寻找 K 个最邻近样本的过程可能会变得非常耗时和复杂。其次,KNN 算法对数据尺度非常敏感,如果不同特征之间存在较大的尺度差异,可能会导致错误的分类结果。因此,在运行 KNN 算法之前,通常需要对数据进行预处理,以确保各特征具有相似的尺度。此外,K 值的选择也是 KNN 算法中的一个关键问题。不同的 K 值可能会导致完全不同的分类结果,因此需要通过实验来确定最佳的 K 值。[105]选择合适的 K 值可以提高算法的准确性和稳定性,从而更好地适应不同的应用场景。

6. Adaboost

Adaboost 全称为自适应增强(adaptive boosting),是一种通过动态调整样本权重来优化分类器性能的集成学习方法。在 Adaboost 的迭代过程中,每个弱分类器都会针对当前样本权重分布进行训练,对于误分类的样本,其权重会增加,而对于正确分类的样本,其权重则会减少。这样,后续的弱分类器会更加关注那些之前被错误分类的样本,从而实现自适应性的提升。随着迭代过程的进行,Adaboost 会不断将新的弱分类器加入最终的强分类器中,直到达到预定的错误率或达到最大迭代次数。[106] 这种逐步累积的方式使得 Adaboost 能够显著提高分类的准确性,同时由于其基于多个弱分类器的组合,因此不容易发生过拟合现象。

Adaboost 还具有很大的灵活性,可以使用各种基础分类器作为弱分类器,从而进一步扩展其应用场景。然而,Adaboost 也存在一些局限性,例如对噪声和异常值较为敏感,因为错误样本的权重会增加,这可能会导致模型在训练过程中受到干扰。同时,由于需要多次迭代和训练多个弱分类器,Adaboost 的训练时间相对较长。

参考文献

[1]Brodtmann A, Huq A. The dose makes the poison [J]. Neurol Genet, 2021, 7(5): e610.

[2]Hamilton T J, Radke N H, Bajwa J, et al. The dose makes the poison: non-linear behavioural response to CO_2-induced aquatic acidification in zebrafish (*Danio rerio*) [J]. Sci Total Environ, 2021, 778: 146320.

[3]Chou T C, Talalay P. Quantitative analysis of dose-effect relationships: the combined effects of multiple drugs or enzyme inhibitors [J]. Adv Enzyme Regul, 1984, 22: 27-55.

[4]Cai L. Perspective of dose-response: new chapter with new "exposome" and "-omics" [J]. Dose Response, 2024, 22(2): 15593258241248775.

[5]Schulz H, Crump T. NIH-98-134: contemporary medicine as presented by its practitioners themselves, Leipzig, 1923:217-250 [J]. Nonlinearity Biol Toxicol Med, 2003, 1(3):295-318.

[6]Tsatsakis A M, Vassilopoulou L, Kovatsi L, et al. The dose response principle from philosophy to modern toxicology: the impact of ancient philosophy and medicine in modern toxicology science [J]. Toxicol Rep, 2018, 5: 1107-1113.

[7]Southam C, Shapkey F H, Babcock V I, et al. Virus biographies. I. growth of west Nile and Guaroa viruses in tissue culture [J]. J Bacteriol, 1964, 88(1): 187-199.

[8]Edgeley G R, Davison G P, Goodwin D A, et al. Lactose malabsorption in central Australian aboriginal children hospitalized with acute enteritis [J]. J Gastroenterol Hepatol, 1988, 3(1): 63-69.

[9] Preminger B A. The case of Chester M. Southam: research ethics and the limits of professional

responsibility [J]. Pharos Alpha Omega Alpha Honor Med Soc，2002，65(2)：4-9.

[10]Liesefeld H R，Lamy D，Gaspelin N，et al. Terms of debate：consensus definitions to guide the scientific discourse on visual distraction [J]. Atten Percept Psycho，2024，86(5)：1445-1472.

[11]Dodwell G，Liesefeld H R，Conci M，et al. EEG evidence for enhanced attentional performance during moderate-intensity exercise [J]. Psychophysiology，2021，58(12)：e13923.

[12]Altenburg E，Muller H J. The genetic basis of truncate wing：an inconstant and modifiable character in drosophila [J]. Genetics，1920，5(2)：248.

[13]Golden R，Bus J，Calabrese E. An examination of the linear no-threshold hypothesis of cancer risk assessment：introduction to a series of reviews documenting the lack of biological plausibility of LNT [J]. Chem-Biol Interact，2019，301：2-5.

[14]Calabrese E J，Selby P B. Muller mistakes：the linear no-threshold (LNT) dose response and USEPA's cancer risk assessment policies and practices [J]. Chem-Biol Interact，2023，383：110653.

[15]Sacks B，Meyerson G. Linear no-threshold (LNT) vs. hormesis：paradigms，assumptions，and mathematical conventions that bias the conclusions in favor of LNT and against hormesis [J]. Health phys，2019，116(6)：807-816.

[16]Crow J F，Bender W. Edward B. Lewis，1918-2004 [J]. Genetics，2004，168(4)：1773-1783.

[17]Lecomte J F. Understanding existing exposure situations [J]. Ann ICRP，2016，45：54-63.

[18]Danieli C，Cohen S，Liu A H，et al. Flexible modeling of the association between cumulative exposure to low-dose ionizing radiation from cardiac procedures and risk of cancer in adults with congenital heart disease [J]. Am J Epidemiol，2019，188(8)：1552-1562.

[19]Gutting B W，Rukhin A，Marchette D，et al. Dose-response modeling for inhalational anthrax in rabbits following single or multiple exposures [J]. Risk Anal，2016，36(11)：2031-2038.

[20]Mulugeta Y，Barrett J S，Nelson R，et al. Exposure matching for extrapolation of efficacy in pediatric drug development [J]. J Clin Pharmacol，2016，56(11)：1326-1334.

[21]Akkaya H T，Ryan L M，Cook R J，et al. Benchmark dose profiles for bivariate exposures [J]. Risk Anal，2024，44(10)：2415-2428.

[22]Vana N，Schoner W，Noll M，et al. Determination of the absorbed dose and the average LET of space radiation in dependence on shielding conditions [J]. Radiat Prot Dosim，1999，85：291-294.

[23]Songprakhon R，Roysri K，Charoenphun P，et al. Red marrow absorbed dose calculation in thyroid cancer patient using a simplified excel spreadsheet [J]. Mol Imaging Radionuc，2020，29(3)：124-131.

[24]Cui T R，Weiner J，Danish S，et al. Evaluation of biological effective dose in gamma knife staged stereotactic radiosurgery for large brain metastases [J]. Front Oncol，2022，12：892139.

[25]Tsong Y，Dong X Y，Shen M Y，et al. Quality assurance test of delivered dose uniformity of multiple-dose inhaler and dry powder inhaler drug products [J]. J Biopharm Stat，2015，25(2)：328-338.

[26]Lipps D B，Sachdev S，Strauss J B. Quantifying radiation dose delivered to individual shoulder muscles during breast radiotherapy [J]. Radiother Oncol，2017，122(3)：431-436.

[27]Sebaugh J L，Wilson J D，Tucker M W，et al. A study of the shape of dose-response curves for acute lethality at low response：a "megadaphnia study" [J]. Risk Anal，1991，11(4)：633-640.

[28]Allen B C，Kavlock R J，Kimmel C A，et al. Dose-response assessment for developmental toxicity Ⅲ：statistical models [J]. Fundam Appl Toxicol，1994，23(4)：496-509.

[29]Hagstrom D，Hirokawa H，Zhang L M，et al. Planarian cholinesterase：in vitro characterization of an evolutionarily ancient enzyme to study organophosphorus pesticide toxicity and reactivation [J]. Arch Toxicol，2017，91(8)：2837-2847.

［30］Payne R D，Ray P，Thomann M A. Bayesian model averaging of longitudinal dose-response models［J］. J Biopharm Stat，2024，34(3)：349-365.

［31］Qu D，Liao F，Liu J W，et al. The dose response of erythemal area and intensity on the unprotected skin fits well to a logistic 3P model in SPF tests of a Chinese population，which has the potential to improve the precision and consistency of minimal erythema dose determination［J］. Photodermatol Photoimmunol Photomed，2023，39(6)：633-641.

［32］Pennington C W，Siegel J A. The linear no-threshold model of low-dose radiogenic cancer：a failed fiction［J］. Dose Response，2019，17(1)：1559325818824200.

［33］Ma J，Bair E，Motsinger-Reif A. Nonlinear dose-response modeling of high-throughput screening data using an evolutionary algorithm［J］. Dose Response，2020，18(2)：1559325820926734.

［34］Kaminski C Y，Dattoli M，Kaminski J M. Replacing LNT：the integrated LNT-hormesis model［J］. Dose Response，2020，18(2)：1559325820913788.

［35］吴训伟,叶莘莘,金泰廙,等.人群环境镉接触肾功能损害剂量反应关系［J］.上海医科大学学报,1997，1：41-44.

［36］Cane J H，Schifthauer D S. Dose-response relationships between pollination and fruiting refine pollinator comparisons for cranberry (*Vaccinium macrocarpon* Ait.)［J］. Am J Bot，2003，90：1425-1432.

［37］Aoishi Y，Yoshimasu T，Oura S，et al. Quantitative evaluation of hormesis in breast cancer using histoculture drug response assay［J］. Dose Response，2019，17(4)：1559325819896183.

［38］Beasley R，Harper J，Bird G，et al. Dose-response relationship of ICS/fast-onset LABA as reliever therapy in asthma［J］. BMC Pulm Med，2019，19(1)：264.

［39］Xu X S，Yuan M，Nandy P. Analysis of dose-response in flexible dose titration clinical studies［J］. Pharm Stat，2012，11(4)：280-286.

［40］Londong W，Londong V，Cederberg C，et al. Dose-response study of omeprazole on meal-stimulated gastric acid secretion and gastrin release［J］. Gastroenterology，1983，85(6)：1373-1378.

［41］Bacaër N A. A short history of mathematical population dynamics［M］. Springer，2011：35-39.

［42］McNeil D R. Pearl-reed type stochastic models for population growth［J］. Theor Popul Biol，1974，5(3)：358-365.

［43］Baldwin H. The logistics principle［J］. Dimens Health Serv，1990，67(7)：5-8.

［44］Patadia R，Vora C，Mittal K，et al. Quality by design empowered development and optimisation of time-controlled pulsatile release platform formulation employing compression coating technology［J］. AAPS Pharm Sci Tech，2017，18(4)：1213-1227.

［45］贾俊平,何晓群,金勇.统计学［M］.8 版.北京：中国人民大学出版社,2021：344.

［46］Johnsen A R，Binning P J，Aamand J，et al. The gompertz function can coherently describe microbial mineralization of growth-sustaining pesticides［J］. Environ Sci Technol，2013，47(15)：8508-8514.

［47］Mancinelli A C，Menchetti L，Birolo M，et al. Crossbreeding to improve local chicken breeds：predicting growth performance of the crosses using the Gompertz model and estimated heterosis［J］. Poult Sci，2023，102(8)：102783.

［48］Zhao X H，Rockne K J，Drummond J L，et al. Characterization of methyl mercury in dental wastewater and correlation with sulfate-reducing bacterial DNA［J］. Environ Sci Technol，2008，42(8)：2780-2786.

［49］Kardash E V，Ertuzun I A，Khakimova G R，et al. Dose-response effect of antibodies to S100 protein and cannabinoid receptor type 1 in released-active form in the light-dark test in mice［J］. Dose Response，2018，16(2)：1559325818779752.

[50]陈辉,刘筱娴.妇女生育模式概率模型的探讨[J].中国卫生统计,2003,4:208-211.

[51]Karki R, Sharma B R, Tuladhar S, et al. Synergism of TNF-α and IFN-γ triggers inflammatory cell death, tissue damage, and mortality in SARS-CoV-2 infection and cytokine shock syndromes [J]. Cell, 2021, 184(1): 149-168,e17.

[52]Kandhaya-Pillai R, Yang X M, Tchkonia T, et al. TNF-α/IFN-γ synergy amplifies senescence- associated inflammation and SARS-CoV-2 receptor expression via hyper-activated JAK/STAT1 [J]. Aging Cell, 2022, 21(6): e13646.

[53]Cai Q C, Jiang Q W, Zhao G M, et al. Putative caveolin-binding sites in SARS-CoV proteins [J]. Acta Pharmacol Sin, 2003, 24(10): 1051-1059.

[54]阎岩,刘学宗,王先明,等.心肌细胞钙离子荧光强度数据的数值处理方法比较[J].首都医科大学学报, 2002,1:20-23.

[55]Shama M S, Alharthi A S, Almulhim F A, et al. Modified generalized Weibull distribution: theory and applications [J]. Sci Rep, 2023, 13(1): 12828.

[56]吴彬,田俊.福州市胃癌患者生存数据的 Weibull 模型[J].中国卫生统计,2003,4:19-21.

[57]贾红,李爱玲,张菊英.二参数与三参数 weibull 模型拟合临床随访资料的适度比较[J].中国卫生统计, 2005,4:204-206.

[58]Doyle P. The application of probit, logit, and tobit in marketing: a review [J]. J Bus Res, 1977, 5(3): 235-248.

[59]Hausman J, Wise D. A conditional probit model for qualitative choice: discrete decisions recognizing interdependence and heterogeneous preferences [J]. Econometrica, 1978, 46(2): 403-426.

[60]Daganzo C. Multinomial probit: the theory and its application to demand forecasting economic theory, econometrics, and mathematical economics[M]. Academic Press, 1979:84-123.

[61]Liu T S, Wu G. Does agricultural cooperative membership help reduce the overuse of chemical fertilizers and pesticides? Evidence from rural China [J]. Environ Sci Pollut Res Int, 2022, 29(5): 7972-7983.

[62]Nickkar A, Pourfalatoun S, Miller E E, et al. Applying the heteroskedastic ordered probit model on injury severity for improved age and gender estimation [J]. Traffic Inj Prev, 2024, 25(2): 202-209.

[63]Sheng Z, Liu Y K, Li P F, et al. Likelihood ratio test for genetic association study with case-control data under probit model [J]. J Appl Stat, 2021, 49(14): 3717-3731.

[64]Cao Z Q, Wong M Y, Cheng G H. Logistic regression with correlated measurement error and misclassification in covariates [J]. Stat Methods Med Res, 2023, 32(4): 789-805.

[65]Xu Y F, Yan Z Q, Li K K, et al. The association between systemic immune-inflammation index and chronic obstructive pulmonary disease in adults aged 40 years and above in the United States: a cross-sectional study based on the NHANES 2013-2020 [J]. Front Med (Lausanne), 2023, 10: 1270368.

[66]黄炳荣,宋世震,程光文.Logistic 模型在毒物联合作用研究中的应用[J].中国卫生统计,1993,5:10-13.

[67]Catterall W A, Curtis B M. Molecular properties of voltage-sensitive calcium channels [J]. Soc Gen Physiol Ser, 1987, 41: 201-213.

[68]Gentry P R, Covington T R, Clewell H J, et al. Application of a physiologically based pharmacokinetic model for reference dose and reference concentration estimation for acetone [J]. J Toxicol Environ Health A, 2003, 66(23): 2209-2225.

[69]Stern B R, Solioz M, Krewski D, et al. Copper and human health: biochemistry, genetics, and strategies for modeling dose-response relationships [J]. J Toxicol Environ Health B Crit Rev, 2007, 10(3): 157-222.

[70]Baláz S, Wiese M, Seydel J K. A kinetic description of the fate of chemicals in biosystems [J]. Sci Total

Environ, 1991, 109-110: 357-375.

[71] Sasai Y. An adaptation of the Lineweaver-Burk's graphical method to the histochemical system of phosphorylase in cantharidin acantholysis [J]. Tohoku J Exp Med, 1965, 86(4): 397-404.

[72] Li J M, Zhao T, Yang Q. A review of quantitative structure-activity relationship: the development and current status of data sets, molecular descriptors and mathematical models [J]. Chemometr Intell Lab Syst, 2025, 256: 105278.

[73] Kim J Y, Kim K B, Lee B M. Validation of quantitative structure-activity relationship (QSAR) and quantitative structure-property relationship (QSPR) approaches as alternatives to skin sensitization risk assessment [J]. J Toxicol Environ Health A, 2021, 84(23): 945-959.

[74] Toropov A A, Raška I Jr, Toropova A P, et al. The study of the index of ideality of correlation as a new criterion of predictive potential of QSPR/QSAR-models [J]. Sci Total Environ, 2019, 659: 1387-1394.

[75] Enciso M, Meftahi N, Walker M L, et al. An open-source platform for QSAR/QSPR analysis [J]. PLoS One, 2016, 11(11): e0166298.

[76] Villaverde J J, Sevilla-Morán B, Alonso-Prados J L, et al. A study using QSAR/QSPR models focused on the possible occurrence and risk of alloxydim residues from chlorinated drinking water, according to the EU regulation [J]. Sci Total Environ, 2022, 839: 156000.

[77] Duchowicz P R, Castr E A. Partial order theory applied to QSPR-QSAR studies [J]. Comb Chem High Throughput Screen, 2008, 11(10): 783-793.

[78] Yap C W, Li H, Ji Z L, et al. Regression methods for developing QSAR and QSPR models to predict compounds of specific pharmacodynamic, pharmacokinetic and toxicological properties [J]. Mini Rev Med Chem, 2007, 7(11): 1097-1107.

[79] Putz M V. Current challenges in QSAR/QSPR analysis [J]. Curr Comput Aided Drug Des, 2014, 10(2): 97-98.

[80] Fujita T, Hansch C. Analysis of the structure-activity relationship of the sulfonamide drugs using substituent constants [J]. J Med Chem, 1967, 10(6): 991-1000.

[81] Shamsipur M, Maddah B, Hemmateenejad B, et al. Multiwavelength spectrophotometric determination of acidity constants of some azo dyes [J]. Spectrochim Acta A Mol Biomol Spectrosc, 2008, 70(1): 1-6.

[82] Brkić D R, Božić A R, Marinković A D, et al. Detailed solvent, structural, quantum chemical study and antimicrobial activity of isatin Schiff base [J]. Spectrochim Acta A Mol Biomol Spectrosc, 2018, 196: 16-30.

[83] Famini G R, Aguiar D, Payne M A, et al. Using the theoretical linear energy solvation energy relationship to correlate and predict nasal pungency thresholds [J]. J Mol Graph Model, 2002, 20(4): 277-280.

[84] Sivaprakasam P, Tosso P N, Doerksen R J. Structure -activity relationship and comparative docking studies for cycloguanil analogs as PfDHFR-TS inhibitors [J]. J Chem Inf Model, 2009, 49(7): 1787-1796.

[85] Yuan M, Liu B, Liu E M, et al. Immunoassay for phenylurea herbicides: application of molecular modeling and quantitative structure-activity relationship analysis on an antigen-antibody interaction study [J]. Anal Chem, 2011, 83(12): 4767-4774.

[86] Mellado M, Sariego-Kluge R, Valdés-Navarro F, et al. Synthesis of fluorescent chalcones, photophysical properties, quantitative structure-activity relationship and their biological application [J]. Spectrochim Acta A Mol Biomol Spectrosc, 2023, 291: 122332.

[87] Šegan S, Terzić-Jovanović N, Milojković-Opsenica D, et al. Correlation study of retention data and antimalarial activity of 1,2,4,5-mixed tetraoxanes with their molecular structure descriptors and LSER

parameters [J]. J Pharm Biomed Anal，2014，97：178-183.

[88]McClure K，Hack M，Huang L M，et al. Pyrazole CCK(1) receptor antagonists. part 1：solution-phase library synthesis and determination of free-wilson additivity [J]. Bioorg Med Chem Lett，2006，16(1)：72-76.

[89] Chen H M，Carlsson L，Eriksson M，et al. Beyond the scope of free-wilson analysis：building interpretable QSAR models with machine learning algorithms [J]. J Chem Inf Model，2013，53(6)：1324-1336.

[90]Ahmed M，Ganesan A，Barakat K. Leveraging structural and 2D -QSAR to investigate the role of functional group substitutions，conserved surface residues and desolvation in triggering the small molecule-induced dimerization of hPD-L1 [J]. BMC Chem，2022，16(1)：49.

[91]Ventura-Salazar I A Y，Palacios-Can F J，González-Maya L，et al. Finding a novel chalcone- cinnamic acid chimeric compound with antiproliferative activity against MCF-7 cell line using a free-wilson type approach [J]. Molecules，2023，28(14)：5486.

[92]Belghalia E，Ouabane M，El-Bahi S M，et al. In silico research on new sulfonamide derivatives as BRD4 inhibitors targeting acute myeloid leukemia using various computational techniques including 3D-QSAR，HQSAR，molecular docking，ADME/tox，and molecular dynamics [J]. J Biomol Struct Dyn，2024，42(17)：9201-9219.

[93]Gupta N，Vyas V K，Patel B D，et al. Design of 2-nitroimidazooxazine derivatives as deazaflavin-dependent nitroreductase (Ddn) activators as anti-mycobacterial agents based on 3D QSAR，HQSAR，and docking study with in silico prediction of activity and toxicity [J]. Interdiscip Sci，2019，11(2)：191-205.

[94]Zhao T T，Zhao Z A，Lu F T，et al. Two- and three-dimensional QSAR studies on hURAT1 inhibitors with flexible linkers：topomer CoMFA and HQSAR [J]. Mol Divers，2020，24(1)：141-154.

[95]Veríssimo G C，Menezes D E F，Teotonio D A L，et al. HQSAR and random forest-based QSAR models for anti-T. vaginalis activities of nitroimidazoles derivatives [J]. J Mol Graph Model，2019，90：180-191.

[96]Bhayye S S，Roy K，Saha A. Pharmacophore generation，atom-based 3D-QSAR，HQSAR and activity cliff analyses of benzothiazine and deazaxanthine derivatives as dual A2A antagonists/MAO-B inhibitors [J]. SAR QSAR Environ Res，2016，27(3)：183-202.

[97] Kauffman G W，Jurs P C. QSAR and k-nearest neighbor classification analysis of selective cyclooxygenase-2 inhibitors using topologically-based numerical descriptors [J]. J Chem Inf Comput Sci，2001，41(6)：1553-1560.

[98]Ajmani S，Jadhav K，Kulkarni S A. Three -dimensional QSAR using the k-nearest neighbor method and its interpretation [J]. J Chem Inf Model，2006，46(1)：24-31.

[99] Montañez-Godínez N，Martínez-Olguín A C，Deeb O，et al. QSAR/QSPR as an application of artificial neural networks [J]. Methods Mol Biol，2015，1260：319-333.

[100]Cheirdaris D G. Artificial neural networks in computer-aided drug design：an overview of recent advances [J]. Adv Exp Med Biol，2020，1194：115-125.

[101] Dobchev D，Karelson M. Have artificial neural networks met expectations in drug discovery as implemented in QSAR framework? [J]. Expert Opin Drug Discov，2016，11(7)：627-639.

[102]Park G J，Kang N S. ADis-QSAR：a machine learning model based on biological activity differences of compounds [J]. J Comput Aided Mol Des，2023，37(9)：435-451.

[103]Nayarisseri A，Khandelwal R，Tanwar P，et al. Artificial intelligence，big data and machine learning approaches in precision medicine and drug discovery [J]. Curr Cancer Drug Targets，2021，22(6)：631-

655.

[104]Motamedi F，Pérez-Sánchez H，Mehridehnavi A，et al. Accelerating big data analysis through LASSO-random forest algorithm in QSAR studies［J］. Bioinformatics，2022，38(2)：469-475.

[105]Niu B，Lu W C，Yang S S，et al. Support vector machine for SAR/QSAR of phenethylamines［J］. Acta Pharmacol Sin，2007，28(7)：1075-1086.

[106]Enoch S J，Schultz T W，Popova I G，et al. Development of a decision tree for mitochondrial dysfunction：uncoupling of oxidative phosphorylation［J］. Chem Res Toxicol，2018，31(8)：814-820.

思考题

①什么是剂量-效应关系？

②解释接触剂量、吸收剂量和到达剂量的概念，并说明它们在剂量-效应关系研究中的重要性。

③剂量-效应关系主要包括哪两种基本类型？它们各自描述了什么样的关系？

④倒 U 形剂量-效应关系对于制定营养摄入计划或环境污染物排放标准有何启示？在实际应用中，我们应该如何考虑这种关系的复杂性？

⑤描述剂量-效应曲线的不同类型，并解释每种类型的特点和可能的实验情境。

⑥什么是剂量-效应关系模型？它在环境健康科学领域中的作用是什么？

⑦指数曲线模型在剂量-效应关系数据分析中有哪些应用场景？请举例说明。

⑧双曲线模型与指数曲线模型在描述数据关系时有何不同？双曲线模型更适合用于哪些类型的数据分析？

⑨多项式模型在拟合剂量-效应关系数据时有哪些优势？如何选择合适的多项式次数 m？

⑩Logistic 曲线的形态特点是什么？它在生物医学领域有哪些具体的应用？

⑪Gompertz 模型与 Logistic 模型在形态和参数上有哪些相似之处和差异？

⑫二维定量构效相关模型主要涉及哪两大核心领域的研究内容？

⑬LSER 模型是如何量化溶质与溶剂间相互作用的？列举该模型适用的化合物性质。

⑭Free-Wilson 方法是如何通过指示变量来构建定量构效关系模型的？

⑮电性拓扑态指数是如何融合分子的电性特征和拓扑特征的？

⑯利用电性拓扑态指数进行 QSAR 研究时，有哪些具体的应用实例和成果？

⑰什么是 3D-QSAR 方法？它与传统 2D-QSAR 方法的主要区别是什么？

⑱3D-QSAR 方法中，CoMFA 方法的物理基础是什么？它是如何工作的？

⑲请简述 CoMFA 方法在构建 QSAR 模型时的 4 个主要步骤。

⑳HQSAR 方法与传统 3D-QSAR 方法相比有哪些显著的优势？

㉑在 QSAR 建模中，引入机器学习算法的意义是什么？这些算法如何帮助捕捉复杂的非线性关系？

㉒决策树算法在 QSAR 建模中是如何工作的？它有哪些应用场景？

㉓随机森林算法与单个决策树相比，在性能和准确性上有哪些提升？

㉔支持向量机(SVM)在 QSAR 建模中的主要作用是什么？它与支持向量机回归(SVR)有何区别？

㉕请解释人工神经网络（ANN）在 QSAR 建模中的工作原理及组成部分。

㉖Adaboost 算法是如何通过动态调整样本权重来优化分类器性能的？它有哪些局限性？

推荐阅读文献 >

[1]何娟,李敏,周梅,等.利用分子相似性指数法构建酚酸类物质抑制铜绿微囊藻的剂量效应关系[J].生态毒理学报,2022,17(5):401-408.

[2]林杨,尹京晶,孟庆玉,等.大气颗粒物暴露儿童血清多环芳烃加合物与白细胞 miR-638 的剂量-效应关系[J].环境与职业医学,2021,38(10):1099-1105.

[3]赵莲峰,古晓娜,战景明,等.铀致肾脏损伤剂量-效应关系及生物标志物研究进展[J].环境与职业医学,2022,39(9):1069-1075.

[4]马聪.基于剂量-效应简化转录组预测化学品对斑马鱼的胚胎发育毒性[D].南京:南京大学,2023:10-17.

[5]Noormohammadi M，Ghorbani Z，Shahinfar H，et al. Is there any hepatic impact associated with rice bran arabinoxylan compound supplementation? a systematic review and dose-response meta-analysis of randomized controlled trials [J]. Clin Nutr ESPEN，2023，57：665-675.

[6]Zhou C H，Pei H J，Gao Y M，et al. Optimal cut-off value of elevated cardiac troponin concentrations for myocardial injury predicts clinical outcomes in adult patients with COVID-19：a dose-response analysis protocol for systematic review [J]. BMJ Open，2021，11(1)：e046575.

[7]Yang J F，Wang Y，He S，et al. Relationship between Tai Chi and clinical outcomes in elderly patients with COVID-19：a protocol for systematic review and dose-response meta-analysis [J]. BMJ Open，2022，12(12)：e066803.

[8]Geidl W，Schlesinger S，Mino E，et al. Dose-response relationship between physical activity and mortality in people with non-communicable diseases：a study protocol for the systematic review and meta-analysis of cohort studies [J]. BMJ Open，2019，9(9)：e028653.

[9]Moran V H，Stammers A L，Medina M W，et al. The relationship between zinc intake and serum/plasma zinc concentration in children：a systematic review and dose-response meta-analysis [J]. Nutrients，2012，4(8)：841-858.

[10]Luo Q，Yang C Y，Huang L Y，et al. Dose-response relationship between acupuncture time parameters and the effects on chronic non-specific low back pain：a systematic review and Bayesian model-based network meta-analysis protocol [J]. BMJ Open，2023，13(10)：e071554.

[11]Peterson M D，Rhea M R，Alvar B A. Applications of the dose-response for muscular strength development：a review of meta-analytic efficacy and reliability for designing training prescription [J]. J Strength Cond Res，2005，19(4)：950-958.

[12]Fang X，Liang C，Li M，et al. Dose-response relationship between dietary magnesium intake and cardiovascular mortality：a systematic review and dose-based meta-regression analysis of prospective studies [J]. J Trace Elem Med Biol，2016，38：64-73.

[13]Fukushima N，Kikuchi H，Sato H，et al. Dose-response relationship of physical activity with all-cause mortality among older adults：an umbrella review [J]. J Am Med Dir Assoc，2024，25(3)：417-430.

[14]Yang F S，Zhu J P，Wang Z T，et al. Relationship between maternal folic acid supplementation during pregnancy and risk of childhood asthma：systematic review and dose-response meta-analysis [J]. Front Pediatr，2022，10：1000532.

[15]Afrough S，Rhodes S，Evans T，et al. Immunologic dose-response to adenovirus-vectored vaccines in animals and humans：a systematic review of dose-response studies of replication incompetent adenoviral vaccine vectors when given via an intramuscular or subcutaneous route [J]. Vaccines (Basel)，2020，8(1)：131.

[16]Sprous D G，Palmer R K，Swanson J T，et al. QSAR in the pharmaceutical research setting：QSAR models for broad，large problems [J]. Curr Top Med Chem，2010，10(6)：619-637.

[17]Ma W Z，Wang Y Y，Chu D C，et al. 4D-QSAR and MIA-QSAR study on the Bruton's tyrosine kinase (Btk) inhibitors [J]. J Mol Graph Model，2019，92：357-362.

[18]Gautam V，Gupta R，Gupta D，et al. DeepGraphh：AI-driven web service for graph-based quantitative structure-activity relationship analysis [J]. Brief Bioinform，2022，23(5)：bbac288.

[19]Patil V M，Balasubramanian K. QSAR into the new millennium：structural，topological，quantum，shape，electronic and bio descriptors for machine learning & AI - honoring Prof. Satya Prakash Gupta [J]. Curr Top Med Chem，2023，23(29)：2721-2722.

[20]Uesawa Y. AI-based QSAR modeling for prediction of active compounds in MIE/AOP [J]. Yakugaku Zasshi，2020，140(4)：499-505.

第四章　毒性测试方法学

> **主要内容**:急性毒性试验;亚慢性和慢性毒性试验;毒性终点;试验设计的关键要素;毒性测试中的伦理问题;行为学实验;免疫学测试;基于细胞学的体外替代模型测试;致突变和致癌效应;致畸效应。
>
> **重点**:毒性测试试验设计的关键要素和具体试验方法。
>
> **难点**:基于动物伦理框架的毒性测试方法开发。

第一节　一般毒性作用

根据外源性化学物作用于机体时引起的毒性效应,可以将毒性大致分为一般毒性和特殊毒性两类。其中,一般毒性作用又称为基础毒性,是指外源性化学物在特定条件下(包括一定的剂量、接触时间和接触方式)对生物体产生的综合毒性效应。这些效应的特点在于剂量-效应关系比较明显,发生率较高,且基本符合毒理学规律,个体差异相对较小,重现性较高。常见的表现包括致死、脏器损害以及局部刺激等。这些毒性效应是普遍存在的,不针对某一特定的生物系统或功能,而是对生物体的整体健康状态产生影响。与特殊毒性相比,一般毒性作用更侧重于描述化学物对生物体的广泛、非特异性损害。[1-3] 特殊毒性则是指那些对机体产生特殊损害效应的毒性。这类毒性的特点在于其影响明显、机制复杂,且往往涉及多个器官或系统的损害。例如,致癌、致突变以及致畸等都是特殊毒性的典型表现。本节主要讨论一般毒性作用,可分为急性毒性、短期毒性、亚慢性毒性和慢性毒性作用。

一、毒性作用评价试验项目类型

一般毒性作用评价试验项目涵盖了多个关键领域,旨在全面评估外源性化学物对机体的潜在危害。[4] 这些项目包括:急性毒性试验,用于快速判断化学物在短时间内的毒性强度;局部毒性试验,如眼刺激试验(eye irrigation test)、皮肤刺激试验(skin irrigation test)和皮肤致敏试验,专门用于评估化学物对特定部位(如眼睛和皮肤)的刺激性或致敏性;短期(重复剂量)毒性试验,包括亚慢性毒性试验和慢性毒性试验,这些试验通过长时间、重复暴露来观察化学物对机体的慢性影响,进一步揭示其潜在的毒性机制和长期危害。通过这些综合性的试验项目,可以全面而深入地了解化学物的一般毒性作用,为制定安全标准和采取相应的预防措施提供科学依据。

二、一般毒性评价的目的

1.确定受试物毒性作用的表现和性质

一般毒性评价的首要任务在于揭示受试物(即外源性化学物)在生物体内所产生的毒性作用的具体表现和性质。这包括观察受试物引发的各种临床症状、生理变化以及生化指标的异常等。通过细致的观察和分析,科研人员能够初步判断受试物是否具有毒性,以及毒性的强弱和类型,为后续深入研究提供方向。

2.确定受试物毒性作用的剂量-效应关系

一般毒性评价旨在通过不同剂量的受试物暴露实验,探索并确定其毒性作用与暴露剂量之间的内在联系。这一关系不仅有助于了解受试物的毒性阈值,还能为制定安全暴露限值、评估潜在风险提供科学依据。

3.确定毒性作用的靶器官

一般毒性评价通过系统的观察和检测,能够准确识别受试物的靶器官,进而揭示其毒性作用的机制。[5]这对于预防和治疗由化学物引起的疾病具有重要意义。

4.确定损害的可逆性

在一般毒性评价中,科研人员还需关注受试物引起的损害是否可逆,即在停止暴露后,生物体能否逐渐恢复健康状态。这一信息的获取对于评估受试物的长期影响、制定治疗策略以及预测潜在的健康风险至关重要。

三、一般毒性评价的意义

1.提供外源性化学物损伤的重要基础资料

一般毒性评价是探讨外源性化学物对机体损伤机制的基础。通过系统的实验设计和严谨的数据分析,科研人员能够获取关于受试物毒性作用的大量信息,为深入理解其毒性机制提供宝贵的资料。

2.是外源性化学物安全性评价和危险度评估的重要组成部分

在化学品管理、食品安全以及环境保护等领域,外源性化学物的安全性评价和危险度评估是不可或缺的环节。一般毒性评价作为其中的重要组成部分,为评估化学物的安全性、制定暴露限值以及预测潜在风险提供了科学依据。

3.对防止外源性化学物急性毒性危害具有重要意义

急性毒性危害是外源性化学物暴露中最为严重的问题之一。通过一般毒性评价,科研人员能够及时发现并预警潜在的急性毒性危害,为采取相应的预防措施提供有力支持。

4.为制定安全卫生标准提供科学依据

安全卫生标准的制定需要基于充分的科学证据。一般毒性评价通过揭示受试物的毒性作用及其机制,为制定合理、有效的安全卫生标准提供了坚实的科学依据。

5.对管理毒理学的决策具有重要意义

在管理毒理学领域,一般毒性评价的结果对于制定化学品管理政策、食品安全法规以及环境保护措施等具有重要影响。通过科学、客观的评价,可以为决策者提供准确、全面的信息支持,确保政策的科学性和有效性。

综上所述,一般毒性评价与研究在保障人类及生物体的健康安全,推动化学品管理、食品安全以及环境保护等领域的发展中发挥着不可替代的作用。随着科技的不断进步和人们对健康安全的日益关注,一般毒性评价与研究的重要性将愈发凸显。

四、一般毒性试验的动物选择和染毒方式

1.实验动物选择

在进行一般毒性试验时,实验动物的选择是至关重要的环节,它直接关系到试验结果的准确性和可靠性。以下是实验动物选择时需要考虑的几个关键因素:首先,物种和品系的选择需基于受试物的特性和试验目的。不同物种和品系的动物在生理、代谢以及对外源性化学物的反应上存在差异,因此需根据具体情况谨慎选择。其次,动物的级别和性别也是重要的考量因素。一般来说,应选择健康、无特定病原体(specific pathogen free,SPF)级别的动物,以确保试验结果的准确性。同时,性别差异可能导致动物对受试物的反应不同,因此需根据试验需求选择合适的性别。再次,年龄和体重也是影响试验结果的关键因素。[6]不同年龄段和体重的动物在生理机能和代谢能力上存在差异,需根据受试物的特性和试验目的选择适宜的年龄和体重范围。最后,动物的生理与健康状况同样不容忽视。应确保所选动物处于良好的生理状态,无疾病或异常表现,以确保试验结果的可靠性。

(1)物种和品系的选择

在选择实验动物的物种和品系时,需要遵循以下原则:

①选择最接近人类反应的动物。为了模拟人类在接触受试物后可能产生的代谢和毒效应,应选择那些与人类在生理和代谢方面最为接近的动物。这样的选择有助于研究者更准确地预测受试物在人体内的潜在毒性。

②易于获得且价格适中。实验动物应易于获得,且价格相对较低,以降低试验成本。同时,动物的寿命也应适宜,以确保在试验期间能够观察到完整的毒性反应。

③易于饲养和实验操作。选择易于饲养和进行实验操作的动物,可以提高试验的效率

和准确性。这些动物应具备稳定的遗传背景，以减少个体差异对试验结果的影响。

④品系纯化与多样性。在进行亚慢性和慢性试验时，为了更全面地评估受试物的毒性，最好使用两种不同种属的动物。这样可以增加试验的多样性和全面性，从而提高试验结果的可靠性。

在具体的动物选择上，啮齿类动物如小鼠、大鼠、豚鼠或家兔是常用的实验动物。这些动物易于饲养和繁殖，且对多种受试物具有敏感的反应。非啮齿类动物（如犬或猴）在某些特定试验中也是不可或缺的，因为它们能够模拟人类在生理和代谢方面的某些特征。例如，在急性经口、经皮或吸入毒性试验中，大鼠是常用的实验动物，因为它们对受试物的吸收和代谢与人类相似。而在皮肤刺激和眼刺激试验中，家兔则是首选动物，因为它们的皮肤和眼睛对受试物的反应与人类相似。在皮肤致敏试验中，豚鼠因其敏感的皮肤反应而常被选用。

（2）级别和性别的选择

级别选择：为了确保试验结果的准确性和可靠性，应使用Ⅱ级（清洁级）或Ⅱ级以上级别的动物。这些动物在饲养过程中得到了良好的护理和照顾，且没有携带特定的病原体。这样的选择有助于减少试验过程中的干扰因素，提高试验结果的准确性。

性别选择：在一般情况下，要求雌、雄各半的动物参与试验，以评估受试物在不同性别动物中的毒性反应。然而，如果已知动物对受试物的敏感性存在性别差异，则应选择敏感性别进行试验。如果试验结果发现雌雄动物间存在差异，则应将雌性、雄性动物的实验结果分别进行统计和分析，以更准确地评估受试物的毒性。

（3）年龄和体重的选择

急性试验：在急性试验中，通常选择刚成年的动物进行试验。这些动物的生理机能已经发育成熟，且对受试物的反应相对稳定。为了更准确地描述动物的体重，通常使用具体的体重范围来表示，如小鼠 $18\sim25$ g、大鼠 $180\sim240$ g、豚鼠 $200\sim250$ g、家兔 $2\sim2.5$ kg、犬 $10\sim15$ kg 等。这些体重范围的选择有助于确保动物在试验期间能够保持良好的生理状态，从而更准确地评估受试物的毒性。

亚慢性和慢性试验：在亚慢性和慢性试验中，通常选择初断乳的动物进行试验。这些动物的生理机能正在发育中，且对受试物的反应可能更为敏感。对于大鼠，通常选择体重在 $50\sim100$ g（$\leqslant6$ 周龄）的动物进行试验；对于犬，则选择 $4\sim6$ 个月（$\leqslant9$ 月龄）的动物进行试验。为了确保试验结果的准确性，要求同一试验中相同性别动物的起始体重不应超过实验动物平均体重的 $\pm20\%$。这样的选择有助于减少个体差异对试验结果的影响，提高试验结果的可靠性。

（4）生理与健康状况的选择

健康状态：应选择那些无疾病、无异常表现且处于良好生理状态的动物进行试验。雌性动物应选用未产未孕者，以避免怀孕或哺乳期对试验结果的影响。

检疫期观察：在试验前约 $5\sim7$ d 的检疫期内，需要观察动物的一般情况，如行为活动、饮食、大小便等。这些观察有助于研究者及时发现并剔除那些可能存在潜在疾病的动物，确保试验结果的准确性。

血液学和血液生化学检查：对于大鼠和犬等需要进行亚慢性和慢性试验的动物，应在实验前采血进行血液学和血液生化学检查。这些检查有助于研究者了解动物的生理状态和健康状况,从而剔除那些可能存在异常或疾病的动物。对于犬,还应在实验前常规驱除肠道寄生虫,以避免寄生虫对试验结果的影响。

2.染毒方式

在一般毒性试验中,染毒方式的选择是一个至关重要的环节。它不仅需要模拟人在生活和生产环境中实际接触受试物的途径和方式,还需要满足对不同化学物之间一般毒性大小进行比较的需求,同时必须充分考虑受试物的性质和用途,以及各种受试物毒性评价程序的具体要求。因此,在选择染毒方式时,需要进行深入的考量和细致的规划。

(1)经呼吸道染毒

经呼吸道染毒是模拟人类在生产环境中吸入有毒气体或颗粒物的重要途径。这种染毒方式主要包括吸入染毒和气管注入两种形式。

吸入染毒:根据实验条件的不同,可分为静式吸入和动式吸入。静式吸入通常是将受试动物置于含有一定浓度受试物的密闭容器中,通过呼吸作用使受试物进入动物体内。而动式吸入则是利用专门的吸入装置,将受试物以一定的流量和浓度输送到动物的呼吸道中。这两种方法各有优缺点,需根据受试物的性质和试验目的进行选择。静式吸入和动式吸入装置见图 4-1。

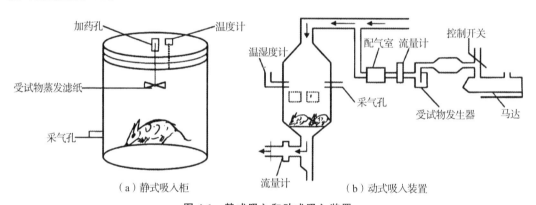

图 4-1　静式吸入和动式吸入装置

气管注入:是将受试物直接注入动物气管内的一种染毒方式。这种方法适用于那些难以通过吸入方式进入动物体内的受试物,或者需要精确控制受试物暴露量的试验。

(2)经口(消化道)染毒

经口染毒是模拟人类通过食物或饮水摄入有毒物质的重要途径。这种染毒方式主要包括灌胃法、喂饲法和胶囊法 3 种形式。

灌胃法:是将受试物溶解或悬浮在适当的溶剂中,然后通过胃管直接注入动物胃内的一种染毒方式。这种方法适用于那些需要精确控制暴露量和暴露时间的试验。

喂饲法:是将受试物混入动物的饲料或饮水中,让动物自由摄食或饮水的一种染毒方式。这种方法更接近人类在自然状态下的摄入方式,且对动物的刺激性较小。但是,动物摄食量和饮水量的差异可能会导致暴露量不准确。

胶囊法:是将受试物装入特制的胶囊中,然后让动物吞服的一种染毒方式。这种方法适用于那些需要长时间暴露的试验,因为胶囊可以在动物体内缓慢释放受试物。

（3）经皮肤染毒

经皮肤染毒是模拟人类通过皮肤接触有毒物质的重要途径。这种染毒方式主要包括经皮涂抹和浸尾法两种形式。

经皮涂抹：是将受试物均匀涂抹在动物皮肤上的一种染毒方式。这种方法适用于那些需要通过皮肤吸收的受试物。可以通过控制涂抹的面积和浓度精确控制暴露量。

浸尾法：是将动物的尾巴浸入含有受试物的溶液中一定时间的一种染毒方式。这种方法通常用于评估受试物对皮肤的刺激性和致敏性。

（4）注射染毒

注射染毒是将受试物直接注入动物体内的一种快速且有效的染毒方式。这种染毒方式主要包括静脉、肌内、皮下和腹腔注射等几种形式。

静脉注射：是将受试物直接注入动物静脉内的一种染毒方式。这种方法适用于那些需要迅速达到血药浓度的试验。

肌内注射：是将受试物注入动物肌肉组织内的一种染毒方式。这种方法适用于那些需要长时间暴露且对血管刺激性较小的受试物。

皮下注射：是将受试物注入动物皮肤与肌肉之间的疏松结缔组织内的一种染毒方式。这种方法适用于那些需要缓慢释放受试物的试验。

腹腔注射：是将受试物注入动物腹腔内的一种染毒方式。这种方法适用于那些需要大面积暴露且对消化道刺激性较小的受试物。

其中几种染毒方式见图 4-2。

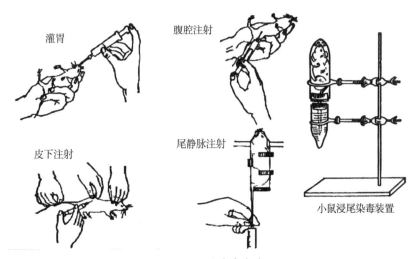

灌胃　腹腔注射

皮下注射　尾静脉注射

小鼠浸尾染毒装置

图 4-2　各种染毒方式

在选择染毒方式时，需要综合考虑多种因素，包括模拟人类实际接触受试物的途径和方式、不同化学物之间一般毒性大小的比较需求、受试物的性质和用途以及各种受试物毒性评价程序的具体要求等。通过科学合理地选择染毒方式，可以更准确地评估受试物的毒性反应，为制定安全标准以及采取相应的预防措施提供科学依据。

第二节　急性毒性作用

急性毒性作为毒理学研究中的一个基础而关键的领域,其试验旨在评估实验动物在一次性或短时间内多次接触特定剂量的外源化学物后,所产生的即时及短期健康损害作用(即毒效应)和可能的致死效应。对这一概念的深入理解对于预防和控制化学物质对人体健康的潜在威胁具有重要意义。

一、急性毒性的概念

急性毒性是指实验动物一次接触或 24 h 内多次接触一定剂量外源化学物后在短期内所产生的健康损害作用(毒效应)和致死效应。中毒效应的出现时间对于评估化学物的急性毒性至关重要。在急性毒性试验中,通常需要对实验动物进行为期 14 d 的观察。这一时间的选择基于对化学物质在生物体内代谢、分布、排泄等过程的深入理解,以及中毒效应可能出现的时间范围。通过这段时间的观察,可以较为全面地评估受试化学物对实验动物健康的影响,包括可能的毒性症状、体重变化、死亡率等。

中毒效应的强度是衡量化学物急性毒性的重要指标之一。它反映了受试化学物在实验动物体内产生的毒性作用的程度和范围。而"一次"的含义在急性毒性试验中则具有特定的时间维度。经口和注射接触:"一次"在这里指的是在极短的时间内,将受试化学物通过经口灌胃或静脉注射等途径输入实验动物体内。这种方式下,"一次"强调的是时间的短暂性和剂量的集中性。经呼吸道吸入与经皮肤接触:"一次"指的是在一个特定的期间内,实验动物持续地接触受试化学物的过程。对于呼吸道吸入来说,这个期间通常为 2~6 h;对于皮肤接触来说,则为 4 h 左右。这种方式下,"一次"不仅包含了时间的持续性,还隐含了暴露浓度的稳定性和接触面积的相对固定性。

对于某些毒性很低或溶解度很低的化学物来说,单次染毒所需的化学物体积可能超出了某种染毒途径的最大容许体积。在这种情况下,为了保证实验的有效性和安全性,通常需要在 24 h 的时间窗口内分次给予受试化学物。每次给药的间隔时间应至少为 4 h,以确保实验动物有足够的时间来代谢和排泄前一次摄入的化学物,同时避免因为连续暴露而导致的过度毒性反应。急性毒性的评估是一个复杂而细致的过程,需要综合考虑多种因素。在理解和应用急性毒性概念时,应准确把握"一次"或"多次"接触的含义和时间维度,以及中毒效应出现的时间和强度等关键要素。[7,8]同时,对于特殊情况下的染毒方式和观察周期也应进行科学合理的规划和调整,以确保实验结果的准确性和可靠性。

二、急性毒性试验目的

1.急性毒性参数的确定与分级

急性毒性试验的首要任务是确定受试物的一系列急性毒性参数,其中半数致死剂量 LD_{50} 无疑是最受关注的。其表示在特定条件下,能够导致一半实验动物死亡的化学物质剂量。通过精确的实验设计和严谨的数据分析,可以得到受试物的 LD_{50} 值,进而对其急性毒性进行分级。通过 LD_{50} 可以直观地了解化学物质的毒性强度,从而采取相应的预防措施和风险控制策略。除 LD_{50} 外,急性毒性试验还会关注其他相关参数,如最小致死剂量 (minimum lethal dose,MLD)、最大耐受剂量(maximum tolerated dose,MTD)等。[9] 这些参数共同构成了对化学物质急性毒性的全面评估体系,为后续的毒理学研究提供了重要的参考依据。

2.中毒表现与毒性评价

在急性毒性试验中,观察实验动物的中毒表现和死亡情况是评价受试物毒性的重要手段。通过详细记录以及分析实验动物的行为变化、生理指标、组织病理变化等信息,可以初步评估受试物对动物的毒性和对人体产生损害的危险性大小。同时,这些观察结果还能揭示受试物的毒效应特征,如靶器官、毒性作用方式等。这对于理解化学物质的毒性机制、预测其对人体健康的潜在威胁具有重要意义。此外,通过观察不同剂量下实验动物的反应,还可以初步建立剂量-效应关系,为后续的毒性评估和风险管理提供科学依据。

3.为后续研究提供剂量设计和观察指标参考

急性毒性试验的结果不仅为当前的毒性评估提供了依据,还为后续研究提供了重要的参考。在亚急性、亚慢性、慢性毒性试验以及其他毒理学研究中,需要根据受试物的急性毒性参数来合理设计染毒剂量和观察指标。[9] 例如,在短期试验中,可以在 $1/20 \sim 1/5 \ LD_{50}$ 范围内设置实验组,以探索受试物在不同剂量下的毒性表现;在亚慢性试验中,可以将 $1/20 \sim 1/5 \ LD_{50}$ 作为最高剂量,以评估受试物在较长时间暴露下的毒性效应;在慢性(致癌)试验中,则可以将 $1/20 \sim 1/10 \ LD_{50}$ 作为最高剂量,以研究受试物对生物体长期健康的影响(表 4-1)。

表 4-1　毒性试验剂量设置参考

试验类别	剂量设计
短期试验	$1/20 \sim 1/5 \ LD_{50}$ 范围设组
亚慢性试验	$1/20 \sim 1/5 \ LD_{50}$ 作最高剂量
慢性(致癌)试验	$1/20 \sim 1/10 \ LD_{50}$ 作最高剂量

4.为化学物质毒性作用机制研究提供初步线索

急性毒性试验不仅是对化学物质毒性进行初步评估的工具,还是探索其毒性作用机制的重要窗口。通过观察实验动物在不同剂量下的中毒表现和死亡情况，可以初步推断受试物的靶器官和可能的毒性作用方式。这些线索为后续深入研究化学物质的毒性作用机制提供了方向。研究者可以基于这些初步发现，进一步开展分子生物学、细胞生物学等层面的研究，以揭示化学物质在生物体内的作用机制、作用靶点以及可能的干预策略。

三、急性毒性试验方法要点

1.经典的急性毒性试验

半数致死剂量 LD_{50} 作为衡量化学物质急性毒性的核心指标，其测定方法和相关规范在毒理学研究中占据着举足轻重的地位。这里旨在深入探讨经济合作与发展组织毒性评价指南(*test guideline 401*)下经典的急性毒性试验，特别是 LD_{50} 法的基本规定、常用计算方法及局限性，以期为相关领域的研究人员提供有益的参考。

OECD 的毒性评价指南对传统 LD_{50} 法的基本规定：在实验设计中，对于急性毒性试验的实施有着一系列严格的规定。首先，实验动物的首选是大鼠，因其生理特性与人类相近，且易于饲养和管理，同时要求动物体重差异范围不超过该批动物平均体重的 20%，以确保试验结果的均一性和可比性。在剂量组设置上，应设立足够的剂量组(至少 3 组，一般 5～7 组)，并保持适当的组距，以便观察到明显的毒性和不同的死亡率，从而得到剂量-效应关系并更准确地求得 LD_{50} 值。每组至少包含雌、雄各 5 只动物，以减少偶然误差的影响，并可通过雌雄分开试验进一步探讨性别差异对化学物质毒性的影响。观察时间方面，一般应至少持续 14 d，以充分评估化学物质的急性毒性效应，且临床观察需每天至少进行一次，详细记录实验动物的中毒症状(如行为变化、生理反应等)、体重变化(于染毒前、染毒后每周和死亡时测定)、死亡情况与数量(用于计算 LD_{50} 值)，以及病理形态学变化(所有动物应进行大体解剖，记录病变情况，必要时进行组织病理学检查，以揭示内脏器官损害)。[10] 啮齿类动物急性中毒表现的观察内容见表 4-2。

表 4-2　啮齿类动物急性中毒表现的观察内容

系统和器官	观察项目	中毒后常见表现
运动系统、中枢神经系统与躯体	运动状态、行为、脑、脊髓反射、对刺激反应性、肌肉张力	松弛或紧张、减弱或消失、易兴奋、感觉迟钝或过敏、反应低下或过高、少动、震颤、痉挛、抽搐、强直、麻痹、运动失调、体位异常、叫声异常、活动异常、多动或呆卧
自主神经系统	腺体分泌、瞳孔	散大或缩小、流涎、流泪、出汗
呼吸系统	呼吸表现、鼻	呼吸徐缓、过速、困难、衰竭 鼻孔灌液、鼻翼煽动
心血管系统	心区触诊、听诊	震颤、心动过速或过缓、心律不齐等
胃肠系统	排便、粪便硬度与颜色、腹部外形	不成形、黄色、灰白色、膨隆、凹陷、腹泻、便秘
泌尿生殖系统	阴道口、乳腺、阴茎	脱出、遗精、肿胀、分泌物增多、会阴部污秽

续表

系统和器官	观察项目	中毒后常见表现
皮肤和被毛	颜色、张力	皮肤松弛、皱褶、发红、皮疹、溃疡、被毛蓬松
黏膜	结膜、口腔	分泌物增多、充血、水肿、苍白、紫绀、黄疸
眼睛	眼睑、眼球、角膜	上睑下垂、眼球突出、震颤、充血、角膜混浊、血性分泌物
其他	直肠温和脚爪、皮肤温	升高或降低、姿势异常、消瘦等

2.常用的 LD_{50} 计算方法

霍恩(Hom)法:又称流动平均法或剂量递增法,推荐使用 4 个染毒剂量组,每组动物数相等(4 只或 5 只)。一个染毒剂量系列的剂量组距为 2.15 倍,另一组为 3.16 倍。以组距 2.15 倍设计则剂量系列为 $0.464\times10^t,1.00\times10^t,2.15\times10^t,4.64\times10^t,\cdots(t=0,\pm1,\pm2,\cdots)$。以组距 3.16 倍设计则剂量系列为 $0.316\times10^t,1.00\times10^t,3.16\times10^t,\cdots(t=0,\pm1,\pm2,\cdots)$。正式试验时,先将动物在实验动物房饲养观察 1~2 d,使其适应环境,证明是健康动物后再进行随机分组。给予受试物后一般观察 7 d 或 14 d,若 4 d 后继续有死亡,则需观察 14 d,必要时延长到 28 d。记录死亡数,通过查表 4-3、表 4-4 求得 LD_{50},并记录死亡时间及中毒症状。[11]

表 4-3　每组 4 只动物、组距 2.15 倍 LD_{50} 计算

各剂量组动物死亡数/只				剂量$_1$=0.464 剂量$_2$=1.00 剂量$_3$=2.15 剂量$_4$=4.64 }×10^t		剂量$_1$=1.00 剂量$_2$=2.15 剂量$_3$=4.64 剂量$_4$=10.0 }×10^t		剂量$_1$=2.15 剂量$_2$=4.64 剂量$_3$=10.0 剂量$_4$=21.5 }×10^t	
1	2	3	4	LD_{50}	可信限	LD_{50}	可信限	LD_{50}	可信限
0	0	2	4	2.15	1.38~3.36	4.64	2.98~7.23	10.0	6.42~15.6
0	0	3	4	1.78	1.21~2.61	3.88	2.61~5.62	8.25	5.62~12.1

表 4-4　每组 4 只动物、组距 3.16 倍 LD_{50} 计算

各剂量组动物死亡数/只				剂量$_1$=0.316 剂量$_2$=1.00 剂量$_3$=3.16 剂量$_4$=10.0 }×10^t		剂量$_1$=1.00 剂量$_2$=3.16 剂量$_3$=10.0 剂量$_4$=31.6 }×10^t	
1	2	3	4	LD_{50}	可信限	LD_{50}	可信限
0	0	2	4	3.16	1.63~6.15	10.0	5.14~19.4
0	0	3	4	2.37	1.33~4.22	7.50	4.22~13.3

改良寇氏(Karber)法:又称平均致死量法,要求设置 5~7 个剂量组,每组动物数相等,

死亡率呈正态分布。最低剂量组死亡率<20%,最高剂量组死亡率>80%,各组剂量呈等比级数。该方法计算简便,精确度高,是 LD_{50} 计算中常用的方法之一。[11] $\lg LD_{50}$ 和 $\lg LD_{50}$ 的 95%可信限可按式(4.1)、式(4.2)及式(4.3)计算:

$$\lg LD_{50} = X_m - i\left(\sum p - \frac{1}{2}\right) \tag{4.1}$$

$$\lg LD_{50} \text{的可信限} = (\lg LD_{50} \pm 1.96 S_m) \tag{4.2}$$

$$S_m = i\sqrt{\sum \frac{pq}{n}} \tag{4.3}$$

式中,X_m 为最大剂量的对数值;i 为相邻两组对数剂量的差值(大剂量组减小剂量组);p 为各组动物的死亡率(以小数表示,不是百分数);q 为各组动物的存活率;n 为总动物数;S_m 为 $\lg LD_{50}$ 的标准误差。

Bliss 法:又称最大似然法,被认为最精确的 LD_{50} 计算方法。该方法通过构建概率模型,利用最大似然法求解 LD_{50} 值。虽然计算过程较为复杂,但结果更为准确可靠。我国《新药临床前药理毒理学研究指导原则》推荐用 Bliss 法进行 LD_{50} 的计算。[12,13] Bliss 法计算 LD_{50} 的软件见图 4-3。

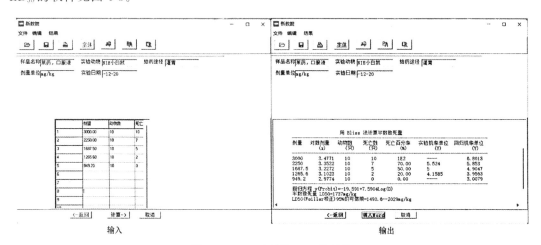

图 4-3 Bliss 法计算 LD_{50} 的软件

最大耐受剂量法:对于某些毒性非常低或无毒的化学物质,在急性毒性试验中当给予最大耐受剂量或达到规范所规定的最大限量及以上时,实验动物仍无明显毒性体征或虽有毒性体征但无死亡时,可不再求 LD_{50} 而求出最大耐受剂量。一般来说,化学物 LD_{50} 若大于 5 g/kg,则表明毒性不大。农药和化学品的规范规定 LD_{50} 若大于 5 g/kg 可不再往高的剂量进行试验,但不同的规范可能有不同的要求,如食品规定为 20 g/kg。

3.经典急性毒性试验的局限性

经典的急性毒性试验在化学物质毒性评估领域占据核心地位,它通过测定半数致死剂量 LD_{50} 和描绘剂量-效应关系曲线,为评估化学物质的潜在危害提供了基础数据。然而,这一传统方法在实际应用中亦暴露出若干局限性,这些限制不仅影响了毒性评估的全面性和准确性,还促使科研人员探索更为先进的毒性评估技术。

首先,急性毒性试验的一个显著局限在于其所需的实验动物数量庞大。为了精确确定

LD_{50} 值并构建详尽的剂量-效应曲线,研究者需设立多个剂量梯度,每个梯度均需一定数量的实验动物作为样本。这种做法不仅增加了实验成本,还引发了伦理上的考量,因为大量动物的牺牲与当前倡导的动物福利原则相悖。急性毒性试验的替代实验和具体伦理上的考量详见本章第五节。此外,动物间的个体差异、遗传背景及环境适应性等因素,也可能导致实验结果的不确定性增加。

其次,急性毒性试验所获取的信息相对有限,主要聚焦于动物的死亡率和直观的中毒症状,而忽略了化学物质可能引发的亚致死效应或长期毒性作用。许多化学物质在低剂量下即可对特定器官或系统造成隐匿性损害,这些损害可能不立即表现为死亡或明显的中毒体征,从而被急性毒性试验所忽视。[14-16]因此,仅凭急性毒性数据难以全面评估化学物质的毒性全貌,特别是其对人类健康的潜在威胁。

再次,LD_{50} 值的测定本身具有较大的波动性。这既源于实验动物间的固有差异,也受实验条件、操作手法乃至实验者主观判断的影响。不同实验室或不同批次实验动物所得出的 LD_{50} 值往往存在显著差异,这降低了数据的可比性和可靠性,给化学物质的毒性分类和风险评估带来了挑战。

更为关键的是,急性毒性试验在安全性评价方面的不足日益凸显。它过于依赖直观的死亡率和症状观察,而缺乏生理学、血液学及其他生物标志物检测的深入分析,这些检测能够提供更多关于化学物质毒性机制、作用靶点及潜在干预策略的详细信息。因此,仅凭急性毒性试验的结果进行安全性评价,可能会遗漏关键信息,导致对化学物质毒性的误判或低估。

四、急性毒性分级与评价

表 4-5 至表 4-15 为国内外有关化学品急性毒性分级的一些标准。从这些分级标准可以看出,各标准之间无论是分级还是界限值都有较大差别,这给化学品的国际贸易和化学品危险信息的传递带来了障碍和困难。为消除分级标准之间的差别,建立协调、统一的化学品分级标准非常重要。国际劳工组织(International Labour Organization,ILO)、经济合作与发展组织以及联合国危险货物运输专家委员会(TDG)3 个国际组织共同提出了框架草案,建立了《全球化学品统一分类和标签制度》(globally harmonized system of classification and labeling of chemicals,GHS)。2002 年 9 月在约翰内斯堡召开的"联合国可持续发展世界首脑会议"提出:各国应在 2008 年全面实施 GHS。为适应国际化学品分类统一的这种必然趋势,结合国内化学品管理的实际需要,《剧毒化学品目录》在剧毒化学品判定标准上参照了 GHS 的急性毒性分级标准。

表 4-5　GHS 关于化学品急性毒性分级标准

分级	大鼠经口 LD_{50} / (mg/kg)	大鼠(或兔)经皮 LD_{50} /(mg/kg)	大鼠吸入[1]		
			气体 LC_{50} / ppm	4 h 蒸气[2] LC_{50} / (mg/L)	4 h 粉尘和雾 LC_{50} /(mg/L)
第 1 级	$LD_{50} \leqslant 5$	$LD_{50} \leqslant 50$	$LC_{50} \leqslant 100$	$LC_{50} \leqslant 0.5$	$LC_{50} \leqslant 0.05$
第 2 级	$5 < LD_{50} \leqslant 50$	$50 < LD_{50} \leqslant 200$	$100 < LC_{50} \leqslant 500$	$0.5 < LC_{50} \leqslant 2.0$	$0.05 < LC_{50} \leqslant 0.5$

续表

分级	大鼠经口 LD$_{50}$/ (mg/kg)	大鼠(或兔)经皮 LD$_{50}$/(mg/kg)	大鼠吸入[1]		
			气体 LC$_{50}$/ ppm	4 h 蒸气[2] LC$_{50}$/ (mg/L)	4 h 粉尘和雾 LC$_{50}$/(mg/L)
第3级	50<LD$_{50}$≤300	200<LD$_{50}$≤1000	500<LC$_{50}$≤2500	2.0<LC$_{50}$≤10	0.5<LC$_{50}$≤1.0
第4级	300<LD$_{50}$≤2000	1000<LD$_{50}$≤2000	2500<LC$_{50}$≤5000	10<LC$_{50}$≤20	1.0<LC$_{50}$≤5
第5级	5000				

注:[1] h 数值气体和蒸气除以2,粉尘和雾除以4;[2] 4 h 蒸气某些受试化学物在试验染毒时呈气液相混合状态(有气溶胶),而有些则接近气相,如为后者按气体分级界限分级(ppm)。

表 4-6　TDG 第 14 修订版关于危险货物急性毒性判定标准

包装类别	大鼠经口/(mg/kg)	兔经皮/(mg/kg)	大鼠吸入/(粉尘和烟雾,mg/L)*
Ⅰ	LD$_{50}$≤5	LD$_{50}$≤50	LC$_{50}$≤0.2
Ⅱ	5<LD$_{50}$≤50	50<LD$_{50}$≤200	0.2<LC$_{50}$≤2.0
Ⅲ	50<LD$_{50}$≤300	200<LD$_{50}$≤1000	2.0<LC$_{50}$≤4.0

注:* LC$_{50}$(4 h)×4=LC$_{50}$(1 h)。

表 4-7　世界卫生组织关于化学品急性毒性分级标准

毒性分级	大鼠经口 LD$_{50}$/ (mg/kg)	大鼠(或兔)经皮 LD$_{50}$/(mg/kg)	4 h 大鼠吸入 LC$_{50}$/ (mg/m^3)
极高毒性(very toxic)	<25	<50	<500
有毒(toxic)	25~200	50~400	500~2000
有害(harmful)	200~2000	400~2000	2000~20000

资料来源:WHO/IPCS. The user's manual for the IPCS health and safety guides[S].Geneva:World Health Organization,1996.

表 4-8　世界卫生组织关于农药危险性分级标准

危险性分级	大鼠经口/(mg/kg)		大鼠经皮/(mg/kg)	
	固体	液体	固体	液体
Ⅰa 极高毒性 (extremely hazardous)	LD$_{50}$≤5	LD$_{50}$≤20	LD$_{50}$≤10	LD$_{50}$≤40
Ⅰb 高度危险 (highly hazardous)	5<LD$_{50}$≤50	20<LD$_{50}$≤200	10<LD$_{50}$≤100	40<LD$_{50}$≤400
Ⅱ 中度危险 (moderately hazardous)	50<LD$_{50}$≤500	200<LD$_{50}$≤2000	100<LD$_{50}$≤1000	400<LD$_{50}$≤4000
Ⅲ 轻度危险 (slightly hazardous)	LD$_{50}$>500	LD$_{50}$>2000	LD$_{50}$>1000	LD$_{50}$>4000

资料来源:WHO. The WHO recommended classification of pesticides by hazard and guidelines to classification 1990-1991[S].Geneva:World Health Organization,1991.

表 4-9 欧盟化学品急性毒性分级标准

毒性分级	大鼠经口/(mg/kg)	大鼠经皮/(mg/kg)	4 h 大鼠吸入/(mg/L)
剧毒(very toxic)	$LD_{50} \leqslant 25$	$LD_{50} \leqslant 50$	$LC_{50} \leqslant 0.25$(气溶胶或颗粒) $LC_{50} \leqslant 0.5$(气体和蒸气)
有毒(toxic)	$25 < LD_{50} \leqslant 200$	$50 < LD_{50} \leqslant 400$	$0.25 < LC_{50} \leqslant 1$(气溶胶或颗粒) $0.5 < LC_{50} \leqslant 2$(气体和蒸气)
有害(harmful)	$200 < LD_{50} \leqslant 2000$	$400 < LD_{50} \leqslant 2000$	$1 < LC_{50} \leqslant 5$(气溶胶或颗粒) $2 < LC_{50} \leqslant 20$(气体和蒸气)

资料来源:欧盟理事会.关于统一危险物质分类、包装与标志法律法规指令(2000/33/EEC)[S].欧洲联盟官方公报,2000.

表 4-10 美国国家标准协会(ANSI)化学品急性毒性分级标准

毒性分级	大鼠经口/(mg/kg)	大鼠经皮/(mg/kg)	4 h 大鼠吸入/(mg/L)
高毒(highly toxic)	$LD_{50} \leqslant 50$	$LD_{50} \leqslant 200$	$LC_{50} \leqslant 200$(气体、蒸气) $LD_{50} \leqslant 2$(雾、烟、尘)
有毒(toxic)	$50 < LD_{50} \leqslant 500$	$200 < LD_{50} \leqslant 1000$	$200 < LC_{50} \leqslant 2000$(气体、蒸气) $2 < LC_{50} \leqslant 20$(雾、烟、尘)

资料来源:美国职业安全与健康管理局.危害通信标准(Hazard Communication Standard)[S].联邦法规第 29 篇第 1910.1200 节,1994.

表 4-11 美国环保局的急性毒性分类标准

毒性分级	Ⅰ类 危险	Ⅱ类 警告	Ⅲ类 注意	Ⅳ类 无
急性经口 LD_{50}/(mg/kg)	$\leqslant 50$	$> 50 \sim \leqslant 500$	$> 500 \sim \leqslant 5000$	> 5000
急性经皮 LD_{50}/(mg/kg)	$\leqslant 200$	$> 200 \sim \leqslant 2000$	$> 2000 \sim \leqslant 5000$	> 5000
4 h 急性吸入 LC_{50}/(mg/L)	$\leqslant 0.05$	$> 0.05 \sim \leqslant 0.5$	$> 0.5 \sim \leqslant 2.0$	> 2.0

资料来源:美国国家环境保护局.健康效应测试指南 OPPTS 870.1000 急性毒性测试-背景[S].美国国家环境保护局官网.

表 4-12 日本有毒物质和有害物质急性毒性分级标准

毒性分级	大鼠经口 LD_{50}/(mg/kg)	大鼠经皮 LD_{50}/(mg/kg)	4 h 大鼠吸入 LC_{50}/(mg/L)
有毒物质(poisonous substances)	$\leqslant 50$	$200 \sim 400$	500(气体) 2.0(蒸气) 0.5(粉尘、烟雾)

续表

毒性分级	大鼠经口 LD_{50}/（mg/kg）	大鼠经皮 LD_{50}/（mg/kg）	4 h 大鼠吸入 LC_{50}/（mg/L）
有害物质（deleterious substances）	>50～300	>400～1000	>500～2500（气体） >2.0～10（蒸气） >0.5～1.0（粉尘、烟雾）

资料来源：日本国立医药品食品卫生研究所网站，2005/06/23.

表4-13　化学品毒性鉴定技术规范急性毒性分级标准

毒性指标	剧毒	高毒	中等毒	低毒
经口 LD_{50}/（mg/kg）	<5	5～	50～	>500
吸入 LC_{50}/（mg/m³）	<20	20～	200～	>2000
经皮 LD_{50}/（mg/kg）	<20	20～	200～	>2000

资料来源：中华人民共和国国家卫生健康委员会.化学品毒性鉴定技术规范，2005.

表4-14　农药产品毒性分级标准

毒性分级	经口 LD_{50}/（mg/kg）	经皮 LD_{50}/（mg/kg）	吸入 LC_{50}/（mg/m³）
剧毒	≤5	≤20	≤20
高毒	>5～50	>20～200	>20～200
中等毒	>50～500	>200～2000	>200～2000
低毒	>500～5000	>2000～5000	>2000～5000
微毒	>5000	>5000	>5000

资料来源：中华人民共和国农业部.农药产品毒性级别判定（NY/T 4594-2025），2025.

表4-15　口服、皮肤接触以及吸入粉尘和烟雾毒性物质包装类别划分

包装类别	口服毒性 LD_{50}/（mg/kg）	皮肤接触毒性 LD_{50}/（mg/kg）	吸入粉尘和烟雾毒性 LC_{50}/（mg/L）
Ⅰ	≤5.0	≤50	≤0.2
Ⅱ	5.0<LD_{50}≤50	50<LD_{50}≤200	0.2<LC_{50}≤2.0
Ⅲ	50<LD_{50}≤300	200<LD_{50}≤1000	2.0<LC_{50}≤4.0

资料来源：国家质量监督检验检疫总局，国家标准化管理委员会.危险货物运输包装类别划分方法（GB/T 15098—2008）[S].北京：中国标准出版社，2008.

第三节　短期、亚慢性和慢性毒性作用

在很多情况下，人类对生活中和生产环境中的化学物的接触方式是长期的、重复的、低水平的，不会发生急性毒性作用。因为长期重复剂量染毒和一次剂量染毒所致毒性作用可能完全不同，而且动物的不同年龄阶段对化学物的易感性不一样，故利用急性毒性资料难以预测慢性毒性。所以研究长期重复接触化学物的毒性作用很有必要。根据对外源化学物重复接触时间的长短，可分为重复剂量（短期）毒性作用、亚慢性毒性作用和慢性毒性作用。其相应的评价试验分别为重复剂量毒性试验（短期性试验）、亚慢性毒性试验和慢性毒性试验。这些试验通过模拟人类实际暴露环境，以科学严谨的方法评估化学物在不同时间尺度上的毒性影响。通过这些试验，可以更深入地了解化学物对生物体的潜在危害，为制定安全使用标准和限量提供科学依据，从而保障公众的健康和安全。同时，这些研究也有助于推动化学工业的可持续发展，促进环境友好型产品的研发和应用。

一、基本概念

外源化学物在生物体内的蓄积是慢性中毒现象发生的基石。这一蓄积过程，即所谓的蓄积作用（accumulation），发生在化学物连续、反复地进入机体，且其吸收速度或总量超越了机体代谢转化及排出的能力时。此时，这些化学物会在机体内逐渐累积，形成潜在的危害。物质蓄积（material accumulation）是蓄积作用的一种直接体现。当机体反复多次接触某一化学物后，通过化学分析方法，可以检测到该物质的原型或其代谢产物在体内的蓄积。这种蓄积不仅增加了机体的负担，还可能引发一系列生理和病理变化。然而，并非所有蓄积的化学物都能通过化学分析直接测出。有些化学物在机体内可能转化为难以检测的形式，或者其原型和代谢产物在体内的浓度极低，但仍能产生慢性毒性作用。这种情况被称为功能蓄积（functional accumulation）或损伤蓄积。尽管在体内无法直接测出其原型或代谢产物，但机体仍会表现出相应的毒性症状，如器官损伤、功能障碍等。

蓄积器官也被称为储存库（depot），是化学物在体内易蓄积的组织部位。这些器官通常具有丰富的血液供应、较高的脂质含量或特定的代谢特性，使得化学物能够在这里积累。常见的蓄积器官包括血浆蛋白、脂肪组织、肝、肾和骨骼等。这些器官在蓄积过程中扮演着重要的角色，同时也可能成为化学物毒性作用的主要目标。靶器官则是化学物毒性作用最直接、最敏感的组织或器官。不同化学物对机体的毒性作用具有选择性，它们可能针对特定的器官或组织产生损害。例如，苯主要作用于骨髓，导致造血功能障碍；镉则主要损害肾脏，引起肾功能衰退；而四氯化碳则主要攻击肝脏，导致肝细胞坏死和纤维化。

为了评估化学物的毒性作用，科学家们设计了不同类型的毒性试验。短期毒性作用（重复剂量毒性作用）是指实验动物或人在连续接触外源性化学物 4 周（28 d）内所产生的毒效应。这种试验通常用于初步筛选化学物的毒性潜力和毒性靶器官。亚慢性毒性试验则进一步延长了接触时间，通常相当于实验动物生命周期的 1/10。这一试验旨在更深入地了解化学物在较长时间内对机体的影响,以及可能的毒性机制和蓄积情况。OECD 等国际标准组织规定了啮齿类动物亚慢性毒性试验的染毒期限为 90 d,犬则为 1 年。慢性毒性试验则是评估化学物长期(甚至终生)反复接触对机体影响的最终手段。[17-19] 这种试验的染毒期限通常较长,对啮齿类动物一般规定至少为 12 个月,甚至可以终生染毒。通过慢性毒性试验,人们可以更全面地了解化学物的毒性特征、蓄积情况和潜在的健康风险。此外,对于新药的开发和评估,长期毒性试验也是必不可少的环节。新药的给药期限取决于临床拟用药的期限,通常为临床用药期限的 2～3 倍。对于未限制临床用药期限的新药,则需要进行至少 6 个月的亚慢性毒性试验,以评估其长期使用的安全性和有效性。

二、试验目的

短期毒性、亚慢性毒性和慢性毒性试验的主要目的在于全面而深入地评估长期接触受试物对生物体可能产生的各种影响。这些试验旨在通过系统观察,揭示受试物的毒效应谱,即其所引发的各种毒性症状和体征,以及这些毒性作用的特点和规律。同时,试验还着重于确定毒性作用靶器官,即那些最易受到受试物损害的组织或器官,这对于理解受试物的毒性机制至关重要。

在探索受试物的毒性作用机制方面,这些试验通过综合运用生物化学、分子生物学和病理学等多种技术手段,深入研究受试物在生物体内的吸收、分布、代谢和排泄过程,以及其与生物大分子的相互作用,从而揭示其产生毒性的根本原因。这一过程不仅有助于我们更好地理解受试物的毒性特征,也为开发有效的解毒措施和治疗方法提供了科学依据。[20,21]

此外,这些试验还着重观察长期接触受试物所致毒性作用的可逆性。通过对比接触受试物前后生物体的生理和生化指标变化,以及停止接触后这些指标的恢复情况,可以评估受试物对生物体产生的毒性作用是否可逆,以及恢复的程度和时间。[22-24] 这对于评估受试物的长期毒性风险和制定相应的干预措施具有重要意义。

在剂量-效应关系方面,这些试验通过设定不同的受试物接触剂量,观察并记录生物体产生的毒性反应程度,从而确定未观察到有害效应的剂量水平(NOAEL)和观察到有害作用的最小剂量(LOAEL)。这两个剂量点是制定人类接触受试物的安全限量的重要依据,对于保护人类健康免受受试物潜在危害具有关键作用。[25]

最后,这些试验还关注不同动物对受试物的毒效应差异。通过比较不同种属动物在相同剂量下产生的毒性反应,可以评估受试物在不同生物体间的毒性差异,为确定适当的安全系数和将试验结果外推到人类提供科学依据。这有助于更准确地评估受试物对人类健康的潜在风险,以及制定更加科学合理的风险管理措施。

三、研究方法

在实验动物的选择上,通常会根据受试物的特性和预期毒性作用,选择敏感且易于饲养管理的动物种类,如大鼠、小鼠等。这些动物应处于健康状态,年龄、体重和性别等特征需保持一致,以减少个体差异对试验结果的影响。染毒方式与染毒期限根据试验类型有所不同。短期毒性试验通常采用灌胃、吸入或皮肤接触等方式，染毒期限一般为数天至数周。亚慢性毒性试验和慢性毒性试验的染毒期限则更长，分别为数月至数年不等，染毒方式也更为多样化。在剂量选择和分组上，试验会设置多个剂量组，包括高、中、低剂量组和对照组，以观察不同剂量下受试物的毒性作用。每个剂量组应有足够数量的动物，以保证试验结果的可靠性和统计意义。观察指标则涵盖生物体的外观、生长发育、行为功能、生理生化指标、组织病理学变化等多个方面，以全面评估受试物的毒性作用。这些指标的选择应基于受试物的特性和预期毒性作用，以确保试验的针对性和有效性。具体动物选择依据及染毒方式详见本章第一节，剂量选择见表4-1，毒性终点流程见图4-4。

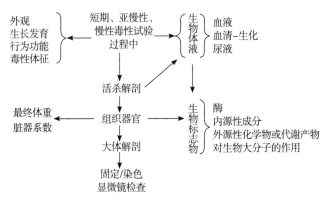

图 4-4　短期、亚慢性、慢性毒性试验检测毒性终点流程

第四节　局部毒性作用

局部毒性作用（local toxic effect）亦称局部刺激作用，指的是机体在暴露于某些化学物后，在其直接接触部位（如眼睛、皮肤）所造成的毒性损伤、刺激或皮肤变态反应（skin sensitization）等。为了评价这种局部毒性，科学家们常用几种试验方法。其中包括眼刺激试验，即将受试物置于眼球表面以观察眼部黏膜的变化；皮肤刺激试验，通过涂敷受试物于实验动物的皮肤上来观察是否产生刺激性反应；皮肤变态反应试验，如皮试、斑贴试验等，用于检测机体是否对特定物质产生过敏反应。这些试验方法有助于评估化学物的安全性，确保人类健康不受损害。

一、眼刺激试验

眼刺激试验是一种用于确定和评价受试物对哺乳动物眼睛是否存在刺激作用或腐蚀作用及其程度的重要方法。该试验的主要观察终点包括眼刺激性和眼腐蚀性。眼刺激性是指眼球前表面接触受试物后产生的可逆性炎症变化，而眼腐蚀性则是指眼球前表面接触受试物后产生的不可逆性组织损伤。

眼刺激试验的核心方法是 Draize 试验。这一试验的原理是将受试物以一次剂量滴入或撒入动物(通常为健康家兔)一侧眼结膜囊内,同时以未做处理的另一侧眼作为自身对照。在规定的时间内,试验者需要仔细观察结膜、角膜和虹膜的反应情况,并根据评分标准判断受试物对眼睛的刺激作用。[26-28]

试验步骤通常包括以下几个环节:首先,选择健康的家兔 4 只作为试验对象,确保它们的双眼无异常。其次,进行染毒操作,即将受试物 0.1 mL 或 0.1 g 给予一侧眼结膜囊内,而未处理的另一侧眼则作为对照。在给予受试物后的 1 h、24 h、48 h 和 72 h,试验者需要仔细观察家兔眼结膜、角膜和虹膜的反应。如果 72 h 内未出现刺激反应,则可以终止试验;但若有刺激反应出现,则需要继续观察损伤的经过及可逆性,一般观察期为 7 d,必要时可以延长观察时间到 21 d。在结果分析评价阶段,试验者需要根据不同化学物质的眼刺激反应评分与分级标准,对受试物的眼刺激强度进行评价。这通常包括观察结膜是否发红,球结膜是否水肿以及是否有分泌物;角膜的浑浊程度和范围,角膜周围是否充血;虹膜是否充血、肿胀;等等。这些观察结果将作为评价受试物对眼睛刺激作用的重要依据。

值得注意的是,对于某些对皮肤产生强烈刺激的强酸或强碱性物质,由于其已知的对眼睛的潜在危害,可以免做眼刺激试验。然而,对于 pH 接近中性的大部分化学物质,由于它们对眼睛的刺激作用可能并不明显,因此应同时进行皮肤刺激试验及眼刺激试验,以全面评估其安全性。

尽管 Draize 试验在眼刺激评价中占据重要地位,但其也存在一些局限性。例如,该试验需要使用活体动物,这在一定程度上引发了伦理和动物福利的争议。此外,由于动物个体差异和试验条件的不同,试验结果可能存在一定的波动性和不确定性。因此,科学家们一直在探索和开发更为准确、可靠且符合伦理的替代方法。

二、皮肤刺激试验

皮肤刺激试验旨在确定和评价受试物对哺乳动物皮肤局部是否产生刺激作用或腐蚀作用及其程度。这一试验对于评估化学物质的安全性具有重要意义,尤其是在化妆品、药物、工业化学品等领域。

皮肤刺激试验的观察终点主要包括皮肤刺激性和皮肤腐蚀性。皮肤刺激性是指皮肤涂敷受试物后局部产生的可逆性炎症变化,如红斑、水肿等。而皮肤腐蚀性则是指皮肤涂敷受试物后局部引起的不可逆性组织损伤,如溃疡、坏死等。为了准确评估受试物的皮肤刺激作用,科学家们采用了多种试验方法,包括单次和多次皮肤刺激试验、完整皮肤和破损皮肤刺激试验等。其中,经典的皮肤刺激试验方法也是 Draize 试验。Draize 试验将受试物一次或多次涂敷于受试动物的皮肤上,同时采用自身对照,即在动物的一侧皮肤给予受试物,而另一侧给予等量对照物。在规定的时间内,试验者需要仔细观察皮肤反应情况,如红斑、水肿、皮肤增厚、干燥、脱屑等,并根据评分标准判断受试物对皮肤的刺激作用。[29-31]这一方法具有操作简便、结果直观等优点,因此被广泛应用于皮肤刺激试验。

在试验步骤方面,首先需要选择健康的家兔作为受试动物,试验前 24 h 将背部脊柱两侧脱毛,范围左、右各约 3 cm×3 cm,以便更好地观察皮肤反应。其次进行染毒操作,即将受试物涂敷于一侧皮肤上,另一侧则给予等量对照物。为了保持受试物与皮肤的充分接触,需要用两层纱布和一层玻璃纸或类似物覆盖,再用无刺激性胶布和绷带加以固定。封闭接触一定时间(通常为 4 h)后,用温水清洗残留受试物。在刺激反应观察阶段,试验者需要在清除受试物后的不同时间点(如 1 h、24 h、48 h、72 h)观察家兔涂抹部位皮肤反应并进行评分。观察时间一般不超过 14 d,以确保能充分观察刺激作用的全过程,无论是可逆还是不可逆。评分通常根据红斑、水肿等皮肤反应的严重程度进行,以评估受试物的皮肤刺激强度。在结果分析评价阶段,试验者需要根据不同化学物质的皮肤刺激强度分级标准,如 ISO 10993-10 等国际标准或相关法规的要求,判定皮肤刺激强度。这一步骤对于制定化学物质的安全使用标准和限量具有重要意义。

皮肤刺激试验也存在一些注意事项和局限性。首先,皮肤的完整性对于评估受试物的刺激作用至关重要。如果皮肤完整性被破坏,其吸收能力会增强,可能导致受试物的刺激作用增强。此外,固态受试物的物理特性,如颗粒大小、形状等,也可能对皮肤产生机械刺激或引发原发性刺激反应。因此,在试验过程中需要充分考虑这些因素对结果的影响。其次,固态受试物在溶解状态下通常比非溶解状态下的刺激作用更强。这是因为溶解状态下的受试物更容易通过皮肤屏障进入体内,从而引发更强的刺激作用。因此,在评估固态受试物的皮肤刺激作用时,需要充分考虑其溶解性对结果的影响。如果受试物可能用于人体受损的皮肤,则应进行破损皮肤刺激试验。这是因为破损皮肤对化学物质的吸收能力更强,可能导致更强的刺激作用。然而,破损皮肤刺激试验的伦理和动物福利问题也备受关注。因此,在进行这类试验时需要严格遵守相关法规和伦理要求。[32] 此外,试验动物的年龄、性别等因素也可能对试验结果产生影响。随着实验动物的年龄增长,其皮肤敏感性可能会降低。同时,雌、雄动物的皮肤厚度及皮肤血流也存在差异,这可能导致它们在接触受试物后的反应不同。因此,在试验过程中需要充分考虑这些因素对结果的影响,并采取相应的措施进行纠正。

然而,并非所有化学物质都需要进行皮肤刺激试验。例如,对于强酸或强碱性物质(pH≤2 或 pH≥11.5)以及具有很强经皮吸收毒性的受试物(经皮 $LD_{50} < 200$ mg/kg),由于其已知的对皮肤的强烈刺激或腐蚀作用,可以免做皮肤刺激试验。此外,在急性经皮毒性试验中受试物剂量达 2000 mg/kg 时仍未产生皮肤刺激作用的化学物质,也可以考虑不进行皮肤刺激试验。

随着科技的发展,科学家们也在不断探索和开发皮肤刺激试验的体外替代方法。目前,OECD 已经验证并发布了 3 种评价皮肤刺激性的体外方法,即分别用分离的大鼠皮肤、重建的人体皮肤、人工膜来模拟人体皮肤进行试验。这些方法具有操作简便、结果准确等优点,并有望在未来替代传统的动物试验方法。需要注意的是,体外试验并不能完全替代动物试验。如果体外皮肤腐蚀试验的结果为阳性,即受试物具有皮肤腐蚀作用,则可以不再进行动物皮肤刺激/腐蚀试验,并根据体外结果进行危害分级。[33,34] 然而,如果体外皮肤腐蚀试验的结果为阴性,则需要考虑进一步进行动物试验以全面评估受试物的皮肤刺激作用。此外,不同国家和地区对于皮肤刺激试验的要求也存在差异。例如,欧盟自 2009 年起禁止用动物试验来评价化妆品(包括成品和原料)。这一决定体现了对动物福利的关注和保护,但也给化妆品行业的安全性评估提出了新的挑战。因此,科学家们需要不断探索和开发新的评估方法和技术,以应对这一挑战并保障消费者的安全。

三、皮肤变态反应试验

皮肤变态反应亦称皮肤致敏反应,是一种由皮肤对特定化学物产生的免疫原性反应,归类于Ⅳ型细胞介导的超敏反应,亦被称为迟发型超敏反应。该反应涉及效应 T 细胞与相应变应原的相互作用,导致单核细胞浸润和组织损伤,进而引发炎症反应。在人类身上,这种反应可能表现为瘙痒、红斑、丘疹、水疱甚至融合水疱等症状,而动物的表现则可能相对简单,通常仅出现红斑和水肿。为了明确重复接触某化学物是否会对哺乳动物引发皮肤变态反应及其反应强度,科学家们设计了一种特定的试验方法。[35,36]首先,在试验原理上,通过多次对实验动物进行皮肤涂抹或皮下注射受试物,持续 10～14 d(此阶段称为诱导阶段),随后给予一个激发剂量的受试物。通过对比实验动物与对照动物在诱导及激发接触后皮肤水肿、红斑的出现情况,可以判断受试物是否具有引发皮肤超敏反应的能力。

在试验步骤上,需选择健康的豚鼠作为实验对象,通常受试物组包含 10～20 只豚鼠,而对照组则至少有 10 只。在试验开始前 24 h,需要将豚鼠背部左侧的毛发去除,范围约为 4～6 cm²,以便更好地观察和评估皮肤反应。进入诱导接触阶段,将受试物约 0.2 mL 或 0.2 g 涂抹在豚鼠去毛区的皮肤上,然后用二层纱布和一层玻璃纸覆盖,再用无刺激性胶布封闭固定 6 h。这个过程需要在第 7 天和第 14 天重复进行,以确保豚鼠的皮肤充分接触并可能对受试物产生免疫反应。同时,对照组的豚鼠则给予对照物进行相同的诱导接触处理。在诱导阶段结束后,进入激发接触阶段。在末次诱导后的 14～28 d,将约 0.1 mL 的受试物涂抹在豚鼠背部右侧的 2 cm×2 cm 去毛区(接触前 24 h 需脱毛),同样用两层纱布和一层玻璃纸覆盖,并以无刺激性胶布封闭固定 6 h。这一步骤的目的是观察豚鼠在再次接触受试物后是否会产生皮肤变态反应。同时,对照组的豚鼠也给予对照物进行激发接触。激发接触后,关键的步骤是观察皮肤反应并进行结果评价。通常,在激发接触后的 24 h、48 h 和 72 h 观察豚鼠的皮肤反应。观察的内容包括红斑、水肿等皮肤症状的出现情况,以及症状的严重程度。根据致敏试验皮肤反应评分与致敏强度分级标准,对观察结果进行量化评分和分级评价。[37]这一步骤对于准确判断受试物是否具有引发皮肤变态反应的能力以及反应强度至关重要。值得注意的是,皮肤变态反应试验的结果可能受到多种因素的影响,如豚鼠的个体差异、受试物的物理和化学性质、试验条件的控制等。因此,在进行试验时,需要严格控制试验条件,确保结果的准确性和可靠性。同时,对于试验过程中出现的任何异常情况,都需要进行详细的记录和分析,以便后续的数据处理和结果解释。

第五节　毒理学试验中的动物伦理问题

动物试验作为环境毒理学研究不可或缺的一环,其对于推动医学领域的进步与突破所发挥的作用不容小觑。然而,在这一探索与发现的过程中,实验动物不可避免地会遭受生理与心理上的损害。鉴于实验动物同样是拥有生命的存在,与人类共享着生命的尊严与价值,生物医学工作者在从事动物试验时,面临着如何以更加人道的方式对待实验动物、如何维护其基本的福利与伦理权益、如何最大限度地减少其所受伤害,以及如何确保动物试验严格遵循伦理学规范等一系列严峻挑战。

一、毒性测试中的伦理

1950 年至 20 世纪 80 年代末,LD_{50}试验一直是评估产品毒性的标准方法。该试验的核心目标是确定导致 50% 实验动物死亡的化学物质剂量,为此,往往需要大量动物参与,且这些动物在试验过程中常遭受恶心、腹泻、腹部绞痛、高烧等多种病痛折磨。然而,随着动物权利运动的兴起,LD_{50}试验受到了越来越多的质疑与抗议。许多美国政府机构开始对传统 LD_{50} 试验持保留态度,实验动物的使用数量也因此大幅下降,据实验动物福利中心估计,减少了约 90%。进入 21 世纪,OECD 更是宣布计划在其测试指南中废除 LD_{50} 试验,转而采用其他三种替代方法。尽管如此,LD_{50} 试验在某些特定情况下仍被使用,且即便动物使用量已大幅减少至原先的 10%,但每年仍有数以百万计的动物被用于此类试验。

值得注意的是,LD_{50}试验的替代方法,即所谓的极限试验,同样需要动物参与,只不过所使用的剂量不会致命,而是通过观察其他毒性标志来评估毒性。此外,除毒性测试外,许多商品,特别是化妆品和洗发水,在过去还需进行 Draize 眼睛测试,即将产品滴入未麻醉的清醒兔子眼中以评估其对眼睛的刺激性。随着技术的发展和科学伦理的广泛关注,在眼刺激试验中,已经有一些替代方法被提出并应用。例如,刺激受精鸡卵尿囊绒膜试验,通过观察受试物对鸡卵尿囊绒膜的刺激作用来间接评估其对眼睛的刺激性;[38] 细胞溶血试验则是通过检测受试物是否导致红细胞破裂来评估其毒性;血红蛋白变性试验和细胞毒性试验则分别通过观察血红蛋白的变性和细胞死亡情况来评估受试物的毒性作用。[39] 此外,还有一些基于生物模型的替代方法,如使用细胞培养或组织工程模型来模拟眼睛组织对受试物的反应。[40] 然而,尽管这些替代方法在一定程度上能够模拟眼睛对受试物的反应,但它们目前仍未能完全替代 Draize 试验。这主要是因为这些替代方法在准确性、敏感性和特异性方面仍存在一些不足。例如,一些替代方法可能无法完全模拟眼睛组织的复杂结构和生理功能,从而导致试验结果与实际情况存在一定偏差。[41] 此外,由于不同化学物质对眼睛的刺激作用机制可能不同,因此一些替代方法可能只适用于特定类型的化学物质。

二、动物福利的"五大自由"和"3R"原则

动物福利的"五大自由"原则,旨在确保动物享有基本的生存与生活质量,包括:
①不受饥渴:提供充足的食物与饮水,维持动物健康与活力。
②生活舒适:提供适宜的栖息环境,保障动物舒适睡眠与休息。
③无痛无病:预防疾病,及时治疗,避免额外疼痛。
④无恐惧无悲伤:消除导致动物精神痛苦的条件与处置。
⑤表达天性:提供足够的空间、设施及与同类相处的机会。
而"3R"原则则是动物试验中应遵循的伦理指导,旨在优化实验设计,减少对动物的依赖与伤害[41,42]:
①Replacement(代替):采用无知觉材料、低级动物、组织学实验、分子生物学方法等替

代知觉动物试验。

②Reduction(减少)：通过选择优质量动物、改进实验设计、规范操作，最小化动物使用数量。

③Refinement(优化)：优化饲养方式、实验步骤，减少非人道程序的影响，确保实验数据真实可靠，同时减轻动物痛苦与不安。

这些原则共同体现了对动物生命的尊重与保护，旨在促进人与自然和谐共处，为人类健康研究提供更为人道与科学的路径。比如，在传统用于急性毒性替代试验的 LD_{50} 法中，因其对实验动物的大量消耗和可能的伦理争议而备受关注。[43] 为了响应动物保护和动物福利的"3R"原则，OECD 发布了一系列替代传统 LD_{50} 法的急性毒性试验方法，包括固定剂量法(fixed dose method)、急性毒性分级法(acute toxic class method)和上下法(up/down method)等。

1. 固定剂量法

固定剂量法作为一种创新的急性毒性试验方法，其核心理念在于通过观察实验动物在染毒后的明显毒性反应来评估化学物质的毒性程度，而非依赖于传统的 LD_{50} 值测定，从而有效避免了大量动物的致死性试验。该方法通过精心设置一系列固定的剂量组(例如 5 mg/kg、50 mg/kg、500 mg/kg 或 2000 mg/kg)，旨在覆盖一个广泛的毒性范围，以便研究人员能够观察到化学物质在不同浓度下对实验动物产生的毒性表现。在试验流程中，研究人员首先选择一个剂量作为起始剂量进行染毒，并密切观察实验动物的存活率和中毒表现。如果某一剂量组的动物全部存活且未表现出明显的中毒症状，则研究人员会选择更高一档的剂量进行重试；相反，如果存活率低于100%，则选择低一档的剂量进行进一步试验。这一过程将持续进行，直至得出满意的毒性评估结果。固定剂量法的结果评价主要依据固定剂量法评价表，通过对实验动物的毒性表现进行综合评价，得出化学物质的急性毒性分级。这种方法不仅显著减少了实验动物的使用数量，还提高了毒性评估的准确性和可靠性。通过关注实验动物在染毒后的明显毒性反应而非死亡情况，固定剂量法能够更全面地反映化学物质对生物体的影响，为化学物质的安全性评估提供了更为科学和全面的依据。[44] 因此，固定剂量法在急性毒性试验中具有重要的应用价值，是符合动物保护和动物福利原则的一种有效方法。

2. 急性毒性分级法

急性毒性分级法是一种分阶段进行的急性毒性试验方法，旨在利用有限的实验动物资源得出可靠的毒性结论。该方法首选啮齿类动物(如大鼠)作为试验对象，并在每个试验阶段仅使用单性别的动物，以减少实验动物的使用数量。在起始剂量的选择上，急性毒性分级法具有灵活性，可以根据化学物质的预期毒性和试验目的，从 5 mg/kg、50 mg/kg、300 mg/kg 或 2000 mg/kg 等剂量中选择一个作为起始剂量。试验过程分阶段进行，每阶段的结果将决定下一步的试验方案。如果某一阶段的试验数据足够明确，可以直接得出毒性结论；否则，将根据前一阶段的结果，选择相同剂量染毒另一性别的动物，或者调整剂量(升高或降低一档)进行进一步的试验。通过生物统计学原理对试验结果进行深入分析，急性毒性分级法能够得出化学物质的急性毒性分级。[45] 这种方法不仅提高了毒性评估的效率和准确性,还显著减少了实验动物的使用数量,符合动物保护和动物福利的"3R"原则。急性毒性分级法已经通过了 OECD 的国际性验证,证明了其可靠性和有效性。该方法为化学物质毒性评估提供了一种新的、更高效的途径,有助于推动化学物质安全性评估的科学化和规范化进程。

3.上下法

上下法是一种高效的急性毒性试验方法,旨在通过少量的实验动物快速得出 LD_{50} 值及其可信限。该方法的核心在于采用序贯试验设计,通过逐步调整剂量来逼近 LD_{50} 值。试验流程包括先以一个剂量进行一个动物试验,观察一定时间内的死亡情况,并根据结果选择下一个较小或较大剂量进行试探,直至得出满意的 LD_{50} 值。结果估算可通过式(4.4)计算。这一方法不仅显著减少了实验动物的使用数量,一般仅需 $6 \sim 10$ 只单性别动物即可得出可靠结果,还能观察实验动物在染毒后的毒性表现,从而更全面地了解化学物质的毒性特征。上下法特别适用于毒性反应快速的化学毒物,能够迅速、准确地估算出 LD_{50} 值及其可信限 [式(4.5)]。通过序贯试验设计和生物统计学分析,上下法提高了急性毒性试验的效率,同时确保了结果的可靠性和准确性。[46]

$$LD_{50} = \frac{1}{n} \sum xf \tag{4.4}$$

$$s = \left[\frac{n \sum x^2 f - \left(\sum xf \right)^2}{n^2(n-1)} \right]^{\frac{1}{2}} \tag{4.5}$$

式中,n 为使用动物总数;x 为每个剂量组的剂量;f 为每个剂量组使用的动物数。

三、环境毒理学研究如何应对动物试验伦理挑战

在科学研究中,动物试验的进行必须遵循科学、合理与人道的原则。在实验设计阶段,应秉持"3R"的核心理念,精心规划实验方案,力求以最少数量的动物获取最丰富的实验数据。实验应由经过严格专业培训的技术人员执行,需采取一切必要措施,将动物的惊恐与疼痛降至最低限度。

在进行手术、解剖或器官移植等操作时,实验动物必须接受有效的麻醉,确保在麻醉、镇痛和镇静药物的作用下进行实验。麻醉药物的种类与剂量需经专管兽医师审核批准,以最大限度地减轻动物的痛苦,避免其遭受不必要的伤害。保定实验动物时,应遵循温和、善良的原则,使用结构合理、规格适宜、坚固耐用且环保卫生的保定器具,尽量减少对动物身体的强制性限制。在捉拿动物及试验过程中,工作人员需密切关注动物状态,通过轻抚按摩等方式减轻其痛苦,发现异常及时处理。

实验后,需对观察动物进行必要的日常护理,如止痛、抗菌、加强营养等,以促进其恢复。动物的生活环境应符合其生活习性与健康需求。在实验结束或中途需要处死动物时,应采用人道的方法,尽量实施无痛的安死术,减少动物死亡时的惊恐与痛苦。严禁在其他实验动物面前处死动物,并确保其生物学死亡后,方可进行无害化处理。

尽管现行的动物试验在某些方面可能受到质疑,但经过理性改革的动物试验,在真正关心并保护动物利益的同时,确保它们不必承受过多痛苦,这样的实验在伦理上或许能够

得到支持。若必须杀死动物,应避免使用那些高度依赖社会群体生活,并与家庭或团体有永久关系的动物,尤其是类人猿,它们不仅拥有这种永久关系,还展现出自身持续存在的意识。因此,在进行动物试验时,应更加审慎与人道,以尊重并保护每一个生命。

参考文献

[1] Nachmias N, Dotan N, Rocha M C, et al. Systematic discovery of antibacterial and antifungal bacterial toxins [J]. Nat Microbiol, 2024, 9(11): 3041-3058.

[2] Mascarelli A. Environment: toxic effects [J]. Nature, 2012, 483: 363-365.

[3] Kniss A. Long-term trends in the intensity and relative toxicity of herbicide use [J]. Nature Commun, 2017, 8: 14865.

[4] Barbieri P, Bertazzoli C, DI M A, et al. General toxicology of some pyrimidine derivatives: 2-thiocytosine & 2-thio-5-methylcytosine [J]. Tumori, 1957, 43(4): 361-373.

[5] Palazzi X, Anger L T, Boulineau T, et al. Points to consider regarding the use and implementation of virtual controls in nonclinical general toxicology studies [J]. Regul Toxicol Pharmacol, 2024, 150: 105632.

[6] Aardema M J, MacGregor J T. Toxicology and genetic toxicology in the new era of "toxicogenomics": impact of "-omics" technologies [J]. Mutat Res, 2002, 499(1): 13-25.

[7] Zwickl C M, Graham J, Jolly R, et al. Principles and procedures for assessment of acute toxicity incorporating in silico methods [J]. Comput Toxicol, 2022, 24: 100237.

[8] Brígido H P C, Varela E L P, Gomes A R Q, et al. Evaluation of acute and subacute toxicity of ethanolic extract and fraction of alkaloids from bark of Aspidosperma nitidum in mice [J]. Sci Rep, 2021, 11(1): 18283.

[9] Erhirhie E O, Ihekwereme C P, Ilodigwe E E. Advances in acute toxicity testing: strengths, weaknesses and regulatory acceptance [J]. Interdiscip Toxicol, 2018, 11(1): 5-12.

[10] Brefeld D, DI M V, Kellermann M Y, et al. Acute toxicity assays with adult coral fragments: a method for standardization [J]. Toxics, 2023, 12(1): 1.

[11] DePass L R. Alternative approaches in median lethality (LD$_{50}$) and acute toxicity testing [J]. Toxicol Lett. 1989, 49(2-3): 159-170.

[12] Hubbard R C, Young C. The LD$_{50}$: a tradition in need of change [J]. J Am Med Assoc, 1984, 252(23): 3249.

[13] Stampfer H G, Gabb G M, Dimmitt S B. Why maximum tolerated dose? [J]. Br J Clin Pharmacol, 2019, 85(10): 2213-2217.

[14] Wong H H, Halford S. Dose-limiting toxicity and maximum tolerated dose: still fit for purpose? [J]. Lancet Oncol, 2015, 16(13): 1287-1288.

[15] Benzekry S, Hahnfeldt P. Maximum tolerated dose versus metronomic scheduling in the treatment of metastatic cancers [J]. J Theor Biol, 2013, 335: 235-244.

[16] Zhang Y Y, Huang Y F, Liang J, et al. Improved up-and-down procedure for acute toxicity measurement with reliable LD$_{50}$ verified by typical toxic alkaloids and modified Karber method [J]. BMC Pharmacol Toxicol, 2022, 23(1): 3.

[17] Sundaram V, Mohammed S, Srinivasan M R, et al. Acute and subacute toxicity evaluation of hydroalcoholic extract from the stem bark of bois bande (parinari campestris aubl. 1772) in rats [J]. BMC

Pharmacol Toxicol，2021，22(1)：51.

［18］Arslan E，Güngördü A. Subacute toxicity and endocrine-disrupting effects of Fe₂O₃，ZnO，and CeO₂ nanoparticles on amphibian metamorphosis［J］. Environ Sci Pollut Res Int，2024，31(3)：4174-4195.

［19］Jiang J，Zhu Q，Gendron T F，et al. Gain of toxicity from ALS/FTD-linked repeat expansions in C9ORF72 is alleviated by antisense oligonucleotides targeting GGGGCC-containing RNAs［J］. Neuron，2016，90(3)：535-550.

［20］Gaffney K J，Urban T A，Lucena M，et al. Toxicity analysis of busulfan pharmacokinetic therapeutic dose monitoring［J］. J Oncol Pharm Pract，2022,7：10781552221104422.

［21］Jäckel S，Pipp F C，Emde B，et al. L-citrulline：a preclinical safety biomarker for the small intestine in rats and dogs in repeat dose toxicity studies［J］.J Pharmacol Toxicol Methods，2021，111：107110.

［22］Mohammadpour R，Dobrovolskaia M A，Cheney D L，et al. Subchronic and chronic toxicity evaluation of inorganic nanoparticles for delivery applications［J］. Adv Drug Deliv Rev，2019，144：112-132.

［23］Guth S，Roth A，Engeli B，et al. Comparison of points of departure between subchronic and chronic toxicity studies on food additives，food contaminants and natural food constituents［J］. Food Chem Toxicol，2020，146：111784.

［24］Chien H T，Prior H，Andrews L，et al. Re-evaluating the need for chronic toxicity studies with therapeutic monoclonal antibodies，using a weight of evidence approach［J］. Regul Toxicol Pharmacol，2023，138：105329.

［25］Watanabe H，Tamura I，Abe R，et al. Chronic toxicity of an environmentally relevant mixture of pharmaceuticals to three aquatic organisms (alga，daphnid，and fish)［J］. Environ Toxicol Chem，2016，35(4)：996-1006.

［26］Sahay R K，Giri R，Shembalkar J V，et al. Fixed-dose combination of dapagliflozin + sitagliptin + metformin in patients with type 2 diabetes poorly controlled with metformin：phase 3，randomized comparison with dual combinations［J］. Adv Ther，2023，40(7)：3227-3246.

［27］Stallard N，Whitehead A. The fixed-dose procedure and the acute-toxic-class method：a mathematical comparison［J］. Hum Exp Toxicol，1995，14(12)：974-990.

［28］Kumari R，Jain K，Agarwal R，et al. Fixed dexmedetomidine infusion versus fixed-dose midazolam bolus as primary sedative for maintaining intra-procedural sedation during endobronchial ultrasound-guided transbronchial needle aspiration：a double blind randomized controlled trial［J］. Expert Rev Respir Med，2021，15(12)：1597-1604.

［29］Bonin R P，Bories C，Koninck Y. A simplified up-down method (SUDO) for measuring mechanical nociception in rodents using von frey filaments［J］. Mol Pain，2014，10：26.

［30］Choksi N，Lebrun S，Nguyen M，et al. Validation of the optiSafe™ eye irritation test［J］. Cutan Ocul Toxicol，2020，39(3)：180-192.

［31］Lambert L A，Chambers W A，Green S，et al. The use of low-volume dosing in the eye irritation test［J］. Food Chem Toxicol，1993，31(2)：99-103.

［32］Wilhelmus K R. The draize eye test［J］. Surv Ophthalmol，2001，45(6)：493-515.

［33］Akagi T，Yamada T，Miyazaki H，et al. Validation study for in vitro skin irritation test using reconstructed human skin equivalents constructed by layer-by-layer cell coating technology［J］. J Appl Toxicol，2023，43(6)：874-886.

［34］Fadilah N I M，Ahmat N，Hao L Q，et al. Biological safety assessments of high-purified ovine collagen type Ⅰ biomatrix for future therapeutic product：international organisation for standardisation (ISO) and good laboratory practice (GLP) settings [J]. Polymers (Basel)，2023，15(11)：2436.

[35]Silva F A L S，Brites G，Ferreira I，et al. Evaluating skin sensitization via soft and hard multivariate modeling [J]. Int J Toxicol，2020，39(6)：547-559.

[36]Ainscough J S，Frank G G，Dearman R J，et al. Danger，intracellular signaling，and the orchestration of dendritic cell function in skin sensitization [J]. J Immunotoxicol，2013，10(3)：223-234.

[37]Wallace A D. Toxic endpoints in the study of human exposure to environmental chemicals [J]. Prog Mol Biol Transl Sci，2012，112：89-115.

[38]Tavaszi J，Budai P. Toxicity study of agrochemicals on chorioallantoic membrane of the egg [J]. Commun Agric Appl Biol Sci，2006，71(2)：101-105.

[39]York M，Steiling W. A critical review of the assessment of eye irritation potential using the Draize rabbit eye test [J]. J Appl Toxicol，1998，18(4)：233-240.

[40]Lotz C，Schmid F F，Rossi A，et al. Alternative methods for the replacement of eye irritation testing [J]. Altex，2016，33(1)：55-67.

[41]Robinson M K，Cohen C，Fraissinette A B，et al. Non-animal testing strategies for assessment of the skin corrosion and skin irritation potential of ingredients and finished products [J]. Food Chem Toxicol，2002，40(5)：573-592.

[42]Díaz L，Zambrano E，Flores M E，et al. Ethical considerations in animal research：the principle of 3R's [J]. Rev Invest Clin，2020，73(4)：199-209.

[43]Caloni F，Nevelli F，Bonini L，et al. Replacement，reduction，refinement：3 days for 3Rs [J]. Altex，2022，39(3)：519-521.

[44]Dayan A D. Fixed dose procedures for tests on animals [J]. BMJ，1990，301(6743)：72-73.

[45]Stallard N，Whitehead A. The fixed-dose procedure and the acute-toxic-class method：a mathematical comparison [J]. Hum Exp Toxicol，1995，14(12)：974-990.

[46]Yam J，Reer P J，Bruce R D. Comparison of the up-and-down method and the fixed-dose procedure for acute oral toxicity testing [J]. Food Chem Toxicol，1991，29(4)：259-263.

思考题

①什么是一般毒性作用？它与特殊毒性有何区别？

②一般毒性评价和研究的主要目的是什么？

③在进行一般毒性试验时，选择实验动物需要考虑哪些关键因素？

④在急性试验中，为何通常选择刚成年的动物进行试验？常见的动物体重范围是什么？

⑤在实验前对实验动物进行哪些生理与健康状况的检查是必要的？

⑥经呼吸道染毒主要包括哪两种形式？并简要描述它们。

⑦注射染毒有哪几种主要形式？简述它们各自的特点和可能的副作用。

⑧什么是急性毒性？简述其在毒理学研究中的重要性。

⑨在急性毒性试验中，"一次"或"多次"接触的具体含义是什么？请举例说明。

⑩急性毒性试验的主要目的是什么？请列举至少 3 个。

⑪什么是半数致死剂量(LD_{50})？它在急性毒性试验中有何重要作用？

⑫在急性毒性试验中，为什么通常需要对实验动物进行为期 14 d 的观察？

⑬请简述 OECD 毒性评价指南对传统 LD_{50} 法的基本规定有哪些。

⑭霍恩法和改良寇氏法是两种常用的 LD_{50} 计算方法,请简述它们的主要特点和区别。

⑮在急性毒性试验中,观察实验动物的中毒表现和死亡情况有何重要意义?

⑯简述局部毒性作用(局部刺激作用)的定义,并列举出评价这种局部毒性的主要试验方法。

⑰在眼刺激试验中,Draize 试验的核心方法是什么? 并简述其试验步骤。

⑱皮肤刺激试验的观察终点主要包括哪两种? 并解释其含义。

⑲描述皮肤变态反应试验的原理,并说明在试验过程中如何判断受试物是否具有引发皮肤变态反应的能力。

⑳皮肤变态反应试验在哪些领域的安全性评估中具有重要意义? 并简述其意义。

㉑简述短期毒性、亚慢性毒性和慢性毒性试验的主要区别。

㉒在进行毒性试验时,为什么需要合理选择实验动物? 请列举几个考虑因素。

㉓什么是蓄积作用? 它在慢性中毒现象中扮演什么角色?

㉔描述一下在毒性试验中常见的染毒方式有哪些,并解释其应用场景。

㉕在进行毒性试验时,为什么需要严格控制染毒频率、暴露时间和剂量等参数?

㉖简述靶器官和蓄积器官在毒性作用中的区别,并举例说明。

推荐阅读文献 >

[1]周智,韦桂宁,韦奇志,等.岗松油一般药理学及急性毒性实验研究[J].广西医科大学学报,2010,27(1):73-75.

[2]孙选,金有豫,李举寿,等.抗癌健口服液的一般药理作用、药效学及毒性研究[J].中国药物滥用与防治杂志,2005(3):145-147.

[3]Lim J S,Buckley N A,Chitty K M,et al. Association between means restriction of poison and method-specific suicide rates:a systematic review [J]. JAMA Health Forum,2021,2(10):e213042.

[4]St-Onge M,Dubé P A,Gosselin S,et al. Treatment for calcium channel blocker poisoning:a systematic review [J]. Clin Toxicol (Phila),2014,52(9):926-944.

[5]Dart R C,Mullins M E,Matoushek T,et al. Management of acetaminophen poisoning in the US and Canada:a consensus statement [J]. JAMA Netw Open,2023,6(8):e2327739.

[6]Yan L,Chen J,Xu B,et al. A liquid chromatography tandem mass spectrometric method on in vitro nerve agents poisoning characterization and reactivator efficacy evaluation by determination of specific peptide adducts in acetylcholinesterase [J]. J Chromatogr A,2016,1450:86-93.

[7]Nguemfo E L,Mbock A J,Zangueu B C,et al. Acute and sub-acute toxicity assessment of aqueous leaves extract of crassocephalum crepidioides (asteraceae) in wistar rats [J]. J Integr Complement Med,2020,18(2):295-302.

[8]Bauer A E,Hewitt L M,Roy J W,et al. The acute toxicity of bitumen-influenced groundwaters from the oil sands region to aquatic organisms [J]. Sci Total Environ,2022,848:157676.

[9]Grisold W,Carozzi V A. Toxicity in peripheral nerves:an overview [J]. Toxics,2021,9(9):218.

[10]Na C H,Zhang Y,Deng M J,et al. Evaluation of the detoxication efficiencies for acrylonitrile wastewater treated by a combined anaerobic oxic-aerobic biological fluidized tank (A/O-ABFT) process:acute toxicity and zebrafish embryo toxicity [J]. Chemosphere,2016,154:1-7.

［11］Roque B R，Faria A C，Brito-da-Costa A M，et al. On behalf of the oemonom researchers. cocaine：an updated overview on chemistry，detection，biokinetics，and pharmacotoxicological aspects including abuse pattern［J］. Toxins，2022，14(4)：278.

［12］Anderson J A，Remund T，Pohlson K，et al. In vitro and in vivo evaluation of effect of excipients in local delivery of paclitaxel using microporous infusion balloon catheters［J］. J Biomed Mater Res B Appl Biomater，2017，105(2)：376-390.

［13］Choksi N，Lebrun S，Nguyen M，et al. Validation of the optiSafe™ eye irritation test［J］. Cutan Ocul Toxicol，2020，39(3)：180-192.

［14］Akagi T，Yamada T，Miyazaki H，et al. Validation study for in vitro skin irritation test using reconstructed human skin equivalents constructed by layer-by-layer cell coating technology［J］. J Appl Toxicol，2023，43(6)：874-886.

［15］Roberts D W，Patlewicz G. Non-animal assessment of skin sensitization hazard：is an integrated testing strategy needed，and if so what should be integrated?［J］. J Appl Toxicol，2018，38(1)：41-50.

［16］Badr G M，Elsawy H，Sedky A，et al. Protective effects of quercetin supplementation against short-term toxicity of cadmium-induced hematological impairment，hypothyroidism，and testicular disturbances in albino rats［J］. Environ Sci Pollut Res Int，2019，26(8)：8202-8211.

［17］Rinwa P，Eriksson M，Cotgreave I，et al. 3R-refinement principles：elevating rodent well-being and research quality［J］. Lab Anim Res，2024，40(1)：11.

第五章　化学污染物及其毒理学特征

主要内容：持久性有机污染物概念及典型毒性；核受体（以芳烃受体为例）介导的毒性机制；内分泌干扰物及其诱导的多类效应；重金属毒性；农药毒性；典型阻燃剂毒性；典型增塑剂毒性；典型气体污染物毒性；大气颗粒物毒性；饮用水系统污染物毒性；纳米塑料和微塑料毒性；影响污染物毒性的因素。

重点：持久性有机污染物的毒性和内分泌干扰物的危害。

难点：污染物毒性产生的原理与机制。

第一节　概述

化学的发展经历了漫长而曲折的过程，主要包括以下几个时期。

①化学的萌芽时期（远古到公元前 1500 年）：人类学会了制陶、冶金、酿酒、染色等工艺，这些都是在实践经验的直接启发下经过长期摸索而来的最早的化学工艺，但还没有形成系统的化学知识。

②炼丹和医药化学时期（约公元前 1500—公元 1650 年）：炼丹术士和炼金术士为了追求长生不老的仙丹和象征富贵的黄金，开始了最早的化学实验，他们记载、总结炼丹术的书籍为化学的发展积累了丰富的实践经验。虽然他们没有实现最初的目标，但在物质间的相互转化方面积累了许多知识，为化学的进一步发展准备了素材。随着炼丹术、炼金术的衰落，化学方法在医药和冶金方面得到了正当发挥。

③燃素化学时期（1650—1775 年）：这一时期是近代化学的孕育阶段。随着冶金工业的发展和实验室经验的积累，人们开始总结以往知识，进行化学变化的理论研究。燃素说认为可燃物能够燃烧是因为它含有燃素，燃烧过程是可燃物中燃素放出的过程。尽管这一理论后来被证明是错误的，但它把大量化学事实统一在一个概念之下，解释了许多化学现象，也为近代化学思维奠定了基础。英国化学家波义耳为化学元素指明了科学的概念，化学借燃素说从炼金术中解放出来，逐渐成为自然科学的一个分支。

④定量化学时期（1775—1900 年）：1775 年前后，拉瓦锡用定量化学实验阐述了燃烧的氧化学说，开创了定量化学时期，使化学沿着正确的轨道发展。19 世纪初，英国化学家道尔顿提出近代原子论，接着意大利科学家阿伏伽德罗提出分子学说，原子-分子论的研究使化学真正被确立为一门科学。这一时期建立了不少化学基本定律，俄国化学家门捷列夫发现

元素周期律,并编制出元素周期表;德国化学家李比希和维勒发展了有机结构理论;等等。这些都使化学成为一门系统的科学,为现代化学的发展奠定了基础。

⑤科学相互渗透时期(20世纪初开始):20世纪初,物理学的发展和各种物理测试手段的出现,促进了溶液理论、物质结构、催化剂等领域的研究。量子理论的发展使化学和物理学有了更多共同语言,解决了化学上许多未解决的问题,物理化学、结构化学等理论逐步完善。同时,化学向生物学和地质学等学科渗透,使过去很难解决的蛋白质、酶等结构问题得到深入研究,生物化学等学科得到快速发展。

化学污染物一般指进入环境后造成污染作用的化学物质,如 DDT、多氯联苯、重铬酸钾、丙烯腈及氯乙烯等。在工业生产过程中排放的废气、废水和废渣中都含有各种不同物理、化学性质的化学物质,它们在环境或有机体中会发生化学作用,造成危害。现联合国环境规划署所属的潜在有毒化学品国际登记中心(International Register of Potentiality Toxic Chemicals,IRPTC)建立了有毒化学品数据库,已储存了 550 多种有国际意义的化学品的详细信息,还收集了 500 种有毒化学品安全处置的方法,以及 6000 多种化学品的有关国家与国际规定的重要信息。

化学污染物包含多种类型,本章着重介绍持久性有机污染物、内分泌干扰物、重金属、农药、典型阻燃剂、增塑剂、纳米塑料和微塑料等几种常见的典型污染物以及污染物的毒理学特征及其作用机制。

第二节　持久性有机污染物概念及典型毒性

一、持久性有机污染物的概念

持久性有机污染物(POPs)是指通过各种环境介质(大气、水、生物体等)能够长距离迁移并长期存在于环境,具有长期残留性、生物蓄积性、半挥发性和高毒性,对人类健康和环境具有严重危害的天然或人工合成的有机污染物。它具备 4 种特性:高毒性、持久性、生物积累性、远距离迁移性。而对位于生物链顶端的人类来说,这些毒性比之最初放大了 7 万倍以上。

为了推动 POPs 的淘汰和削减,保护人类健康和环境免受 POPs 的危害,2001 年 5 月 22 日包括中国政府在内的 92 个国家和区域经济一体化组织在联合国环境规划署主持下签署了《斯德哥尔摩公约》,其全称是《关于持久性有机污染物的斯德哥尔摩公约》,又称 POPs 公约。该公约于 2004 年 5 月 17 日正式生效,使 POPs 成为全球性关注的环境问题。第十届全国人民代表大会常务委员会第十次会议批准公约,2004 年 11 月 11 日公约对中国生效。2024 年《斯德哥尔摩公约》国际缔约 20 周年,我国生态环境部联合其他相关部门编制了《中国持久性有机污染物控制(2004—2024 年)》,我国已全面淘汰的 29 种 POPs 如表 5-1所示。

表 5-1　中国已全面淘汰的 29 种 POPs

名称	用途
艾氏剂、狄氏剂、异狄氏剂、七氯、毒杀芬、氯丹、灭蚁灵、十氯酮、三氯杀螨醇、硫丹原药及其相关异构体	作为农药,曾用于水果、蔬菜、水稻、咖啡果、棉花、花生、烟草等病虫害防治
林丹、α-六氯环己烷、β-六氯环己烷	作为农药,曾用于果树、蔬菜等病虫害防治。其中,林丹还曾用于治疗头虱或疥疮
滴滴涕	作为农药,曾用于果树、蔬菜等病虫害防治。曾用于病媒控制,减少疟疾传播。作为化工原料,曾用于生产三氯杀螨醇等
五氯苯、六氯苯、五氯苯酚及其盐类和酯类、六氯丁二烯	作为杀菌剂,曾用于木材、植物防腐。作为化工原料,曾用于生产其他化学品
多氯联苯、多氯萘	作为绝缘油等,曾用于电力电容器、变压器等
六溴联苯、四溴二苯醚和五溴二苯醚、六溴二苯醚和七溴二苯醚、商用十溴二苯醚中的十溴二苯醚、六溴环十二烷、得克隆及其顺式异构体和反式异构体	作为阻燃剂,添加到塑料、纺织品中,曾广泛应用于电子电气产品、电线电缆、外墙保温建筑材料、家具、沙发和汽车内饰等领域
全氟辛基磺酸及其盐类和全氟辛基磺酰氟、全氟己基磺酸及其盐类和相关化合物	作为表面活性剂、工业添加剂等,曾应用在电子产品和半导体生产、泡沫灭火剂、金属电镀、纺织品、皮革和垫衬物、农药等领域
短链氯化石蜡	作为增塑剂或阻燃剂,曾用于填缝剂、防水油漆、学生书包、塑胶跑道、汽车内饰、软门帘、地垫、橡胶传送带、金属加工液等领域

资料来源:中华人民共和国生态环境部. 中国持久性有机污染物控制(2004—2024 年)[M]. 北京:中国环境出版集团,2024.

二、持久性有机污染物的分类

《斯德哥尔摩公约》规定需要采取国际监管的首批 12 种(类)POPs 为有机氯杀虫剂、工业化学品和非故意生产的副产物 3 类。2009 年后每两年会新增一些 POPs,截至公约第十次缔约方大会(2022 年),总计 31 种具有 POPs 性质的污染物。

第一类——有机氯杀虫剂:

①艾氏剂(aldrin):施于土壤中,用于清除白蚁、蚱蜢、南瓜十二星叶甲和其他昆虫。1949 年开始生产,已被 72 个国家禁止,10 个国家限制。

②氯丹(chlordane):控制白蚁和火蚁,作为广谱杀虫剂用于各种作物和居民区草坪中。1945 年开始生产,已被 57 个国家禁止,17 个国家限制。

③滴滴涕(DDT):曾用作农药杀虫剂,用于防治蚊蝇传播的疾病。1942 年开始生产,已被 65 个国家禁止,26 个国家限制。

④狄氏剂(dieldrin)：用来控制白蚁、纺织品害虫，防治热带蚊蝇传播疾病，部分用于农业。产生于 1948 年，被 67 个国家禁止，9 个国家限制。

⑤异狄氏剂(endrin)：作为喷洒棉花和谷物等作物的叶片杀虫剂，也用于控制啮齿动物。1951 年开始生产，已被 67 个国家禁止，9 个国家限制。

⑥七氯：用来杀灭火蚁、白蚁、蚱蜢、作物病虫害以及传播疾病的蚊蝇等带菌媒介。1948 年开始生产，已被 59 个国家禁止，11 个国家限制。

⑦十氯酮。

⑧灭蚁灵(mirex)：用于杀灭火蚁、白蚁以及其他蚂蚁。已被 52 个国家禁止，10 个国家限制。

⑨毒杀芬(toxaphene)：棉花、谷类、水果、坚果和蔬菜杀虫剂。1948 年开始生产，已被 57 个国家禁止，12 个国家限制。

第二类——工业化学品：包括多氯联苯(PCBs)和六氯苯(hexachlorobenzene，HCB)。

①PCBs：用作电器设备如变压器、电容器、充液高压电缆和荧光照明整流，以及油漆和塑料中，是一种热交流介质。

②HCB：化工生产的中间体。

第三类——非故意生产的副产物：多氯代二苯并对二噁英(简称"二噁英")和多氯代二苯并呋喃(简称"呋喃")。其来源：

①不完全燃烧与热解，包括城市垃圾、医院废弃物、木材及废家具的焚烧，汽车尾气，有色金属生产、铸造和炼焦，发电，水泥、石灰、砖、陶瓷、玻璃等制造工业及释放 PCBs 的事故。

②含氯化合物的使用，如氯酚、PCBs、氯代苯醚类农药和菌螨酚。

③氯碱工业。

④纸浆漂白。

⑤食品污染，如食物链的生物富集、纸包装材料的迁移和意外事故引起的食品污染。

国际对 POPs 的控制：禁止和限制生产、使用、进出口、人为源排放，管理好含有 POPs 废弃物和存货。

三、持久性有机污染物的特征

1.持久性

POPs 物质具有抗光解性、化学分解和生物降解性，一旦排放到环境中，难于降解，可以在水体、土壤和底泥中存留数年时间。例如，二噁英系列物质在气相中的半衰期为 8～400 d，水相中为 166 d 到 2119 年，在土壤和沉积物中为 17～273 年。

2.生物积累性

POPs 具有高亲油性和高憎水性，其能在活的生物体的脂肪组织中进行生物积累，可通过食物链危害人类健康。

3.远距离迁移性

POPs 可以通过风和水流传播到很远的距离。POPs 物质一般是半挥发性物质，在室温下就能挥发进入大气层。因此,它们能从水体或土壤中以蒸气形式进入大气环境或者附在大气中的颗粒物上,由于其具持久性,所以能在大气环境中远距离迁移而不会全部被降解,但半挥发性又使得它们不会永久停留在大气层中,会在一定条件下又沉降下来,然后又在某些条件下挥发。这样挥发和沉降重复多次就会导致 POPs 分散到地球上各个地方。

4.高毒性

POPs 物质在低浓度时也会对生物体造成伤害,对人类及动物的生殖、遗传、免疫以及神经系统等都会造成一定的损害,严重的情况下会造成致畸、致癌和致突变效应。例如,二噁英类物质中最毒者的毒性相当于氰化钾的 1000 倍以上,号称是世界上最毒的化合物之一,每人每日能容忍的二噁英摄入量为每公斤体重 1 pg。POPs 物质还具有生物放大效应,POPs 也可以通过生物链逐渐积聚成高浓度,从而造成更大的危害。

四、持久性有机污染物毒性机制

POPs 特殊的性质决定了它们对人体健康和生态环境具有极大的危害。研究发现,POPs 对生物体不仅具有较高的毒性,且已被证实是人类以及动植物很多疾病与损害的来源。近年来,实验室研究以及流行病学调查等都表明 POPs 能够导致生物体内分泌紊乱、生殖及免疫机能失调、神经行为和发育紊乱以及癌症等严重疾病。环境中的 POPs 已对生态环境和人体健康构成了严重威胁。POPs 的毒性机制复杂多样,针对不同的 POPs 种类,毒性效应及机制也不相同。以下简要介绍 POPs 的毒性作用及其作用机制。

1.神经毒性

POPs 可以干扰神经系统的正常功能。例如,多氯联苯(PCBs)能够影响神经递质的释放、摄取和代谢,导致神经系统信号传递紊乱。某些 POPs 还可能直接损伤神经细胞,影响神经元的生长、发育和存活,进而引起认知障碍、行为异常和运动失调等症状。短链氯化石蜡(SCCPs)暴露能够对斑马鱼仔鱼产生神经发育毒性和神经行为毒性。研究表明 SCCPs 暴露能够通过降低 AChE 的含量和活性紊乱胆碱能系统,导致斑马鱼运动能力和活力的下降。此外,SCCPs 暴露能够破坏血脑屏障的紧密连接结构。[1]

2.内分泌干扰作用

POPs 可以模拟或干扰体内天然激素的作用,影响内分泌系统的正常功能。例如,二噁英类物质能够与体内的芳烃受体结合,干扰内分泌激素的合成和分泌。内分泌干扰作用可能导致生殖系统发育异常、生殖功能障碍、甲状腺功能紊乱等问题,对生物体的生长、发育和繁殖产生严重影响。

3.免疫毒性

POPs 可以抑制免疫系统的功能,降低生物体的免疫力。例如,某些 POPs 能够影响免疫细胞的活性和数量,干扰免疫分子的合成和分泌。免疫毒性可能使生物体更容易受到病原体的感染,增加患病风险,同时也可能影响疫苗的有效性和疾病的治疗效果。

4.遗传毒性

POPs 可以引起基因突变、染色体畸变和 DNA 损伤等遗传毒性效应。例如,二噁英类物质能够与 DNA 结合,形成加合物,导致 DNA 复制和转录错误。遗传毒性可能影响生物体的遗传稳定性,增加遗传疾病的发生风险。

5.致癌性

一些 POPs 具有致癌性,长期接触可能增加患癌的风险。例如,PCBs、二噁英等物质被认为是潜在的致癌物质。致癌机制可能涉及多种途径,包括遗传毒性、内分泌干扰和氧化应激等。

第三节　核受体介导的毒性机制

芳香烃受体(aryl hydrocarbon receptor,AHR 或 AhR)是一种配体激活的转录因子,可调节基因的表达。AHR 在与多环芳烃(PAHs)、持久性有机污染物(POPs)和相关的无处不在的环境化学物质结合时被激活,以介导其生物和毒性作用。AHR 是高分子量的蛋白质(110～150 kD),属于碱性螺旋—环—螺旋转录因子家族中的一个成员,是一种高度保守的核受体。芳香烃受体是一种对环境极为敏感的核受体。当接触到特定的外源性化学物质时,如多环芳烃、二噁英等,AHR 便被激活,开启一场潜在的毒性风暴。

首先,这些有害的化学物质与 AHR 结合后,促使 AHR 从细胞质转位到细胞核内。在这里,AHR 与芳香烃受体核转位蛋白(aryl hydrocarbon receptor nuclear translocator,ARNT)结合形成异二聚体。异二聚体能够识别并结合特定的 DNA 序列,进而调控下游基因的转录。这种转录调控可能导致细胞的正常生理功能发生紊乱。

在毒性机制中,AHR 对细胞代谢产生了重大影响。它可以诱导细胞色素 P450 酶系等代谢酶的表达。虽然这些代谢酶在一定程度上参与外源物质的代谢和解毒过程,但过度激活可能会使细胞处于氧化应激状态,产生大量的活性氧自由基,对细胞的结构和功能造成严重损害。从免疫角度来看,AHR 的异常激活也带来了诸多问题。它能够调节多种免疫细胞的功能,而这种调节一旦失衡,就可能引发免疫相关疾病。例如,激活 AHR 可能导致调节性 T 细胞的分化异常,破坏免疫稳态,增加自身免疫性疾病和过敏的发生风险。在癌症的发生发展中,AHR 同样起着推波助澜的作用。长期接触 AHR 的高亲和力配体,会使细胞异常增殖、抑制细胞凋亡以及促进血管生成。这些变化为癌细胞的生长和扩散提供了有利条件。此外,在皮肤系统中,AHR 的异常信号可能与皮肤病如银屑病、特应性皮炎等的发生有关。它参与皮肤的屏障功能、色素沉着以及对紫外线等环境因素的响应,一旦出现问题,就会影响皮肤的健康。

总之,以芳香烃受体为例的核受体介导的毒性机制复杂而多样。了解这些机制对于预防和治疗相关疾病、保护环境和人类健康具有重要意义。

芳香烃受体在生物体内具有复杂而重要的作用机制,主要包括以下几个方面。

一、与配体结合及转位

当生物体内存在多环芳烃、二噁英等外源化学物质时，AHR 会与其特异性结合。结合配体后的 AHR 发生构象变化，从细胞质中的无活性状态转变为活性状态，并与多种蛋白质分子结合形成复合物。随后，该复合物通过与微管等细胞骨架成分的相互作用，快速转位到细胞核内。

二、与芳香烃受体核转位蛋白结合

进入细胞核后，AHR 与 ARNT 结合形成异二聚体。ARNT 在生物体内通常是持续表达的，它与 AHR 的结合对于 AHR 发挥功能至关重要。

三、调控基因转录

AHR-ARNT 异二聚体能够识别并结合特定的 DNA 序列，即外源性物质响应元件（xenobiotic response element，XRE）。这种结合启动了下游基因的转录过程。被调控的基因包括细胞色素 P450 酶系、谷胱甘肽 S-转移酶等代谢酶基因，以及一些参与细胞生长、分化和免疫调节的基因。

1.参与外源物质代谢

细胞色素 P450 酶系等代谢酶被诱导表达后，能够参与外源化学物质的代谢和解毒过程。例如，将多环芳烃等有毒物质转化为更易排出体外的代谢产物。

2.影响细胞生理功能

对参与细胞生长、分化的基因的调控，可影响细胞的增殖、凋亡和组织发育等生理过程。如果 AHR 被过度激活或功能失调，可能导致细胞异常增殖或凋亡受阻，进而引发疾病。

四、免疫调节作用

1.调节免疫细胞功能

在免疫系统中，AHR 可以调节多种免疫细胞的功能。例如，它可以影响 T 细胞、B 细胞、树突状细胞等的发育、分化和活性。激活 AHR 可以促进调节性 T 细胞的分化，抑制免疫反应，维持免疫稳态。而在某些情况下，异常的 AHR 激活可能导致免疫细胞功能紊乱，引发自身免疫性疾病或过敏反应。

2.响应环境因素

免疫系统对环境中的化学物质和微生物等具有敏感性,AHR 作为一种能够感知环境变化的受体,在免疫调节中起着重要作用。它可以响应环境中的毒素、污染物以及微生物代谢产物等,调节免疫反应以适应环境变化。

五、其他生理功能调节

1.生理节律调节

有研究表明,AHR 可能参与生物体内的生理节律调节。它与生物钟基因相互作用,影响生物体的昼夜节律。

2.皮肤功能调节

在皮肤中,AHR 参与皮肤的屏障功能、色素沉着以及对紫外线等环境因素的响应。它可以调节皮肤细胞中黑色素的生成,保护皮肤免受紫外线的伤害。同时,AHR 也参与皮肤的炎症反应和伤口愈合过程。

综上所述,芳香烃受体在生物体内通过与配体结合、转位到细胞核、与 ARNT 结合以及调控基因转录等一系列过程,发挥着广泛而重要的作用,涉及外源物质代谢、免疫调节、生理节律调节和皮肤功能调节等多个方面。

如图 5-1 所示,AHR 存在于细胞质中,由伴侣蛋白和其他蛋白质组成。亲脂配体(如多环芳烃)可以穿过细胞膜并与 AHR 结合。随后由于构象变化,AHR 脱离其络合蛋白并易位到细胞核,在那里它与来自其他信号通路的 ARNT 或其他伙伴二聚体结合。最后,AHR-ARNT 复合体在响应性启动子元件上与 DNA 结合并启动转录。编码外源代谢酶的基因是第一批被描述的 AHR 靶基因。[2]

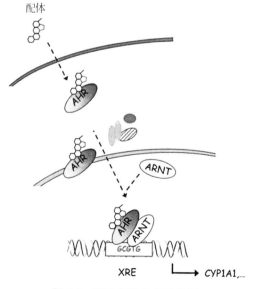

图 5-1　芳香烃受体传导机制

第四节　典型重金属的毒性

随着工业化和城市化的快速发展,重金属污染已成为全球面临的重大环境问题之一。重金属一般指密度超过 5 g/cm^3 的金属,主要包括砷(As)、镉(Cd)、铬(Cr)、铜(Cu)、铁(Fe)、铅(Pb)、汞(Hg)、银(Ag)等。这些重金属广泛参与人类活动,如化石燃料燃烧、采矿、电镀、染料和颜料制造、肥料的使用和其他工业活动,导致它们通过废水或其他途径大量释放到环境中。由于其不可生物降解的特性,重金属易于在自然界中持续存在,导致食物链中的生物积累,造成严重的环境和健康问题。了解重金属的毒性对于防治重金属污染、保护生态环境和人类健康具有重要意义。本节主要探讨重金属的毒性,包括常见重金属的种类、对人体及环境的危害机制以及相应的防治措施。通过对重金属毒性的深入研究,旨在提高人们对重金属污染的认识,加强环境保护和人体健康防护。

一、常见的重金属

1.砷

砷(As)是一种广泛存在于自然界的具有重金属性质的类金属元素,被美国国家环境保护局列为 A 类和 1 类致癌物,是导致许多国家饮用水污染、土壤污染的主要有毒重金属之一。砷酸盐[As(Ⅴ)]是砷元素存在的主要形式之一。砷的广泛污染是由人为活动造成的,例如化石燃料的燃烧、采矿、医疗用途、化肥和农药、冶炼、电解过程、污水污泥,以及颜料、半导体、玻璃和合金制造过程等。砷暴露可对人体健康产生危害,国际癌症研究机构将砷认定为Ⅰ类致癌物,人体长期暴露于高砷环境,可引起皮肤癌、肺癌、膀胱癌和肝癌等癌症。相反,在植物和微藻中,砷会导致细胞器和 DNA 受损、脂质过氧化和蛋白质降解。

自然环境中的砷元素一般以无机和有机两种形式存在,无机砷主要为 As(Ⅲ)或 As(Ⅴ),有机砷以甲基化形式为主,主要包括一甲基砷酸、二甲基亚砷酸和三甲基亚砷酸等化学形式。其中无机形态在陆地环境中占主导地位,分别以砷酸盐[As(Ⅴ)]和亚砷酸盐[As(Ⅲ)]存在。土壤 pH 和氧化还原条件会影响 As 的价态,在还原性和碱性环境中以 As(Ⅲ)为主,而在氧化性和酸性环境下以 As(Ⅴ)为主。土壤中有机砷的丰度相当低,大多数来源于含砷农用化学品在农田中的使用和土壤微生物的活动。土壤微生物会通过氧化、还原或甲基化等过程来诱导砷在不同存在形式间的转化。其中氧化还原反应主要涉及土壤中 As(Ⅴ)和 As(Ⅲ)间的互相转化,而甲基化则是将无机砷转化为有机砷的最主要方式。砷的化学形态影响其在土壤中的流动性及植物对其的吸收。通常认为,有机砷的毒性远低于无机砷,且随着其甲基化程度的升高而降低,说明甲基化可能是砷解毒的一种途径。然而近年的研究显示,尽管五价形式的一甲基砷酸和二甲基亚砷酸毒性低于 As(Ⅴ),但三价形式的一甲基砷酸和二甲基亚砷酸毒性却远高于 As(Ⅲ),说明砷元素的价态在其毒性强度上起主要作用。砷酸盐[As(Ⅴ)]的性质非常稳定,常见于酸性土壤中,毒性较低,但可以迅速吸附到黏土矿物以及锰铁氧化物和氢氧化物上,使其易于在土壤中积累。而还原性的亚砷酸盐[As(Ⅲ)]主要出现在碱性土壤条件下,其可溶性、流动性和毒性远大于砷酸盐。砷毒害会对植物体的形态学建成与生理代谢稳定造成严重的损害。砷在植物体中的直接毒性源于其对于蛋白质硫基(—SH)的亲和性,这会影响细胞的正常代谢与生理活动,甚至导致细胞的死亡。砷在植物细胞内的代谢还会伴随着活性氧(reactive oxygen species,ROS)的产生。而活性氧的积累会影响植物体正常的新陈代谢过程,对脂类、蛋白质和 DNA 等重要的大分子造成不可修复的损害。此外,由于砷酸根与磷酸根(Pi)在化学结构上具有相似性,因此砷酸的存在还会竞争性抑制植物对磷素的吸收,进而影响植物正常的生长发育。砷胁迫可以激活植物体内的活性氧与活性氮信号、钙信号、丝裂原活化蛋白激酶(mitogen-activated protein kinase,MAPK)信号和激素信号。[3] 相关信号通路对感知胁迫刺激和进一步放大下游信号起到至关重要的作用,通过调节效应基因的表达来最终赋予植物体对类金属胁迫的耐受性。

2.汞

汞(Hg)被认为是环境中毒性极强的重金属。被我国及联合国环境规划署、世界卫生组织、欧盟和美国国家环境保护局等机构列为优先控制污染物。汞化合物分为三类:元素汞、无机汞和有机汞(如甲基汞)。地壳中的汞矿物有辰砂(HgS,三方晶系)和黑辰砂(HgS,等轴晶系)等,全世界从岩石风化出来的汞每年可达 5000 t,分别进入土壤、水环境和大气中。人类活动大大促进了汞在环境中的迁移和转化,煤和石油的燃烧、含汞金属矿物(主要是辰砂)的冶炼,是大气汞的主要来源;各种工业排放的含汞废水成为水体中汞及其化合物的主要来源;施用含汞农药和含汞污泥肥料及污水灌溉是土壤中汞的主要来源。土壤中的汞可部分挥发进入大气和植物体内,并可通过降水作用进入地下水中。地面水中的汞小部分挥发进入大气中,大部分吸附在水中颗粒物上沉积于底泥中,底泥中的微生物在甲基供体的存在下,将无机汞转化成甲基汞。甲基汞经食物链的生物浓缩和生物放大作用,可在鱼体内浓缩几万至几十万倍。

3.铅

铅(Pb)是一种高密度、柔软的蓝灰色金属,沸点 1740 ℃,熔点 327 ℃,是地壳的天然成分之一,普遍以极低的含量存在于土壤、植物和水中。常见的含 Pb 矿物为方铅矿(PbS)、白铅矿(PbCO$_3$)、角铁矿(PbSO$_4$)和焦闪石[Pb$_5$(PO$_4$)$_3$Cl]。铅通常以 ^{204}Pb、^{206}Pb、^{207}Pb 和 ^{208}Pb 同位素存在于自然界中。Pb 也通常存在于含有铜、锌和银的矿石中,并作为提炼这些金属的副产品而产生。Pb(Ⅱ)是毒性最强的重金属之一,可以通过摄入、吸入或皮肤接触进入人体系统,每年有超过 50 万人死于 Pb(Ⅱ)暴露。即使在低浓度下也对人体健康极为有害,世界卫生组织推荐的饮用水中 Pb(Ⅱ)含量限值为 10 μg/L。当超过这个限度时,人体中组织器官会受到 Pb(Ⅱ)的损害。Pb(Ⅱ)积累过量对人体造成的损害包括影响生长发育、繁殖迟缓、线粒体呼吸减少、细胞周期调节或细胞凋亡以及致癌,甚至影响智力发育。

4.镉

镉(Cd)是一种剧毒的侵入性重金属。地壳中的镉以百万分之 0.1～0.2 的丰度出现,常伴生于锌或铅矿床中,进而成为锌或铅冶炼的副产物。据统计,镉的主要应用是镍镉电池产业,还应用于包括合金冶炼、防腐涂料制备、颜料加工、聚氯乙烯-微塑料稳定助剂以及辐射防护和太阳能电子器件制备等领域。自20世纪初以来,全球每年排放约3万吨镉,大部分来源于工业生产及含镉生活用品,其中约87%会进入土壤。土壤是镉污染的地球化学汇点,与其紧密关联的包括水体、大气层、生物界以及人类社区等多个层面。2014年全国土壤污染调查结果显示,我国农业土壤污染超标率为19%,其中砷、镉、铬等重金属污染物的累积较为严重,它们在全部超标点中的占比高达82.8%,表明我国土壤重金属(类)污染处于临界状态。据估算,中国约有千万公顷农田受到污染,还有330多万公顷土地因污染已无法进行正常种植,其中以重金属污染最为严重。镉具有致癌性和致畸性,即使微量也会对生殖器官、肾脏、肝脏和肺部造成严重损伤,导致癌症、帕金森病和阿尔茨海默病、胃肠道疾病、肌萎缩侧索硬化症、高血压、肾损害、肾结石、周围神经病变、骨质疏松症和呼吸功能不全等健康问题。

5.铬

铬(Cr)化合物在染料、油漆、油墨和颜料制造、皮革鞣制、金属电镀、钢铁和合金生产以及木材保存方面有工业应用。铬有几种氧化态,其中最常见和最稳定的两种状态是三价Cr(Ⅲ)和六价Cr(Ⅵ)。Cr(Ⅵ)的毒性比Cr(Ⅲ)大得多,因为前者可以毫不费力地穿透细胞膜并破坏其完整性,而后者对细胞膜几乎是不渗透的。由于其致癌和致突变特性,即使在十亿分之一的极低浓度下,Cr(Ⅵ)也显示出毒性。此外,Cr(Ⅵ)具有高水溶性和强氧化性,可以破坏遗传物质并修饰DNA转录过程。摄入Cr(Ⅵ)可导致肺癌、皮肤癌和胃癌,以及慢性支气管炎、胃脘痛、肝损伤、肾脏问题、组织神经症、消化系统溃疡、内出血、肺气肿和DNA聚合酶干扰导致的DNA损伤等。Cr(Ⅲ)和Cr(Ⅵ)在溶液中分别以阳离子和阴离子形式存在,pH<1时H_2CrO_4占优势,pH为1～6时$HCrO_4^-$占优势,pH>7时CrO_4^{2-}占优势。

二、重金属的毒性机制

1.影响酶的活性

重金属可以与酶的活性中心或辅助因子结合,抑制酶的活性,从而影响细胞的代谢功能。急性镉中毒会增加丙氨酸氨基转移酶、天冬氨酸氨基转移酶(aspartate aminotransferase,AST)和碱性磷酸酶(alkaline phosphatase,ALP)水平,同时诱导脂质蓄积和炎症。

2.损伤细胞结构

重金属可破坏细胞膜的完整性,导致细胞内物质泄漏;还能损伤线粒体、内质网等细胞器,影响细胞的正常生理功能。

3.干扰基因表达

重金属可以与DNA结合,影响基因的转录和翻译,导致基因突变、细胞凋亡和癌症等。

4.影响神经系统功能

某些重金属如汞、铅等可损害神经系统,影响神经递质的合成、释放和代谢,导致神经行为异常。

三、重金属对人体的危害

1.急性中毒

短时间内摄入大量重金属可引起急性中毒,表现为恶心、呕吐、腹痛、腹泻、抽搐、昏迷等症状,严重时可危及生命。

2.慢性中毒

长期接触低浓度的重金属可导致慢性中毒,表现为头痛、头晕、乏力、记忆力减退、失眠、食欲不振、贫血、肾脏损害、骨骼病变等。流行病学、基础和临床研究表明,重金属可促进活性氧的产生,进而加剧活性氧的产生,诱发炎症,导致内皮功能障碍、脂质代谢紊乱、离子稳态破坏和表观遗传改变。随着时间的推移,重金属暴露最终会增加高血压、心律失常和动脉粥样硬化的风险。

3.致癌作用

一些重金属如镉、铬、镍等具有致癌性,长期接触可增加患癌症的风险。

4.对生殖系统的影响

重金属可影响生殖系统的功能,导致男性精子数量减少、活力降低,女性月经紊乱、不孕不育等。

四、重金属对环境的危害

1.污染土壤和水体

重金属通过工业废水、废气和废渣排放进入环境,污染土壤和水体。被污染的土壤和水体中的重金属可通过食物链进入生物体内,进一步危害生态环境和人类健康。

2.影响生态系统平衡

重金属对植物、动物和微生物都有不同程度的毒性,可影响生态系统的结构和功能,破坏生态平衡。

五、重金属的防治措施

1.加强环境监管

严格控制重金属的排放,加强对工业企业的环境监管,确保其达标排放。加大对违法排放重金属企业的处罚力度,提高企业的环保意识。

2.推广清洁生产技术

鼓励企业采用清洁生产技术,减少重金属的使用和排放。推广资源回收利用,降低重金属的浪费和污染。

3.土壤和水体治理

对已被污染的土壤和水体进行治理,采用物理、化学和生物等方法去除重金属。加强土壤和水体的监测,及时发现和处理重金属污染问题。利用细菌、微藻、酵母和真菌等微生物对重金属进行生物修复,由于其环境友好和低重金属浓度下的成本效益,已被广泛应用于替代传统重金属修复方法。在所有微生物中,微藻具有光合效率高、结构简单等突出的生物学特性,能够在重金属存在、高盐度、营养胁迫、极端温度等极端环境条件下生长良好。因此,利用微藻结合亲和力强、结合位点丰富等优点,对有毒重金属进行修复是一个新兴的趋势。微藻可以消耗重金属作为酶促过程和细胞代谢的微量元素,低毒性的重金属浓度可以刺激微藻的生长和代谢。

重金属的毒性对人体健康和生态环境造成了严重威胁。了解重金属的种类、来源、毒性机制和危害,采取有效的防治措施,对于减少重金属污染、保护生态环境和人类健康具有重要意义。同时,需要加强国际合作,共同应对全球重金属污染问题。

第五节　内分泌干扰物及其诱导的多类效应

一、内分泌干扰物的概念

内分泌干扰物(EDCs)也称为环境激素,是指能够干扰内分泌系统功能的外源性化学物质。这些物质可以通过模仿、阻断或改变天然激素的作用,影响人体和动物的生长、发育、生殖、代谢等生理过程。环境 EDCs 也称为荷尔蒙活性物,是一类典型的新污染物。环境 EDCs 已经成为继臭氧层破坏、温室效应导致的全球气候变暖之后,又一重大全球性环境破坏问题,有学者称"环境 EDCs"问题属于第三代环境污染物。

二、内分泌干扰物的分类

1.农药类

如滴滴涕(DDT)、六六六等有机氯农药,以及一些除草剂、杀虫剂等。这类物质在环境中残留时间较长,容易通过食物链积累。农药广义的定义是指用于预防、消灭或者控制危害农业、林业的病、虫、草和其他有害生物,以及有目的地调节、控制、影响植物和有害生物代谢、生长、发育、繁殖过程的化学合成或者来源于生物、其他天然产物以及应用生物技术产生的一种物质或者几种物质的混合物及其制剂。

"十四五"以来,农业农村部提出"虫口夺粮"保丰收和农药减量化有机统一,加快推广绿色防控产品和技术,持续推进农药减量化。鼓励发展水基化、纳米化、超低容量、缓释制剂等新型高效低风险农药,以降低化学药剂用量,提升病虫害防控效率,治理有害生物抗药性。

2.工业化学品类

多氯联苯(PCBs):这是一组人工合成的含氯有机化合物,具有良好的化学稳定性、绝缘性和热稳定性,曾广泛用于变压器、电容器的绝缘油、油漆、塑料等工业用途。其难降解,能在环境中长期存在,通过生物富集作用在生物体内积累,对内分泌系统产生干扰。

双酚 A:是重要的有机化工原料,主要用于生产聚碳酸酯(PC)、环氧树脂等多种高分子材料,可能会从塑料容器、食品包装材料等中释放出来进入环境,进而干扰内分泌系统。

邻苯二甲酸酯类:常作为增塑剂用于塑料制品中,能增加塑料的柔韧性和可塑性。这类物质可通过饮食、皮肤接触等方式进入人体,影响体内激素水平,如邻苯二甲酸二(2-乙基己基)酯(DEHP)是最常用的邻苯二甲酸酯之一。

全氟化合物(PFCs):包括全氟辛酸(PFOA)及其盐类和全氟辛烷磺酸(PFOS)及其盐类等,由于其具有防油、防水等特性,被广泛应用于纺织、皮革、造纸等工业。它们在环境中非常稳定,能够长期存在,并且可以在生物体内蓄积,干扰甲状腺激素等内分泌功能。

3.药物类

某些激素类药物、避孕药等,若不合理使用或处置,可能进入环境成为内分泌干扰物,如己烯雌酚是人工合成的具有雌激素活性的化学物质,用于医疗等领域,但也会带来内分泌干扰的风险。

三、内分泌干扰物的危害

1.对生殖系统的影响

男性可能出现精子数量减少、质量下降,睾丸发育异常等问题。女性可能出现月经紊乱、不孕不育、乳腺发育异常等问题。

2.对神经系统的影响

影响儿童的神经发育,导致认知能力下降、行为异常等。对成人的神经系统也会产生不良影响,如记忆力减退、情绪波动等。

3.对免疫系统的影响

削弱免疫系统功能,增加患病风险,导致过敏反应、自身免疫性疾病等。

4.对内分泌系统的影响

干扰激素的合成、分泌、代谢和作用,导致甲状腺功能异常、胰岛素抵抗等。

5.对癌症发生的影响

某些内分泌干扰物会增加乳腺癌、前列腺癌、睾丸癌等癌症的发生风险。

总之,内分泌干扰物对人体和生态环境的影响是多方面的,需要引起高度重视,加强对其的监测和管控。

第六节　典型阻燃剂的毒性

一、引言

随着现代科技的不断发展,各种高分子材料在人们的生活和工业生产中得到了广泛应用。然而,这些材料大多具有易燃性,一旦发生火灾,会给人们的生命财产安全带来巨大威胁。因此,阻燃剂的研究和应用显得尤为重要。

二、阻燃剂的定义与分类

1.定义

阻燃剂是一种能够阻止或减缓材料燃烧的化学物质。它通过在材料表面形成一层隔热、隔氧的保护层,或者在燃烧过程中捕捉自由基、中断燃烧的链式反应等方式,来实现阻燃的目的。

2.分类

(1)按阻燃元素分类

卤系阻燃剂:如溴系阻燃剂、氯系阻燃剂等。这类阻燃剂阻燃效果好,但在燃烧时会产生有毒的卤化氢气体。

磷系阻燃剂:包括无机磷系阻燃剂和有机磷系阻燃剂。磷系阻燃剂燃烧时产生的烟雾较少,且毒性相对较低。

氮系阻燃剂:如三聚氰胺及其衍生物等。氮系阻燃剂燃烧时发烟量小,无毒无污染。

无机阻燃剂:如氢氧化铝、氢氧化镁等。无机阻燃剂来源广泛、价格低廉、无毒无害。

(2)按使用方法分类

添加型阻燃剂:在材料加工过程中直接添加到材料中的阻燃剂。

反应型阻燃剂:通过化学反应与材料结合在一起的阻燃剂。

三、阻燃剂的作用机制

1.隔热、隔氧作用

阻燃剂在材料表面形成一层致密的炭层,阻止热量和氧气向材料内部传递,从而减缓材料的燃烧速度。

2.捕捉自由基

阻燃剂在燃烧过程中能够捕捉自由基,中断燃烧的链式反应,从而达到阻燃的目的。

3.稀释作用

阻燃剂在燃烧时分解产生不燃性气体,如氮气、二氧化碳等,稀释了材料周围的可燃气体和氧气浓度,降低了燃烧的强度。

4.吸热作用

阻燃剂在燃烧过程中吸收大量的热量,降低了材料的温度,从而减缓了材料的燃烧速度。

四、阻燃剂的应用领域

1.塑料行业

阻燃剂在塑料中的应用最为广泛,如聚乙烯、聚丙烯(PP)、聚苯乙烯等塑料中都需要添加阻燃剂来提高其阻燃性能。

2.橡胶行业

橡胶制品如轮胎、胶管、胶带等也需要添加阻燃剂来提高其阻燃性能,以满足不同领域的需求。

3.纺织品行业

阻燃剂可以应用于纺织品后整理过程中,使纺织品具有阻燃性能,提高其安全性。

4.涂料行业

阻燃涂料在建筑、船舶、汽车等领域有着广泛的应用,可以有效地提高建筑物和交通工具的防火安全性。

5.电子电器行业

电子电器产品中的塑料外壳、电线电缆等也需要添加阻燃剂来提高其阻燃性能,以防止火灾的发生。

五、阻燃剂对人体健康和环境的影响

1.对人体健康的影响

一些卤系阻燃剂燃烧产生的卤化氢气体对呼吸道有强烈的刺激作用,可能引起咳嗽、呼吸困难等症状。长期接触会导致呼吸系统疾病。部分阻燃剂可能会影响人体的神经系统,引起头痛、头晕、疲劳等症状。还有一些阻燃剂具有内分泌干扰作用,影响人体的激素水平。

2.对环境的影响

阻燃剂在生产、使用和废弃过程中会释放到环境中,对土壤、水体和空气造成污染。进入环境中的阻燃剂会在生物体内积累,通过食物链传递,对生态系统造成危害。

为了减少阻燃剂的毒性影响,一方面需要加强对阻燃剂的研发,开发更加环保、低毒的新型阻燃剂;另一方面在使用阻燃剂时应严格遵守相关法规和标准,合理控制使用量,以降低对人体健康和环境的风险。

六、阻燃剂的未来发展趋势

1.环保型阻燃剂的研发

随着人们环境保护意识的不断提高,环保型阻燃剂的研发将成为未来的发展趋势。环保型阻燃剂应具有无毒、无污染、可再生等特点。

2.高效阻燃剂的研发

为了满足不同领域对阻燃性能的更高要求,高效阻燃剂的研发也是未来的发展方向之一。高效阻燃剂应具有更高的阻燃效率、更低的添加量和更好的热稳定性。

3.多功能阻燃剂的研发

多功能阻燃剂的研发可以实现阻燃、增塑、抗静电等多种功能的一体化,提高材料的综合性能。

4.纳米阻燃剂的研发

纳米阻燃剂具有比表面积大、分散性好、阻燃效率高等优点,将成为未来阻燃剂研发的热点之一。

阻燃剂作为一种重要的化学助剂,在提高材料的阻燃性能、保障人们的生命财产安全方面发挥着重要作用。[4] 然而,阻燃剂的使用也带来了一些环境和健康问题。因此,在未来的研究和应用中,应加强对环保型、高效型、多功能型和纳米阻燃剂的研发,同时加强对阻燃剂的监管和管理,确保其在使用过程中的安全性和环保性。阻燃剂广泛应用于塑料、橡胶、纺织品、涂料等各种材料中,以提高材料的防火安全性。不同类型阻燃剂具有不同的化学结构和性能特点,可根据材料的性质和使用要求进行选择和应用。

第七节　典型增塑剂毒性

一、引言

增塑剂是世界上产量和消费量最大的塑料添加剂之一,对促进塑料工业特别是聚氯乙烯(PVC)工业的发展起着决定性作用。增塑剂不但能够提高 PVC 制品的加工性,而且更有助于改善塑料制品的柔韧性、光泽度,延长产品使用寿命等,广泛应用于儿童玩具、医疗器具、鞋类制品等多个领域。增塑剂可以分为传统邻苯二甲酸酯类增塑剂(图 5-2)和新型环保增塑剂。依据化学结构的不同,新型环保增塑剂主要包括环氧增塑剂、柠檬酸酯类增塑剂、羧酸酯类增塑剂以及聚酯类增塑剂等。然而,随着人们对环境和健康的关注度不断提高,增塑剂的安全性问题也日益受到关注。

二、增塑剂的概念和种类

1.概念

增塑剂是一种加入高分子材料中,能够增加材料的可塑性、柔韧性和加工性能的物质。它通过降低高分子材料的玻璃化转变温度和熔点,使材料在较低的温度下具有较好的柔韧性和加工性能。

2.种类

(1)邻苯二甲酸酯类

邻苯二甲酸酯类增塑剂是目前应用最广泛的一类增塑剂,如邻苯二甲酸二异辛酯(DOP)、邻苯二甲酸二丁酯(DBP)等。它们具有良好的增塑性能和稳定性,价格相对较低。邻苯二甲酸二(2-乙基己基)酯(DEHP)是使用量最多的一类,常用作聚氯乙烯塑料、建筑材

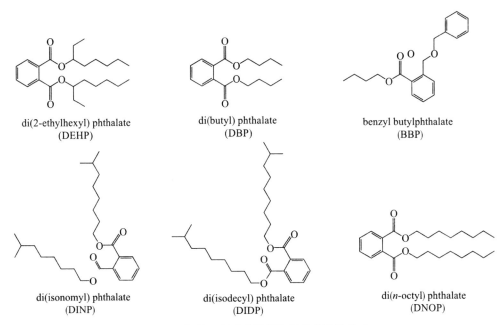

di(2-ethylhexyl) phthalate
(DEHP)

di(butyl) phthalate
(DBP)

benzyl butylphthalate
(BBP)

di(isonomyl) phthalate
(DINP)

di(isodecyl) phthalate
(DIDP)

di(n-octyl) phthalate
(DNOP)

图 5-2 邻苯二甲酸酯类增塑剂的分子结构式

料或个人护理品中的溶剂、增塑剂和添加剂。

(2)脂肪族二元酸酯类

脂肪族二元酸酯类增塑剂如己二酸二辛酯(DOA)、癸二酸二辛酯(DOS)等,具有良好的耐寒性和耐候性。

(3)磷酸酯类

磷酸酯类增塑剂如磷酸三苯酯(TPhP)、磷酸三甲苯酯(TCP)等,具有阻燃性和耐油性。

(4)环氧类

环氧类增塑剂如环氧大豆油、环氧脂肪酸甲酯等,具有良好的稳定性和环保性。

三、增塑剂的作用机制

增塑剂的作用机制主要有两种:隔离作用和相互作用。

1.隔离作用

增塑剂分子插入高分子链之间,隔离了高分子链之间的相互作用力,使高分子链能够更容易地运动,从而增加了材料的柔韧性和可塑性。

2.相互作用

增塑剂分子与高分子链之间发生相互作用,如氢键、范德华力等,改变了高分子链的结构和性能,从而增加了材料的柔韧性和可塑性。

四、增塑剂对人体健康的影响

长期以来,增塑剂主要以邻苯二甲酸酯类增塑剂为主,约占全部增塑剂消费量的80%。据报道,2016年中国增塑剂总产能为750万吨/年,其中邻苯二甲酸二异辛酯(DOP)产能为273万吨/年,约占增塑剂总产能的1/3。[5] 随着DOP在食品包装、医药工业上的应用越来越广泛,人们对它的毒性研究也越来越深入。有研究表明邻苯二甲酸酯类增塑剂具有类雌性激素活性和生殖毒性,会对人体或动物体的生殖系统造成损害。此外,该类增塑剂还会使细胞染色体的结构和数目发生变化,从而引起基因变异,具有致畸、致癌的危害。于晋泽等报道了DOP会通过药物、母乳、饮食及医疗设备等途径危害人类健康,并特别指出婴儿是受DOP危害最敏感的人群。[6] 王珥梅等报道了DOP对雄性生殖系统危害的研究进展,表明DOP会干扰内分泌功能,从而影响其生殖功能。[7] 王丽等还报道了DOP广泛存在于人们的生活环境中,DOP在各种环境介质如空气、水、土壤甚至灰尘中都有被检测到。DEHP也是常用的增塑剂,可引发女性生殖和发育毒性。[8] 已有研究报道胚胎卵巢体外暴露于DEHP,会导致小鼠卵母细胞第一次减数分裂前期进程的阻滞,加剧卵母细胞DNA损伤进而造成细胞凋亡,并上调雌激素受体表达。[9] 增塑剂还可能对人体的神经系统、肝脏、肾脏等造成影响。

五、增塑剂的应用领域

1.塑料工业

增塑剂在塑料工业中应用最为广泛,如聚氯乙烯(PVC)、聚乙烯(PE)、聚丙烯(PP)等塑料中都需要添加增塑剂来提高其柔韧性和加工性能。

2.橡胶工业

增塑剂在橡胶工业中也有广泛的应用,如天然橡胶、合成橡胶等橡胶中都需要添加增塑剂来提高其柔韧性和加工性能。

3.涂料工业

增塑剂在涂料工业中可以提高涂料的柔韧性、附着力和耐候性。

4.其他领域

增塑剂还可以应用于油墨、胶黏剂、纺织品等领域。

六、增塑剂的发展趋势

1.环保型增塑剂的研发

随着人们对环境和健康的关注度不断提高,环保型增塑剂的研发成为未来的发展趋势。环保型增塑剂应具有无毒、无味、无污染等特点,同时还应具有良好的增塑性能和稳定性。

2.高性能增塑剂的研发

随着科技的不断进步,高性能增塑剂的研发也成为未来的发展趋势。高性能增塑剂应具有更高的增塑效率、更好的稳定性、更强的耐候性等特点,以满足不同领域的需求。

3.多功能增塑剂的研发

多功能增塑剂的研发也是未来的发展趋势之一。多功能增塑剂应具有增塑、阻燃、抗静电等多种功能,以提高材料的综合性能。

增塑剂作为一种重要的化工助剂,在塑料、橡胶、涂料等领域有着广泛的应用。然而,增塑剂的安全性问题也日益受到关注。未来,应加强对环保型、高性能、多功能增塑剂的研发,以满足人们对环境和健康的需求。同时,还应加强对增塑剂的监管和管理,确保其在生产、使用和废弃过程中的安全性。

第八节　典型大气污染物的毒性

一、引言

大气污染是当前全球面临的重要环境问题之一,大气污染物对人类健康、生态系统和气候变化都产生了严重的影响。了解大气污染物的种类、来源、危害以及控制措施,对于改善空气质量、保护人类健康和生态环境具有重要意义。

二、大气污染物的种类

1.颗粒物

可吸入颗粒物(PM_{10}):空气动力学当量直径小于等于 $10\ \mu m$ 的颗粒物。

细颗粒物($PM_{2.5}$):空气动力学当量直径小于等于 $2.5\ \mu m$ 的颗粒物。

总悬浮颗粒物(TSP):指悬浮在空气中的各种颗粒物的总称。

2.气态污染物

二氧化硫(SO_2):主要来自含硫燃料的燃烧,如煤、石油等。

氮氧化物(NO_x):主要包括一氧化氮(NO)和二氧化氮(NO_2),主要来自机动车尾气、工业生产等。

一氧化碳(CO):主要来自不完全燃烧,如机动车尾气、燃煤等。

臭氧(O_3):由氮氧化物和挥发性有机物(VOCs)在阳光照射下发生光化学反应生成。

挥发性有机物:广泛来源于工业生产、溶剂使用、石油化工等行业。

三、几种常见气体污染物的危害

1.二氧化硫

(1)对人体健康的危害

刺激呼吸道:可引起咳嗽、气喘、胸闷等症状,尤其对患有哮喘、慢性支气管炎等呼吸道疾病的人群影响更为严重。

损害呼吸系统:长期接触可导致呼吸道黏膜受损,降低肺功能,增加呼吸道感染的风险。

影响心血管系统:可能引起心血管疾病的发作或加重,如心绞痛、心肌梗死等。

(2)对环境的危害

形成酸雨:与空气中的水汽结合形成硫酸,随降水落到地面,对土壤、水体、森林等生态系统造成严重破坏。

腐蚀建筑物和文物古迹:酸雨会腐蚀金属、石材等建筑材料,破坏历史文化遗产。

2.氮氧化物

(1)对人体健康的危害

刺激呼吸道:引起咳嗽、咽痛、呼吸困难等症状,长期接触可导致慢性呼吸道疾病。

损害肺部组织:高浓度的氮氧化物可导致肺水肿、肺纤维化等肺部疾病。

影响神经系统:可能引起头痛、头晕、乏力、记忆力减退等神经系统症状。

(2)对环境的危害

形成酸雨和化学烟雾:与二氧化硫一样,氮氧化物也是形成酸雨的重要原因之一。同时,在阳光照射下,氮氧化物与挥发性有机物等反应,形成光化学烟雾,对人体健康和环境造成更大危害。

破坏臭氧层:氮氧化物中的一氧化氮会与臭氧发生反应,破坏臭氧层,增大紫外线辐射对地球生物的危害。

3.一氧化碳

(1)对人体健康的危害

中毒:一氧化碳与血红蛋白的结合能力比氧气强得多,它会与血红蛋白结合形成碳氧血红蛋白,使血红蛋白失去携带氧气的能力,导致人体缺氧。轻度中毒可出现头痛、头晕、恶心、呕吐等症状,严重中毒可导致昏迷、死亡。

(2)对环境的危害

对环境无直接明显危害,但由于其主要来源于不完全燃烧,往往伴随着其他污染物的排放,间接对环境产生影响。

4.臭氧

(1)对人体健康的危害

刺激呼吸道:引起咳嗽、气喘、胸痛等症状,尤其对哮喘患者和儿童、老年人等敏感人群影响较大。

损害肺部功能:长期接触高浓度臭氧可导致肺功能下降,增加患慢性阻塞性肺疾病等肺部疾病的风险。

影响免疫系统:可能削弱人体的免疫力,使人体更容易受到其他疾病的侵袭。

(2)对环境的危害

损害植物:高浓度臭氧会对植物叶片造成伤害,影响植物的生长和光合作用,降低农作物产量和品质。

影响生态平衡:对生态系统中的其他生物也会产生不良影响,破坏生态平衡。

四、大气颗粒物毒性

大气颗粒物作为大气环境中的重要污染物,其存在不仅影响着空气质量,还对气候、生态系统以及人类健康产生着深远的影响。随着工业化和城市化进程的加速,大气颗粒物污染问题日益凸显,引起了各界的高度关注。

1.对环境的影响

大气能见度降低:大气颗粒物会散射和吸收太阳光,导致大气能见度降低,影响交通运输和城市景观。

气候变化:大气颗粒物可以通过直接和间接的方式影响气候。黑碳等颗粒物具有较强的吸光性,能够吸收太阳辐射,导致大气升温;而硫酸盐、硝酸盐等颗粒物可以作为云凝结核,影响云的形成和降水过程,进而影响气候。

生态系统破坏:大气颗粒物沉降到土壤和水体中,会影响土壤和水体的化学性质,对植物生长和水生生物造成危害,破坏生态系统的平衡。

2.对人类健康的影响

呼吸系统疾病:大气颗粒物可以进入人体呼吸道,引起咳嗽、气喘、呼吸困难等症状,长期暴露可导致慢性阻塞性肺疾病、哮喘等呼吸系统疾病的发生和加重。

心血管疾病:研究表明,大气颗粒物暴露与心血管疾病的发生风险增加有关。颗粒物可能通过引起炎症反应、氧化应激等机制,影响心血管系统的功能。

癌症风险增加:一些大气颗粒物中含有致癌物质,如多环芳烃等,长期暴露可能增加患癌症的风险。

免疫系统影响:大气颗粒物可能对人体免疫系统产生抑制作用,降低人体的抵抗力,增加感染疾病的风险。

五、大气颗粒物的监测与控制

1.监测方法

地面监测:通过设置空气质量监测站,采用各种仪器设备对大气颗粒物的浓度、粒径分布、化学成分等进行监测。

卫星遥感:利用卫星遥感技术可以对大范围的大气颗粒物进行监测,获取颗粒物的分布和变化情况。

模型模拟:通过建立大气颗粒物传输和扩散模型,预测大气颗粒物的浓度和分布,为污染控制提供科学依据。

2.控制措施

①源头控制:加强对工业、交通、能源等领域的污染治理,减少颗粒物的排放。推广清洁生产技术,提高能源利用效率,减少煤炭等化石燃料的使用。

②过程控制:在工业生产过程中,采用先进的除尘技术,如静电除尘器、布袋除尘器等,减少颗粒物的排放。加强机动车尾气治理,推广新能源汽车,提高燃油质量。

③末端治理:对于已经排放到大气中的颗粒物,可以采用大气污染控制技术,如湿式洗涤器、吸附剂等,进行末端治理。

大气颗粒物作为一种重要的大气污染物,其对环境和人类健康的影响不可忽视。为了有效控制大气颗粒物污染,需要加强对其特性、来源和影响的研究,建立完善的监测体系,采取有效的控制措施。同时,需要加强国际合作,共同应对大气颗粒物污染这一全球性环境问题,为人类创造一个清洁、健康的大气环境。

第九节　饮用水系统污染物毒性

一、引言

生活饮用水的卫生状况,不仅与居民的身体健康息息相关,同时对社会公共卫生安全也具有重要意义。饮用水的卫生安全已经成为社会普遍关心和重视的一个环境与健康问题。世界卫生组织调查显示,约80%的疾病与饮用水被污染有关,饮用水质不达标会引发多系统疾病,包括传染病、消化道疾病、心血管疾病等。2019年全球疾病负担研究显示,不安全的饮用水仍是与社会和经济发展密切相关的风险之一。[10] 我国人口较多,约为世界人口的1/5,但拥有的淡水资源仅占全球总人口的5%～7%。与此同时,水资源污染问题仍较为严峻,我国重点流域依然存在多种水质安全问题。因此,了解我国饮用水卫生监测现状、饮用水水质及影响因素、饮用水对人群健康的影响,对改善饮用水水质,保障人群健康和社会和谐发展至关重要。

二、饮用水系统中的主要污染物及其来源

我国的《生活饮用水卫生标准》(GB 5749—2006)(以下简称原标准)于 2007 年 7 月 1 日正式实施。[11] 原标准规定的监测指标共 106 项,包括 42 项常规指标、64 项非常规指标,逐渐与欧盟、美国等先进国家的饮用水标准接轨。其中常规监测指标包括五大类,分别是 4 项微生物指标(总大肠菌群、耐热大肠菌群、大肠埃希氏菌、菌落总数)、15 项毒理指标(砷、镉、铬、铅、汞、硒、氰化物、氟化物、硝酸盐、三氯甲烷、四氯化碳、溴酸盐、甲醛、亚氯酸盐、氯酸盐)、17 项感官性状和一般化学指标(色度、浑浊度、臭和味、肉眼可见物、pH、铝、铁、锰、铜、锌、氯化物、硫酸盐、溶解性总固体、总硬度、耗氧量、挥发酚类、阴离子合成洗涤剂)、2 项放射性指标(总 α 放射性、总 β 放射性)、4 项消毒剂指标(游离氯、总氯、臭氧、二氧化氯)。

原标准已实施 15 年,对提升我国饮用水水质、保障饮用水水质安全发挥了重要作用。面对我国发展形势的新变化和原标准实施过程中出现的新问题,有关部门适时对原标准进行了修订,并于 2022 年 3 月 15 日发布了《生活饮用水卫生标准》(GB 5749—2022)(以下简称"新标准")。[12,13] 2023 年 4 月 1 日起各单位正式启用实施。新标准中水质指标由原标准的 106 项调整为 97 项,包括常规指标 43 项(删除了耐热大肠菌群指标)和扩展指标 54 项(增加了高氯酸盐、乙草胺、二甲基异莰醇、土臭素;删除了三氯乙醛、硫化物、氯化氰、六六六、对硫磷、甲基对硫磷、林丹、滴滴涕、甲醛、1,1,1-三氯乙烷、1,2-二氯苯、乙苯),水质参考指标由原标准的 28 项调整为 55 项,并修改了部分指标限值。新标准更加关注感官指标、消毒副产物、风险变化,并提高了部分指标的限值。

我国水体污染主要来源于工业生产的工业废水、矿石开采和加工等,其中冶金工业是最严重的污染来源。工业污水排放量小但危害却很大。例如工业废水中的重金属汞、镉、铅、砷、铬等,大部分都是致癌物质,对人体危害极大。生活污水主要是指由生活场景产生的污水,主要包含微生物、微塑料、药物成分、金属、杀虫剂和个人护理品添加剂等物质成分,这些物质对人体产生的致癌性危害相对较低。水体污染中的有机污染物主要来自化工、石化、造纸、食品等行业排放的废水和未经处理的生活污水,常见于酚类化合物、苯类化合物、卤烃类化合物等污染。[14] 研究表明,我国长江流域水源及出厂水中共检测到 28 种有机微污染物,其总致癌风险高于可接受水平(1×10^{-4}),其中以邻苯二甲酸酯为主。[15] 无机污染物则主要来自工业、采矿业产生的废水和生活污水,常见的无机污染物有砷、硝酸盐、氟化物。生活污水是地表水中硝酸盐的主要来源。

三、饮用水系统污染的危害

我国工业、农业等生产废水的大量排放,以及城镇居民生活污水、垃圾等的污染,在很大程度上影响了水源水质。目前,我国黄河、长江、珠江、淮河四大流域均存在着不同程度

的污染,氟化物、硝酸盐、挥发酚类、镉等超标情况均有发生。[16] 水体富营养化、水源地污染、地下水污染等水生态环境问题依然严峻,这也对居民的健康产生了严重影响。

1.对人体健康的危害

①急性中毒:饮用被严重污染的水可能会导致急性中毒,出现呕吐、腹泻、头痛、昏迷等症状,甚至危及生命。

②慢性危害:长期饮用含有低浓度污染物的水可能会引起慢性中毒,如重金属中毒会损害人体的神经系统、肾脏、肝脏等器官;有机物污染可能会增加患癌症、心血管疾病等的风险。

③微生物污染:水中的病原体如细菌、病毒、寄生虫等可能会引起各种传染病,如霍乱、伤寒、痢疾、肝炎等。

2.对生态环境的危害

①破坏水生生态系统:饮用水系统污染会导致水中溶解氧含量降低,水质恶化,影响水生生物的生存和繁殖,破坏水生生态系统的平衡。

②影响土壤质量:被污染的水渗入土壤后,可能会改变土壤的物理、化学和生物学性质,影响土壤的肥力和农作物的生长。

四、饮用水系统污染的防治策略

1.加强水源保护

①划定水源保护区:明确水源地的保护范围,加强对水源保护区的管理,严格控制工业、农业和生活污染源的进入。

②加强水源地监测:建立健全水源地监测体系,定期对水源水质进行监测,及时掌握水源水质变化情况,以便采取相应的措施。

2.强化水污染治理

①工业污染治理:加强对工业企业的环境监管,要求企业严格执行环保法规,确保工业废水达标排放。推广清洁生产技术,减少工业污染物的产生。

②农业污染治理:合理使用农药和化肥,推广生态农业和有机农业,减少农业面源污染。加强畜禽养殖废水的治理,推广生态养殖模式。

③生活污染治理:完善城市和农村的污水处理设施,提高污水处理率和处理质量。加强对垃圾填埋场和垃圾焚烧厂的管理,防止污染物渗漏和排放。

3.提高饮用水处理技术

①常规处理技术:包括沉淀、过滤、消毒等工艺,去除水中的悬浮物、有机物和微生物等污染物。

②深度处理技术:如活性炭吸附、膜分离技术等,可进一步去除水中的微量有机物、重金属等难去除污染物。

4.加强宣传教育和公众参与

①提高公众环保意识:通过各种媒体渠道,广泛宣传饮用水安全知识和环境保护的重要性,提高公众的环保意识和自我保护能力。

②鼓励公众参与:建立公众参与机制,鼓励公众参与饮用水源保护和水污染治理工作,监督企业和政府的环保行为。

我国饮用水污染形势较为严峻,随着科技与社会的发展,饮用水生物性污染大幅减少,但以消毒副产物污染为主的新污染问题逐渐凸显[17,18],同时污染物的种类也发生了新变化。近年来,饮用水中频频检出消毒副产品(disinfection by products,DBP)、药品和个人护理品(PPCPs)、内分泌干扰化合物(EDCs)、微塑料、抗生素抗性基因和病原体等物质[19-22],均对人体产生潜在的健康危害。水源有限和广泛的水污染,使获得可持续、安全的饮用水成为一个巨大的挑战,提示在社会生产稳步发展的同时,更应提高对饮水安全问题的关注。

第十节　纳米塑料和微塑料毒性

一、引言

塑料是由许多单体分子以重复序列聚合而成的高分子化合物。常见的塑料类型包括高密度聚乙烯(HDPE)、低密度聚乙烯(LDPE)、聚丙烯(PP)、聚氯乙烯(PVC)、聚苯乙烯(PS)、聚对苯二甲酸乙二酯(PET)、聚酰胺(PA)、聚甲基丙烯酸甲酯(PMMA)、聚碳酸酯(PC)等。由于其耐用性及经济性,这些塑料被广泛应用于建筑、运输、农业、包装、个人和家庭用品等领域。自1950年聚合物问世以来,其产量一直在增长。目前全球塑料产量已超过4亿吨,其中中国的塑料产量占全球的30%以上,并且预计未来20年塑料产量将再翻一番。[23]泄漏到环境中的塑料在长期的风化、紫外线照射等作用下逐步裂解,粒径变小成为微塑料。纳米塑料和微塑料已成为全球关注的环境问题。它们在环境中的存在对生态系统和人类健康构成潜在威胁,深入了解其特性、来源和影响至关重要。

二、纳米塑料和微塑料的定义与特性

1.定义

微塑料(MPs)是指粒径小于5 mm的塑料颗粒。纳米塑料(NPs)通常指粒径小于100 nm的塑料颗粒。微塑料颗粒一部分是在人工生产过程中直接以微观尺寸产生并最终释放到环境中的,被称为原生微塑料。而另一部分是由大尺寸的塑料产品在光照、风化、波浪、生物等作用下分解形成的微塑料颗粒,被称为次生微塑料。

2.特性

MPs/NPs 具有耐久、抗微生物降解、低密度和难回收的特性,使其在环境中无处不在。几乎所有的环境或生物基质中都报道过 MPs/NPs 的存在,比如地表水、地下水、海水、冰川、土壤、大气、人类体内等。MPs/NPs 具有体积小、比表面积大、稳定性高、吸附性能强等特点,增大了原始塑料的毒性。

三、纳米塑料和微塑料的来源

1.塑料制品的生产和使用

工业生产过程中可能产生纳米塑料和微塑料颗粒,如塑料制造、加工和包装等环节。

日常使用的塑料制品,如化妆品、洗涤剂、塑料制品在磨损和老化过程中也会释放微塑料。

2.环境中的降解和破碎

较大的塑料制品在环境中经过物理、化学和生物作用逐渐降解和破碎,形成纳米塑料和微塑料。

3.污水处理过程

污水处理厂不能完全去除纳米塑料和微塑料,处理后的污水排放可能导致其进入水环境。

四、纳米塑料和微塑料的影响

1.对生态系统的影响

海洋生态系统:影响海洋生物的生长、繁殖和生存。例如,被海洋生物误食后可能导致肠道堵塞、营养不良等问题,甚至影响整个食物链。

陆地生态系统:可能改变土壤结构和性质,影响土壤生物的生存和土壤生态功能。

2.对人类健康的影响

①微塑料和纳米塑料对消化系统的危害。研究表明,一系列水生和陆生植物可以吸收纳米塑料。纳米塑料和微塑料可能通过食物链传递,最终进入人体。微塑料进入人体后大部分在胃肠道蓄积,会造成胃肠道损伤,同时也会影响肠道微生物,通过"肠—肝轴""肠—脑轴"影响肝脏的代谢与大脑发育。研究表明,消化道中的纳米塑料会穿过肠道上皮细胞,

引起肠道通透性改变、氧化应激和局部炎症。Xu等发现聚苯乙烯纳米塑料颗粒以时间和浓度依赖的方式影响人肠上皮细胞的生长和存活,其在细胞质中积累可导致自噬通量受损并诱导自噬反应。[24]

②微塑料和纳米塑料对肺组织的危害。通过呼吸暴露微塑料和纳米塑料后,肺部通常出现呼吸效率降低、纤维化和炎症反应。研究表明,小鼠吸入纳米塑料后会减少吸气时间,可增加肺纤维化相关因子和炎症因子水平。表现为白细胞介素8水平升高,且会增加活性氧水平引起肺细胞毒性。

③微塑料和纳米塑料对肝脏的危害。由于肝脏参与防御有毒物质,所以容易受环境污染物的影响。目前关于纳米塑料致肝脏损伤的研究逐年增多。有研究发现纳米塑料能够诱导小鼠产生氧化应激和炎症,并进一步加重肝纤维化。并且微塑料和纳米塑料会影响肝脏的能量代谢,导致生物体出现营养不良或者肝脏脂质蓄积。

④微塑料和纳米塑料对生殖系统的危害。目前多项研究表明,微塑料和纳米塑料会引起睾丸组织炎症,从而导致精子数量和质量下降。随着纳米塑料在睾丸组织中积累,血-睾丸屏障完整性受到损害,导致其他污染物更易进入睾丸组织。此外,微塑料和纳米塑料会导致雌性小鼠输卵管扩张、卵巢囊肿、黄体数量增加和卵泡数量减少。妊娠期大鼠暴露于纳米塑料后,会导致胎儿体重减轻。

五、应对措施

1. 源头控制

减少塑料制品的使用:推广使用可降解材料、环保袋等替代塑料制品。

加强塑料制品的管理:提高塑料制品的回收利用率,规范塑料制品的生产和使用过程。

2. 环境监测和研究

建立完善的纳米塑料和微塑料监测体系,了解其在环境中的分布和变化趋势。加强对纳米塑料和微塑料的研究,深入了解其对生态系统和人类健康的影响机制。

3. 公众教育

提高公众对纳米塑料和微塑料问题的认识,增强其环保意识,鼓励公众参与减少塑料污染的行动。

纳米塑料和微塑料作为新型的环境污染物,对生态系统和人类健康构成潜在威胁。我们需要采取综合措施,从源头控制、加强监测和研究以及提高公众意识等方面入手,共同应对纳米塑料和微塑料污染问题,保护我们的环境和健康。

第十一节　影响污染物毒性的因素

一、引言

随着工业化和城市化的快速发展，各种污染物不断释放到环境中，对生态系统和人类健康造成了严重威胁。了解影响污染物毒性的因素对于准确评估污染物的危害程度、制定有效的污染控制策略以及保护生态环境和人类健康至关重要。本节旨在深入探讨影响污染物毒性的主要因素，为环境科学研究和污染防治工作提供参考。

二、污染物毒性的概念及评估方法

1.污染物毒性的概念

污染物毒性是指污染物对生物体产生不良影响的能力。这种不良影响可以表现为急性毒性，如导致生物体死亡；也可以表现为慢性毒性，如影响生物体的生长、发育、繁殖和代谢等。

2.污染物毒性的评估方法

(1)生物测试法

通过对不同生物物种进行暴露实验，观察生物体的反应，如死亡率、生长抑制、生殖障碍等，来评估污染物的毒性。常用的生物测试物种包括鱼类、藻类、水蚤、蚯蚓等。

(2)化学分析方法

通过分析污染物在环境中的浓度、形态和化学结构等，结合毒理学模型，预测污染物的毒性。例如，通过测定污染物的半数致死浓度（LC_{50}）、半数效应浓度（median effective concentration，EC_{50}）等指标来评估其毒性。

三、影响污染物毒性的因素

1.污染物的化学性质

(1)化学结构

污染物的化学结构决定了其物理化学性质和生物活性。例如，含有苯环、卤素、重金属等结构的污染物通常具有较高的毒性。具有相似化学结构的污染物可能具有相似的毒性机制和危害程度。

（2）溶解性

污染物的溶解性影响其在环境中的迁移、转化和生物可利用性。水溶性较高的污染物容易在水体中扩散，增加与生物体接触的机会，从而提高其毒性。而脂溶性较高的污染物则容易在生物体内积累，对生物体造成长期的慢性毒性。

（3）稳定性

污染物的稳定性决定了其在环境中的存在时间和降解速率。稳定性较高的污染物在环境中不易降解，可能长期存在并积累，对生态系统造成持续的危害。相反，容易降解的污染物毒性相对较低，因为它们在环境中的存在时间较短，对生物体的影响也较小。

2.污染物的浓度和暴露时间

（1）浓度效应

污染物的毒性通常与浓度呈正相关关系，即随着污染物浓度的增加，其对生物体的毒性也会增强。然而，不同污染物的毒性浓度效应曲线可能不同，有些污染物在低浓度下可能只表现出刺激作用，而在高浓度下才表现出毒性作用。

（2）暴露时间

污染物对生物体的毒性还与暴露时间有关。长期暴露于低浓度的污染物可能会导致慢性毒性，而短期暴露于高浓度的污染物则可能引起急性毒性。此外，生物体对污染物的耐受性也可能随着暴露时间的延长而发生变化。

3.环境因素

（1）温度

温度对污染物的毒性有重要影响。一般来说，温度升高会增加污染物的毒性，因为高温会促进污染物的化学反应和生物代谢过程，提高污染物的生物可利用性。相反，低温则可能降低污染物的毒性。

（2）pH

环境的 pH 也会影响污染物的毒性。不同污染物在不同 pH 条件下的稳定性和溶解性不同，从而影响其生物可利用性和毒性。例如，酸性环境可能会促进重金属的溶解和释放，增加其毒性；而碱性环境则可能使某些有机污染物发生水解反应，降低其毒性。

（3）氧化还原电位

氧化还原电位反映了环境中氧化剂和还原剂的相对强度。它对污染物的毒性也有一定影响。例如，在氧化环境中，某些污染物可能更容易被氧化分解，降低其毒性；而在还原环境中，一些污染物可能会发生还原反应，形成更具毒性的产物。

4.生物因素

（1）生物体的种类和敏感性

不同生物物种对污染物的敏感性差异很大。一些生物物种对特定污染物具有较高的耐受性，而另一些生物物种则可能非常敏感。例如，某些鱼类对重金属的耐受性较强，而某些藻类则对重金属非常敏感。

（2）生物体的年龄和生长阶段

　　生物体的年龄和生长阶段也会影响其对污染物的敏感性。一般来说,幼体和成体对污染物的敏感性不同,幼体通常比成体更敏感。此外,生物体在不同生长阶段的代谢和生理功能也会发生变化,从而影响其对污染物的耐受性。

　　综上所述,影响污染物毒性的因素是多方面的,包括污染物的化学性质、浓度和暴露时间、环境因素以及生物因素等。在评估污染物的毒性时,需要综合考虑这些因素的影响,采用科学合理的评估方法,以准确判断污染物的危害程度。同时,为了有效控制污染物的毒性,需要从源头上减少污染物的排放,加强环境监测和管理,采取有效的污染治理措施,保护生态环境和人类健康。

参考文献

[1]刘欣宇.短链氯化石蜡对斑马鱼的神经毒性效应研究[D].北京:中国环境科学研究院,2023.

[2]Vogel C F A, Winkle L S, Esser C. The aryl hydrocarbon receptor as a target of environmental stressors-implications for pollution mediated stress and inflammatory responses [J]. Redox Biol, 2020, 34: 101530.

[3]Mondal S, Pramanik K, Ghosh S K, et al. Molecular insight into arsenic uptake, transport, phytotoxicity, and defense responses in plants: a critical review[J]. Planta, 2022, 255(4):87.

[4]师正浩.纳米农药的分类及研究现状[J].现代农药,2024,23(3):33-40.

[5]常敏.2016年中国邻苯二甲酸二辛酯市场分析及前景展望[J].中国石油和化工经济分析,2017(10):61-63.

[6]于晋泽,刘大鹏,胡云峰,等.PVC增塑剂DEHP对婴儿健康的影响研究[J].上海环境科学,2007,26(6):244-247.

[7]王玥梅,常兵.邻苯二甲酸二乙基己酯对雄性生殖系统的毒性作用[J].现代预防医学,2008,35(3):401-403.

[8]王丽,袁晶,张荣.邻苯二甲酸二(2-乙基己基)酯环境暴露与人群健康研究进展[J].环境与健康杂志,2009,26(5):465-467.

[9]马一丹.增塑剂DBP妊娠期暴露通过MSH6的巴豆酰化修饰影响胎鼠卵母细胞同源重组的机制研究[D].重庆:重庆医科大学,2023.

[10]GBD 2019 Risk Factors Collaborators. Global burden of 87 risk factors in 204 countries and territories, 1990-2019: a systematic analysis for the Global Burden of Disease Study 2019[J]. Lancet, 2020, 396(10258):1223-1249.

[11]中华人民共和国卫生部,国家标准化管理委员会.生活饮用水卫生标准:GB 5749—2006[S].北京:中国标准出版社,2007.

[12]中华人民共和国卫生部,国家标准化管理委员会.生活饮用水卫生标准:GB 5749—2022[S].北京:中国标准出版社,2022.

[13]张怡然,李晨,张建柱,等.《生活饮用水卫生标准》(GB 5749—2022)解析[J].供水技术,2022,16(5):38-43.

[14]刘洪.如皋市2009—2016年生活饮用水水质监测结果分析[D].苏州:苏州大学,2018.

[15]Hu Y H, You M, Liu G J, et al. Spatial distribution and potential health risk of fluoride in drinking groundwater sources of Huaibei, Anhui Province[J]. Sci Rep,2021,11(1):8371.

[16]赵靓,黄子浩,班婕,等.我国重点流域饮用水一般化学和毒理指标分布特征[J].环境与健康杂志,

2019,36(12):1078-1080.

[17]Srivastav A L, Patel N, Chaudhary V K. Disinfection by-products in drinking water: occurrence, toxicity and abatement[J].Environ Pollut,2020,267:115474.

[18]Kali S, Khan M, Ghaffar M S, et al. Occurrence, influencing factors,toxicity, regulations, and abatement approaches for disinfection by-products in chlorinated drinking water: a comprehensive review[J]. Environ Pollut, 2021,281:116950.

[19]Zhang C, Yi X H, Xie L T,et al. Contamination of drinking water by neonicotinoid insecticides in China: human exposure potential through drinking water consumption and percutaneous penetration[J].Environ Int, 2021,156:106650.

[20]Li J F, He J H, Li Y N, et al. Assessing the threats of organophosphate esters(flame retardants and plasticizers) to drinking water safety based on USEPA oral reference dose (RfD) and oral cancer slope factor(SFO) [J].Water Res,2019,154:84-93.

[21]Koelmans A A, Mohamed N N H, Hermsen E, et al. Microplastics in freshwaters and drinking water: critical review and assessment of data quality[J].Water Res,2019,155:410-422.

[22]Aguilar-Pérez K M, Avilés-Castrillo J I, Ruiz-Pulido G, et al. Nanoadsorbents in focus for the remediation of environmentally-related contaminants with rising toxicity concerns[J].Sci Total Environ, 2021,779: 146465.

[23]Munoz M, Ortiz D, Nieto-Sandoval J, et al. Adsorption of micropollutants onto realistic microplastics: role of microplastic nature, size, age, and NOM fouling [J]. Chemosphere, 2021,283(11): 131085.

[24]Xu D H, Ma Y H, Han X D,et al.Systemaic toxicity evaluation of polystyrene nanoplastics on mice and molecular mechanism investigation about their internalization into caco-2 cells[J].J Hazard Mater,2021, 417:126092.

思考题 ❯

①持久性有机污染物主要包含哪些种类？其主要的作用靶点是什么？
②简述芳香烃受体介导的毒性机制。
③典型的大气颗粒物的毒性效应有哪些？
④重金属的毒性效应主要体现在哪些方面？
⑤新型增塑剂相较于传统的增塑剂的优点有哪些？
⑥微塑料和纳米塑料的毒性效应包含哪些方面？
⑦影响毒性作用的因素有哪些？

推荐阅读文献 ❯

[1]郝吉明.环境科学前沿及新技术丛书[M].北京:科学出版社,2005.

[2]中华人民共和国生态环境部.中国持久性有机污染物控制(2004-2024年)[EB/OL].(2024-05-17)
[2025-02-16].https://www.gov.cn/lianbo/bumen/202405/content_69 51955.htm.

[3]臧文超,王琪.中国持久性有机污染物环境管理[M].北京:化学工业出版社,2013.

[4]孔志明.环境毒理学[M].7版.南京:南京大学出版社,2023.

[5]Qiu J. China faces up to groundwater crisis [J]. Nature, 2010, 466(7304):308.

第六章　化学混合物与联合毒性

主要内容：联合毒性概念；联合毒性在环境科学中的重要意义；联合毒性的类型与机制；混合物射线与混合物体系；混合物设计；加和参考模型（包括浓度加和、独立作用与效应相加模型）；混合污染物毒性评估与预测（包括混合物剂量-效应曲线的预测、基于置信区间的组合指数、等效线图、经典联合作用指数等）。

重点：混合物射线与混合物设计；浓度加和模型和基于置信区间的组合指数。

难点：混合物优化实验设计和不同效应下的浓度加和模型。

第一节　概述

环境中的生物体频繁地暴露于混合污染物中，然而目前研究的单一物质暴露的毒性效应结果以及评价方法难以科学评估环境中多元混合污染物的毒性效应。环境中污染物之间发生物理或化学作用，生成新的毒性更强或更弱的有毒物质作用于环境。所以单一物质的毒性研究已经不适用于分析多种环境污染效应。而联合毒性效应能够更加准确、真实地反映污染物的生物毒性。化学混合物的联合毒性是指污染物之间发生交互作用，产生协同或拮抗或加和的效应，导致对生物体或生态系统的毒性与单独存在时产生不同的现象。近年来，欧洲食品安全局、美国国家环境保护局等机构已对化学混合物联合毒性的累积暴露评估开展了大量的研究工作。本章主要阐述联合毒性的类型与作用机制、混合物联合毒性评估方法、混合物的设计原则、混合污染物毒性评估与预测方法以及经典联合作用指数等。

第二节　化学混合物的概念

由多种化学物质组成的物质称为化学混合物或简称混合物。化学混合物又称混合污染物，可以分为简单混合物和复杂混合物两类。将混合物中的化学物质称为混合物组分或组分。为了系统表征化学混合物，我们称具有一定化学组分的各种混合物的集合为混合物体系，如二元混合物（binary mixture）与三元混合物（ternary mixture）等都是混合物体系。简单混合物包含几种或十几种定性定量已知的化学物质，而复杂混合物含有几十种或更多且组成成分不是完全已知的复杂化学体系。混合物体系中一系列具有固定浓度分数（concentration fraction）但具有不同浓度水平的混合物集合称为混合物射线（mixture ray）（通过测试混合物射线中各个混合物点的毒性效应可构成混合物射线的剂量-效应曲线或浓度-响应曲线）。化学混合物没有固定的组成，没有明确的化学结构，其中各种化学物质保持原有的理化性质，各物质之间也没有发生化学反应。化学混合物毒性（mixture toxicity）的研究可以追溯到2000年前，大部分为二元混合物，极少数为三元混合物。对于多元混合物，大多数采用毒性浓度比（concentration ratio）法设计混合物，应用毒性单位（TU）法、相加指数（additive index，AI）法、混合毒性指数（mixture toxicity index，MTI）法及相似性参数法等研究联合毒性。2000年，德国不来梅大学应用非线性函数模拟剂量-效应曲线，采用回归策略代替传统点估计的方法求解低效应浓度，并将浓度加和与独立作用模型用于多组分混合物剂量-效应曲线的预测后，混合污染物的联合毒性研究才真正进入了多组分混合物研究领域。[1]

第三节　联合毒性的类型与作用机制

毒理学中将两种或者两种以上的外源化学物对机体的作用称为联合作用，由于化学物之间的复杂交互作用能影响代谢动力学过程及毒性效应，最终可能影响各自的毒性。联合毒性作用分为相加作用（additive effect）、协同作用（synergistic effect）、拮抗作用（antagonistic effect）以及独立作用。

一、相加作用

相加作用可称为浓度相加（concentration addition，CA）或者剂量相加（dose addition，DA），指的是多种化学物的联合作用等于每一种化学物单独作用的总和。化学物的化学结构比较接近，同系物或毒性作用靶器官相同的时候容易发生相加作用。具有相加作用的几种化学物，各组分之间可以按照比例取代另一种组分，但是总体的毒性结果无变化。

1.农药相加毒性

有机氯农药和有机磷农药：有机氯农药如滴滴涕、六六六等具有较强的稳定性和脂溶性，可在环境和生物体内长期残留。有机磷农药如敌敌畏、乐果等则具有急性毒性，主要作用于神经系统，抑制胆碱酯酶活性。当这两类农药同时进入人体时，其毒性表现为各自毒性的相加。可能出现的中毒症状包括头痛、头晕、恶心、呕吐、视力模糊、肌肉震颤、呼吸困难等，严重时可导致昏迷和死亡。

2.药物相加毒性

两种镇静催眠药：例如，苯巴比妥和地西泮都具有中枢抑制作用，可用于治疗失眠、焦虑等症状。当同时使用这两种药物时，其对中枢神经系统的抑制作用会相加，导致嗜睡、昏迷、呼吸抑制等风险增加。

非甾体抗炎药:布洛芬和阿司匹林都属于非甾体抗炎药,具有解热、镇痛、抗炎的作用。同时使用时,可能增加胃肠道出血、肝肾损害等不良反应的发生风险,其毒性表现为两者单独使用时不良反应的相加。

3.环境污染物相加毒性

甲醛和苯:在新装修的房屋中,常常同时存在甲醛和苯等有害物质。甲醛主要对呼吸道和眼睛有刺激作用,长期接触可引起鼻咽癌、白血病等疾病。苯主要对神经系统和造血系统有损害,可引起头痛、头晕、乏力、白细胞减少等症状。当甲醛和苯同时存在时,其毒性表现为各自毒性的相加,对人体健康的危害更大。

重金属相加毒性:例如,铅和汞都是常见的环境污染物。铅主要影响神经系统、血液系统和肾脏等器官,汞主要损害神经系统和肾脏。当人体同时接触铅和汞时,两者的毒性会相加,加重对人体的损害,可能出现记忆力减退、震颤、肾功能异常等症状。

4.相加作用的主要机制

①独立作用于相同靶点:不同的化学物质可能独立地作用于同一生物靶点,产生相似的生物学效应。当这些物质同时存在时,它们对靶点的作用效果叠加起来,表现为相加作用。例如,两种药物都作用于同一受体,各自激活受体产生一定的生理反应,当同时使用时,两者引起的反应强度之和等于各自单独使用时的反应强度之和。

②影响同一生理过程的不同阶段:多种化学物质可能分别在同一生理过程的不同阶段发挥作用,从而使总体效应表现为相加。例如,在代谢过程中,一种物质影响某个代谢步骤的起始阶段,另一种物质影响中间阶段,它们共同作用使得整个代谢过程的效果等同于各自单独作用时的效果总和。

二、协同作用

协同作用也称为增强作用,联合作用化学物的总作用大于其中各个组分单独作用的总和,即其中某一成分能促使机体对其他成分的吸收加强、降解受阻等,从而使毒性增强。

1.农药之间的协同毒性

有机磷农药和氨基甲酸酯类农药:这两类农药单独使用时都具有一定的毒性。当它们同时进入人体后,会产生协同作用。其作用机制是通过抑制胆碱酯酶活性,导致乙酰胆碱在体内蓄积,引起一系列中毒症状,如恶心、呕吐、流涎、多汗、视力模糊、呼吸困难、肌肉震颤等。严重时可导致昏迷、呼吸衰竭甚至死亡。

2.药物与酒精的协同毒性

头孢类抗生素与酒精:服用头孢类抗生素后饮酒可引发双硫仑样反应。这是因为头孢类药物会抑制肝脏中的乙醛脱氢酶,使酒精在体内代谢为乙醛后不能进一步氧化为乙酸,导致乙醛在体内蓄积。中毒表现包括面部潮红、眼结膜充血、头痛、头晕、恶心、呕吐、胸闷、心悸、呼吸困难、血压下降等,严重者可出现休克甚至死亡。

镇静催眠药与酒精:常见的镇静催眠药如苯巴比妥和地西泮等,与酒精同时使用时,会产生协同的中枢抑制作用。可能导致嗜睡、昏迷、呼吸抑制等严重后果。酒精会增强镇静催眠药对中枢神经系统的抑制作用,使人体的反应能力、判断能力和协调能力严重下降,增加发生意外事故的风险。

3.环境污染物的协同毒性

重金属与多环芳烃:例如铅和苯并芘同时存在时,可能对人体产生协同毒性。铅可以影响神经系统、血液系统和肾脏等多个器官的功能。苯并芘是一种强致癌物质,主要通过呼吸道和消化道进入人体。两者同时作用时,可能加重对人体免疫系统、呼吸系统和生殖系统的损害,增加患癌症、神经系统疾病和心血管疾病的风险。

二氧化硫与颗粒物:大气中的二氧化硫和颗粒物(如 $PM_{2.5}$)也可能产生协同毒性。二氧化硫是一种刺激性气体,主要对呼吸道产生刺激作用,引起咳嗽、气喘等症状。颗粒物则可以深入肺部,引起炎症反应和免疫反应。当两者同时存在时,颗粒物可以吸附二氧化硫等有害物质,增加其在呼吸道中的沉积和毒性作用,加重对呼吸系统的损害,增加患哮喘、慢性阻塞性肺疾病等呼吸系统疾病的风险。

4.协同作用的主要机制

(1)作用于相同受体或靶器官

某些化学物可能作用于相同的受体或靶器官,从而增强彼此的毒性效应。例如,两种农药可能都作用于神经系统的乙酰胆碱酯酶,抑制其活性。当它们同时存在时,对乙酰胆碱酯酶的抑制作用叠加,导致乙酰胆碱在体内大量蓄积,引起严重的中毒症状,如肌肉震颤、呼吸困难、昏迷等。

(2)影响代谢过程

①干扰解毒过程。一种化学物可能干扰另一种化学物的解毒过程,使其毒性增强。例如,某些化学物可以抑制肝脏中的解毒酶活性,如细胞色素 P450 酶系。当另一种需要通过这些酶进行解毒的化学物存在时,由于解毒过程受阻,其毒性会显著增加。如苯巴比妥可以诱导细胞色素 P450 酶系,从而加速某些化学物的代谢和解毒。但如果同时存在一种抑制细胞色素 P450 酶系的化学物,就会减弱苯巴比妥的解毒性作用,导致其毒性增强。

②促进吸收或增强生物转化。一种化学物可能促进另一种化学物的吸收或增强其生物转化,从而增加毒性。例如,某些表面活性剂可以增加化学物在胃肠道的吸收,使进入体内的化学物量增多,毒性增强。或者一种化学物可以诱导生物转化酶的活性,使另一种化学物更容易转化为毒性更强的代谢产物。如乙醇可以诱导肝脏中的某些酶,使一些化学物更容易转化为致癌物质,从而增加致癌风险。

(3)影响细胞信号传导通路

不同的化学物可能通过影响相同的细胞信号传导通路,产生协同作用。例如,某些化学物可以激活细胞内的特定信号通路,导致细胞增殖、分化或凋亡异常。当两种或多种化学物同时作用于同一信号通路时,可能会增强该通路的激活程度,从而加重对细胞的损害。

(4)改变机体的生理状态

①影响免疫系统。化学物可能影响机体的免疫系统,使其对其他化学物的敏感性增加。例如,某些化学物可以抑制免疫系统的功能,使机体更容易受到感染或其他化学物的损害。或者某些化学物可以引起过敏反应,使机体处于高敏状态,对其他化学物的反应也会增强。

②影响代谢状态。化学物可能改变机体的代谢状态,从而影响其他化学物的毒性。例如,某些化学物可以引起营养不良或代谢紊乱,使机体对其他化学物的解毒能力下降,毒性增强。或者某些化学物可以影响体内的酸碱平衡、电解质平衡等,改变其他化学物的存在形式和毒性。

三、拮抗作用

拮抗作用是指联合作用化学物的总作用小于每种化学物单独作用的总和。能使另外一种化学物的生物学作用减弱的物质称为拮抗物(antagonist)。

1.药物之间的拮抗作用

阿托品与毛果芸香碱:毛果芸香碱是一种拟胆碱药,可兴奋 M 胆碱受体,引起瞳孔缩小、眼压降低、腺体分泌增加等;阿托品是一种抗胆碱药,能阻断 M 胆碱受体,使瞳孔散大、眼压升高、腺体分泌减少。当这两种药物同时使用时,它们的作用相互拮抗。例如在治疗青光眼时,如果误将阿托品用于眼部,会使眼压升高,加重病情。而此时使用毛果芸香碱可以对抗阿托品的作用,降低眼压。

纳洛酮与阿片类药物:阿片类药物如吗啡、海洛因等具有强大的镇痛作用,但同时也会产生呼吸抑制、成瘾性等不良反应;纳洛酮是阿片受体拮抗剂,能迅速逆转阿片类药物的中毒症状,如呼吸抑制、昏迷等。当阿片类药物中毒时,及时给予纳洛酮可以拮抗阿片类药物的毒性作用,挽救患者的生命。

2.金属离子的拮抗作用

钙与铅:铅是一种有毒的重金属,可影响神经系统、血液系统和肾脏等器官的功能。钙是人体必需的常量元素,对维持正常的生理功能至关重要。当人体摄入铅时,钙可以与铅竞争结合位点,减少铅在体内的吸收和蓄积,从而减轻铅的毒性作用。例如,在预防和治疗儿童铅中毒时,可以适当补充钙剂,以降低铅的毒性。

锌与铜:铜和锌都是人体必需的微量元素,但过量的铜或锌都会对人体造成危害。锌可以与铜竞争结合蛋白,调节铜的代谢和分布。当铜过量时,补充适量的锌可以减少铜的吸收和蓄积,减轻铜的毒性作用。反之,当锌过量时,铜也可以拮抗锌的毒性。

3.环境污染物的拮抗作用

硒与汞:汞是一种有毒的重金属,可对神经系统、免疫系统和肾脏等造成损害。硒是一种重要的抗氧化剂,对人体健康有很多益处。当人体同时接触汞和硒时,硒可以与汞结合形成无毒的化合物,减少汞在体内的蓄积,从而减轻汞的毒性作用。例如,在一些汞污染地区,居民适当补充硒可以降低汞中毒的风险。

维生素 C 与亚硝酸盐:亚硝酸盐是一种常见的环境污染物,可在体内转化为亚硝胺,具有致癌性。维生素 C 是一种抗氧化剂,能与亚硝酸盐发生氧化还原反应,阻止亚硝酸盐转化为亚硝胺,从而降低亚硝酸盐的毒性。一些腌制食品中含有较高的亚硝酸盐,同时摄入富含维生素 C 的食物如新鲜水果和蔬菜,可以减少亚硝酸盐对人体的危害。

4.拮抗作用的主要机制

(1)作用于不同受体或靶器官产生相反效应

不同的化学物可能作用于不同的受体或靶器官,产生相反的生理效应,从而相互拮抗。例如,一种化学物可能激活某一受体,引起特定的生理反应,而另一种化学物可能阻断该受体,抑制这种反应。比如,肾上腺素能激活 α 和 β 受体,使心率加快、血压升高;而普萘洛尔能阻断 β 受体,使心率减慢、血压降低。当这两种化学物同时存在时,就会产生拮抗作用。

(2)干扰吸收、分布、代谢和排泄过程

①竞争结合位点。在吸收过程中,化学物可能竞争相同的转运蛋白或结合位点,从而减少彼此的吸收。例如,钙和铅可以竞争肠道中的结合位点,当钙摄入充足时,会减少铅的吸收,起到拮抗铅毒性的作用。在分布过程中,化学物可能竞争与血浆蛋白的结合位点,影响彼此在体内的分布。如果一种化学物与血浆蛋白结合紧密,就会把另一种结合不紧密的化学物置换出来,使其游离浓度增加,代谢和排泄加快,毒性降低。

②影响代谢酶活性。一种化学物可能诱导代谢酶的活性,加速另一种化学物的代谢和解毒。例如,苯巴比妥可以诱导肝脏微粒体酶系,加速某些化学物的代谢,使其毒性降低。相反,另一种化学物可能抑制代谢酶的活性,减慢其他化学物的代谢,使其毒性增加。例如,氯霉素可以抑制肝脏微粒体酶系,使苯妥英钠的代谢减慢,血药浓度升高,毒性增强。当这两种化学物同时存在时,也会产生拮抗作用。

③改变排泄途径。化学物可能通过影响肾脏的排泄功能,改变其他化学物的排泄途径和速度,从而产生拮抗作用。例如,一些利尿药可以增加尿液的排出量,加速某些化学物的排泄,降低其在体内的浓度和毒性。而一些抗利尿药则可以减少尿液的排出量,减慢化学物的排泄,使其毒性增加。

(3)影响细胞信号传导和生理功能调节

①阻断信号传导通路。不同的化学物可能作用于相同或不同的信号传导通路,产生相互拮抗的效应。例如,一种化学物可能激活某一信号传导通路,促进细胞增殖或分化;而另一种化学物可能阻断该通路,抑制细胞增殖或分化。或者一种化学物可能上调某种基因的表达,增强某种生理功能;而另一种化学物可能下调该基因的表达,减弱这种生理功能。

②调节生理功能平衡。化学物可能通过调节机体的生理功能平衡,产生拮抗作用。例如,一些化学物可以升高血压,而另一些化学物可以降低血压;一些化学物可以升高血糖,而另一些化学物可以降低血糖;一些化学物可以促进凝血,而另一些化学物可以抑制凝血。当这些化学物同时存在时,它们会相互调节,维持机体的生理功能平衡。

四、独立作用

独立作用指多种化学物各自对机体产生不同的效应,其作用方式、途径和部位也不相

同,彼此之间互相不影响。两种或两种以上的毒物同时或先后作用于机体,各自的毒性效应互不影响,表现为各自的毒性作用。

1.不同种类药物的独立作用

降压药与抗过敏药:硝苯地平是一种常用的降压药,通过扩张血管降低血压;氯雷他定是一种抗过敏药,主要作用于组胺受体,缓解过敏症状。当一个高血压患者同时患有过敏性疾病,服用硝苯地平和氯雷他定时,这两种药物的毒性作用通常是独立的。硝苯地平的不良反应可能有头痛、面部潮红、心跳加快等,而氯雷他定的不良反应可能有嗜睡、乏力、口干等,但两者不会相互加重对方的毒性。

抗生素与降糖药:阿莫西林是一种常见的抗生素,用于治疗细菌感染;二甲双胍是一种降糖药,用于控制糖尿病患者的血糖水平。当糖尿病患者因感染需要使用阿莫西林时,这两种药物一般各自发挥作用,互不影响毒性。阿莫西林的不良反应可能有过敏反应、胃肠道不适等,二甲双胍的不良反应可能有胃肠道反应、乳酸酸中毒等,它们的毒性表现相互独立。

2.不同环境污染物的独立作用

二氧化碳与二氧化硫:二氧化碳是一种常见的温室气体,在大气中的浓度较高。它主要对全球气候产生影响,一般不会对人体产生直接的毒性作用;二氧化硫是一种主要的大气污染物,具有刺激性气味,对呼吸道有刺激作用,可引起咳嗽、气喘等症状。当这两种物质同时存在于环境中时,它们的毒性作用通常是独立的。二氧化碳不会加重二氧化硫对人体的危害,二氧化硫也不会影响二氧化碳的气候效应。

噪声与电磁辐射:高强度的噪声会对人的听力、神经系统等造成损害,可引起耳鸣、听力下降、烦躁不安等症状。电磁辐射如手机、电脑等产生的辐射,在一定强度下可能对人体的免疫系统、生殖系统等产生影响,但目前关于其对人体健康的影响仍存在争议。当一个人同时暴露于噪声和电磁辐射环境中时,这两种因素的毒性作用一般是独立的。噪声主要影响听觉和神经系统,而电磁辐射的影响可能更为广泛但相对不明确,它们不会相互增强对方的毒性效应。

3.独立作用的主要机制

(1)作用于不同靶点

不同的化学物质作用于机体的不同靶点,彼此之间没有相互作用。例如,一种物质作用于神经系统的特定受体,另一种物质作用于免疫系统的特定细胞,它们分别产生不同的生理效应,互不干扰。

(2)不同的作用途径

化学物质通过不同的作用途径发挥作用。比如,一种物质通过血液运输发挥作用,另一种物质通过局部组织的扩散发挥作用,各自独立地产生效应。

(3)不同的代谢过程

各化学物质在机体内具有不同的代谢过程,不会相互影响代谢转化。一种物质可能很快被代谢排出体外,而另一种物质可能在体内停留较长时间,但它们的代谢过程相互独立,不影响彼此的生物学效应。

第四节　混合物联合毒性评估方法

混合物组分可以通过测量其剂量-效应曲线来表征该组分的毒性特征从而获得某些特征浓度如半数效应浓度（EC_{50}）和无观测效应浓度（no observed effect concentration，NOEC）等。为了获得类似单个组分的混合物剂量-效应曲线（CRC）或浓度-响应曲线，可以采用固定各组分在混合物中的浓度分数或者混合比（mixture ratio）或浓度比，并逐步改变混合物总浓度的方法（逐渐稀释法）设计一系列混合物并测试其毒性效应，进而构建混合物的 CRC。通过逐渐稀释法获得的这些实体混合物（点）在由各组分张成的浓度空间中分布在一条从原点出发的射线上，因此把这些混合物（点）的集合称为混合物射线。

一、毒性终点、毒性指标和毒性效应

污染物对生物体的毒性本质上为污染物与生物靶标大分子相互作用的结果。因此，为了明确污染物的毒性，除污染物本身外，还需要了解污染物的靶标、毒性的评价终点、毒性效应的物理量以及毒性指标是什么。例如，在农药的小鼠急性毒性实验中，毒物是农药，作用靶标是小鼠，小鼠的死亡为毒性终点，死亡率或者死亡百分率为毒性效应而半数致死浓度（LC_{50}）表示毒性指标。也有农药对发光菌的发光抑制作用常用半数抑制浓度（median inhibitory concentration，IC_{50}）表示。不同毒性实验中选择的毒性终点不同，毒性所包含的意义不同，因此，常常统一表述为效应。通常使用半数效应浓度（EC_{50}）表示。EC_{50} 越大，药物活性或者毒物毒性越小。

二、混合物的毒性

单个或者混合物组分对生物靶标的毒性可以通过逐渐稀释的方法获得不同浓度水平进而进行毒性测试得到该物质的剂量-效应关系，经过曲线拟合获得剂量-效应曲线，进而计算半数效应浓度确定毒性指标，最终确定混合物的毒性大小。在毒理学测试实验中，经常采用稀释因子（dilution factor，DF）设计各个浓度梯度（C_i）。例如，由 m 个组分形成的混合物的总浓度（C_{mix}）定义为该混合物中各个组分的浓度（C_i，$i=1,2,3,\cdots,n$）之和。混合物毒性计算中需要计算合适的稀释因子 DF。计算过程如下：

由浓度（C_i）与稀释因子（DF）的关系式

$$C_i = C_{max} \cdot DF^{i-1}, (i=1,2,\cdots,n) \tag{6.1}$$

可知

$$C_H = C_{max} \cdot DF^{H-1} \tag{6.2}$$

$$C_L = C_{max} \cdot DF^{L-1} \tag{6.3}$$

解联立方程

$$DF = \left[\frac{C_H}{C_L}\right]^{\frac{1}{(H-L)}} \tag{6.4}$$

式中,C_H 为高效应浓度;C_L 为低效应浓度;H、L 为高、低效应浓度点的序号;CRC 上最高效应浓度点序号为 1,最低效应浓度点序号为 n。

一组浓度-效应数据在构建 CRC 过程中,即使使用合适的拟合函数,固有的实验误差与函数拟合误差均客观存在,因此需要有 CRC 的置信区间(不确定度)。描述拟合函数不确定度的置信区间,称为函数置信区间(function-based confidence interval,FCI),在描述函数拟合不确定度的同时也要考虑实验误差的置信区间,该区间称为观测置信区间(observation-based confidence interval,OCI)。

第五节　混合物设计

化学混合物的毒性取决于构成组分的毒性以及这些组分之间的毒性相互作用。对于二元混合物,可采用析因设计方法设计混合物的浓度配比,通过等效线图(isobologram)、毒性单位法或浓度加和模型评估或预测混合物的联合毒性。析因设计法可以降低工作量,但是当组分数或者水平数(LN)增加,工作量呈现指数幂增加的趋势。等效应浓度比(EECR)法、固定浓度比法以及固定比射线设计法(fixed ratio ray design,FRRD)常用来研究某些特殊多元混合物的联合毒性。但是,3 种方法只考察混合物体系中大量混合物射线中的 1 条特殊混合物射线,结果不全面。Dou 和刘树深等发展创建了适用于二元混合物的直接均分射线法(direct equipartition ray,EquRay)和适用于多元混合物体系的均匀设计射线法(uniform design ray,UD-Ray)。[2] 直接均分射线法从二元混合物体系中合理有效地选择部分有代表性的混合物浓度点为混合物基本浓度组成(basic concentration composition,BCC),进而以此为基础通过固定比射线设计法将 BCC 所代表的混合物点扩展成多条射线,通过对这些射线的毒性测试与评估分析获得混合物体系的毒性变化规律。

一、直接均分射线法

直接均分射线法可系统设计数个混合物点以全面表征二元混合物体系的浓度分布,进而全面考察二元混合物的毒性变化规律。EquRay 首先在以两组分 A(如某离子液体 1 L)和 B[如某农药敌敌畏(DIC)]的浓度坐标轴构成的二维平面上,每个组分选择一个参考浓度点(常选 EC$_{50}$,也可选其他浓度),连接这两个组分的参考点构成一线段,对该线段进行均分获得 k 个均分点,以各均分点(即 BCC)为基础进行 FRRD 扩展,从而获得 k 条混合物射线,通过合适的稀释因子计算这些射线上各不同浓度水平混合物点的浓度分布,最后应用毒性测试方法测试各不同组成混合物点的毒性效应,并进行评估,从而获得混合物体系的毒性变化规律。直接均分射线法的具体操作过程如下所述。

1.选择组分 A 和 B 的参考浓度,计算基本浓度组成

选择毒性测试方法比如微板毒性分析法测试二元混合物中各个组分在不同浓度下的

毒性效应,进而进行非线性回归获得拟合 **CRC**,从拟合曲线中计算不同效应下的效应浓度,比如 EC_{10}、EC_{20}、EC_{30}、EC_{40} 和 EC_{50} 等。从组分 A 和 B 中各选择一个效应浓度为参考点,$EC_{A, ref}$ 和 $EC_{B, ref}$,比如选择各组分的 EC_{50} 为参考点(图 6-1);然后,连接这两个参考浓度点(为一条线段),将所连线段进行直接均分,设计数个均分点(图 6-1 中有 $k=5$ 个均分点)。这些均分点(★)的浓度组成称为该二元混合物体系中多条射线的基本浓度组成。

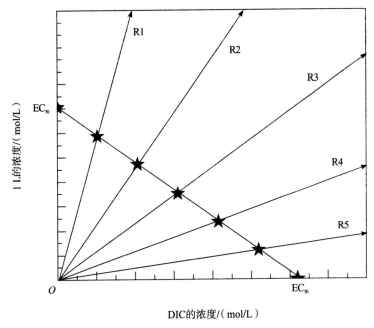

图 6-1　直接均分射线法示意

设有 k 个均分点,那么第 j 个均分点所代表的混合物浓度可按式(6.5)计算:

$$EC_{A,j} = \frac{(k+1-j)EC_{A,ref}}{k+1} \qquad EC_{B,j} = \frac{jEC_{B,ref}}{k+1} \qquad (6.5)$$

式中,$EC_{A,j}$ 和 $EC_{B,j}$ 为组分 A 和 B 在第 j 个($j=1,2,\cdots,k$)均分点的浓度。所有均分点的浓度组成集合称为基本浓度组成。通过 FRRD 方法,即固定每个均分点所代表的混合物中该组成的浓度分数不变,对每个均分点扩展设计多个混合物,从而使每个均分点构成一条混合物射线(R1~R5)。

2.计算各条射线中组分 A 和 B 的浓度分数

在每条射线上的所有混合物中,各组分在不同混合物中的具体浓度虽然各不相同,但浓度分数或混合比在这条射线上的所有混合物中是固定不变的。换句话说,如果在第 j 条射线中组分 A 的浓度分数 $P_{A,j}$ 是 0.4,组分 B 的浓度分数 $P_{B,j}$ 是 0.6,那么,无论该条射线中的哪一个混合物点(总浓度是不同的),其 $P_{A,j}$ 均是 0.4,$P_{B,j}$ 均是 0.6。组分的浓度分数可按式(6.6)计算:

$$P_{A,j} = \frac{EC_{A,j}}{EC_{A,j} + EC_{B,j}} = \frac{EC_{A,j}}{C_{mix,j}} \qquad P_{B,j} = \frac{EC_{B,j}}{EC_{A,j} + EC_{B,j}} = \frac{EC_{B,j}}{C_{mix,j}} = 1 - P_{A,j} \qquad (6.6)$$

式中,$C_{mix,j}$ 是对应混合物点的总浓度。

3.根据浓度加和原理计算各射线的最大效应浓度与最小效应浓度

在有关农药混合物联合毒性研究的评述文献中,有人得出结论:目前大部分农药混合物的联合毒性都是浓度加和的。[3] 基于此,我们根据浓度加和(CA)原理,对二元混合物可能产生的最大效应浓度($C_{max,j}$)和最小效应浓度($C_{min,j}$)进行初步估计,以有效设计混合物体系中不同混合物射线的最大效应浓度和最小效应浓度,其中 $j=1,2,3,\cdots,k$。

根据 CA 原理,混合物体系中第 j 条射线的最大效应浓度($C_{max,j}$)与最小效应浓度($C_{min,j}$)满足:

$$\frac{P_{A,j}C_{max,j}}{EC_{A,E_{max}}} + \frac{P_{B,j}C_{max,j}}{EC_{B,j}} = 1 \qquad \frac{P_{A,j}C_{min,j}}{EC_{A,E_{min}}} + \frac{P_{B,j}C_{min,j}}{EC_{B,E_{min}}} = 1 \tag{6.7}$$

式中,$EC_{A,E_{max}}$ 和 $EC_{A,E_{min}}$ 分别是混合物组分 A 单独存在时与混合物最大效应(E_{max})和最小效应(E_{max})相同时的效应浓度;$EC_{B,E_{max}}$ 和 $EC_{B,E_{min}}$ 分别是混合物组分 B 单独存在时与混合物最大效应(E_{max})和最小效应(E_{min})相同时的效应浓度。

在同一条射线 j 中,A 与 B 的浓度分数或浓度比是不变的,即 $P_{A,j}$ 和 $P_{B,j}$ 是固定不变的,故可以根据式(6.7)在指定最大效应 E_{max}(比如 95%)或最小效应 E_{min}(比如 5%)的情况下计算第 j 条混合物射线的 $C_{max,j}$ 与 $C_{min,j}$,有

$$C_{max,j} = \left[\frac{P_{A,j}}{EC_{A,E_{max}}} + \frac{P_{B,j}}{EC_{B,E_{max}}}\right]^{-1} \qquad C_{min,j} = \left[\frac{P_{A,j}}{EC_{A,E_{min}}} + \frac{P_{B,j}}{EC_{B,E_{min}}}\right]^{-1} \tag{6.8}$$

4.计算稀释因子与配制储备液

由第 j 条混合物射线的 $C_{max,j}$ 与 $C_{min,j}$ 可以计算该射线的稀释因子 F_j。设该射线按稀释因子设置 n 个不同浓度梯度($G_{i,j}$,$i=1,2,3,\cdots,n$),则根据稀释因子的定义[式(6.4)],有

$$F_j = \left(\frac{C_{min,j}}{C_{max,j}}\right)^{\frac{1}{(n-1)}} \tag{6.9}$$

混合物储备液浓度($C_{s,j}$)的最低值原则上应该至少等于该射线最大效应点对应的混合物总浓度的 V_t/V_0,即

$$C_{s,j} = C_{max,j}\frac{V_t}{V_0} \tag{6.10}$$

式中,V_0 是待测混合物溶液的体积;V_t 是储备液总体积。例如,在 MTA 方法中,96 孔微板中每孔加入的试液体积是 100 μL(V_0),而加菌液后的总体积是 200 μL(V_t),那么第 j 条射线储备液的最低浓度 $C_{s,j}$ 应为

$$C_{s,j} = C_{max,j}\frac{V_t}{V_0} = C_{max,j}\frac{200}{100} = 2C_{max,j}$$

即储备液浓度至少应该是第 j 条射线最大效应浓度的 2 倍。根据组分浓度分数的定义,可知在该混合物储备液中,组分 A 和 B 的浓度即 $C_{A,j}$ 和 $C_{B,j}$ 分别是

$$C_{A,j} = P_{A,j}C_{s,j} \qquad C_{B,j} = P_{B,j}C_{s,j} \tag{6.11}$$

5.计算某射线(j)中各个实体混合物点的浓度

根据稀释因子与该射线混合物最大浓度 $C_{max,j}$ 可计算某射线 j 中各个实体混合物点的

浓度 $C_{i,j}$:

$$C_{i,j} = C_{\max,j} F_j^{(i-1)}, (i = 1, 2, 3, \cdots, n) \tag{6.12}$$

同理,可对该二元混合物体系中其他均分点(j)对应的相应射线,计算该射线中各组分的 BCC 与各组分浓度系数。根据 CA 原理计算该射线的最小效应浓度与最大效应浓度,进而计算稀释因子并估算储备液浓度。通过稀释因子计算该射线上各个实体混合物点的浓度,最后对各个实体混合物点进行毒性测试与毒性评估。

综上所述,EquRay 是一种适用于对二元混合物体系进行毒性评估所需测试的各实体混合物点中各组分不同浓度水平的系统设计方法,简单直观,容易计算机化。EquRay 通过多条具有代表性的固定比射线有效表征二元混合物体系中混合物混合比多样性和浓度水平多样性;对二元混合物体系中各条混合物射线及各个混合物点的各组分浓度组成可程序化;对 EquRay 设计的混合物进行毒性测试与分析可全面反映二元混合物体系的毒性变化规律。

此外,EquRay 设计的二元混合物既包括了大量混合物毒性评估文献中应用的等毒性浓度比(EPCR)或等效应浓度比混合物,也包括了非等效应浓度比混合物。如果以 EC_{50} 比为基本浓度组成,设计 3 个均分点(线段均分为 4 段),那么 EquRay 中这 3 个均分点的浓度坐标分别为($3/4EC_{B,50}$, $1/4EC_{A,50}$)、($2/4EC_{B,50}$, $2/4EC_{A,50}$)和($1/4EC_{B,50}$, $3/4EC_{A,50}$),其中第 2 个均分点所对应的混合物射线就是等效应浓度比混合物射线,而第 1 个与第 3 个均分点所对应的混合物射线则是非等毒性浓度比混合物射线。

二、均匀设计射线法

均匀设计方法是我国数学家王元院士创立的,是一种可使实验点在实验范围内均匀散布的优化实验设计方法,能有效地选择有代表性的实验点,以尽可能少的实验次数反映混合物组分浓度变化的均匀分布。[4] 该方法已在自然科学与社会科学的各个领域得到广泛应用。刘树深等课题组创建的均匀设计射线法首先根据多元混合物中各组分的浓度分布计划合适的因素(多元混合物组分)-水平(各组分浓度)表(factor-level table,FLT),选择合适的均匀表(uniform table)和相应的使用表(usage table),设计混合物体系中多条混合物射线各组分的基本浓度组成(BCC),以 BCC 为基础,计算各射线中各组分的浓度分数(也称混合比或浓度比),固定该浓度分数,采用逐渐稀释法将每一个 BCC 所代表的混合物点扩展成一条射线(即应用 FRRD 设计多个不同浓度水平的混合物点),从而获得混合物体系中多种浓度比(即混合比)及浓度水平的代表性混合物,以全面有效地表征多元混合物混合比多样性和浓度水平多样性。

UD-Ray 首先利用均匀设计实验中的均匀表和相应的使用表设计混合物体系中各混合物射线的 BCC。然而,通常情况下,均匀设计方法给出的均匀表与使用表不是针对多元混合物设计的,且有关均匀设计的文献中只有部分均匀表与使用表在多元混合物毒性研究中是可用的。因此,很多情况下必须根据均匀设计的基本原理自行计算均匀表和使用表。

均匀表也称均匀设计基本表和 U 表,可用符号"$U_n(n^s)$"表示,其中实验次数 n(U 的下标 n)等于因素的水平数 n,在均匀表中,n(非下标)是因素水平数,且等于实验次数,s 是最大因素数。在这个均匀表中,当 n 为奇数时,因素数 $s \leqslant (n-1)$;当 n 为质数时,$s = (n-1)$。

(1)构建均匀表 $U_n(n^s)$ 的原理及算法

①U 表的第 1 列元素为 $1,2,3,\cdots,n$，即 $u(i,j)=i$。

②U 表的第 1 行由一切小于 n 的正整数 $a(j)$ 构成，但 $a(j)$ 与 n 之间没有大于 1 的最大公约数。例如，$U_9(9^s)$ 表中第 1 行元素为 $a(j)=1,2,4,5,7,8$，即 $s=6$，为 $U_9(9^6)$，最多只能有 6 个因素。之所以没有因素 3 和 6，是因为它们与 $n=9$ 有最大公约数 2 和 3。又如，$U_{15}(15^s)$ 表中第 1 行元素为 $a(j)=1,2,4,7,8,11,13,14$，即 $s=8$，为 $U_{15}(15^8)$，最多只能有 8 个因素。其中没有因素 3,5,6,9,10 和 12，是因为它们与 $n=15$ 有最大公约数 2,3,4 和 5。

③U 表的第 i 行第 j 列元素 $u(i,j)$ 满足下列关系式：

$$u(i,j)=\begin{cases} i\cdot a(j),i\cdot a(j)\leqslant n \\ i\cdot a(j)-kn,i\cdot a(j)>n \end{cases} \tag{6.13}$$

式中，当 $i\cdot a(j)/n$ 为整数时，$k=i\cdot a(j)/n-1$；当 $i\cdot a(j)/n$ 不为整数时，$k=\text{int}[i\cdot a(j)/n]$。

(2)从均匀表构建使用表的原理及算法

在构建不同 s 的使用表时，应计算不同因素列组合的均匀性偏差 $f(x_1,x_2,\cdots,x_s)$，并据此偏差最小原理来决定不同 s 所应选择的列组合，即使用表中的某一行。可采用所有子集算法完成使用表优化计算。

$$f(x_1,x_2,\cdots,x_s)=\frac{1}{n}\sum_{i=1}^{n}\prod_{j=x_1}^{x_s}\left(1-\frac{2}{\prod}\ln\left\{2\sin\left[\prod\frac{u(i,j)}{n+1}\right]\right\}\right) \tag{6.14}$$

根据上述构建均匀表的规则，可以导出在多元混合物（比如多至 30 个组分的三十元混合物）研究中常见的一些均匀表名称：

$U_5(5^4)$，$U_7(7^6)$，$U_9(9^6)$，$U_{11}(11^{10})$，$U_{13}(13^{12})$，$U_{15}(15^8)$，$U_{17}(17^{16})$，$U_{19}(19^{18})$，$U_{21}(21^{12})$，$U_{23}(23^{22})$，$U_{25}(25^{20})$，$U_{27}(27^{18})$，$U_{29}(29^{28})$，$U_{31}(31^{30})$，$U_{33}(33^{20})$

根据均匀性偏差最小原则，可导出每个均匀表对应的使用表。使用表的作用是了解当实际混合物中组分数小于均匀表中的最大因素数（s）时，应该选择均匀表中的哪些列（列组合）来设计优化实验。

最常使用的均匀表与使用表，比如适用于三至十元混合物毒性研究的基本均匀表与使用表，如表 6-1～表 6-5 所示。在这些均匀表中，第 1 行（组分标题行）对应混合物中的各个组分（即均匀设计实验中的因子）序号，如表 6-1(a)中第 1 行的 1,2,3,4 对应四元混合物中的 4 个组分序号；第 1 列（射线标题列）为设计的各混合物射线（即优化实验）序号，如表 6-1(a)中第 1 列的 1,2,3,4,5 对应 5 条混合物射线的序号。

表 6-1(a)　$U_5(5^4)$ 均匀表

Ray	1	2	3	4
1	1	2	3	4
2	2	4	1	3
3	3	1	4	2
4	4	3	2	1
5	5	5	5	5

表 6-1(b)　$U_5(5^4)$ 使用表

m	列组合
2	1,2
3	1,2,3
4	1,2,3,4

表 6-2(a)　$U_7(7^6)$ 均匀表

Ray	1	2	3	4	5	6
1	1	2	3	4	5	6
2	2	4	6	1	3	5
3	3	6	2	5	1	4
4	4	1	5	2	6	3
5	5	3	1	6	4	2
6	6	5	4	3	2	1
7	7	7	7	7	7	7

表 6-2(b)　$U_7(7^6)$ 使用表

m	列组合
2	1,3
3	1,2,3
4	1,2,3,4
5	1,2,3,4,5
6	1,2,3,4,5,6

均匀表为优化实验中各因素的水平序号表,即混合物射线中各组分的浓度水平序号表。均匀表中第 i 行第 j 列的元素 $U(i,j)$ 表示第 i 条射线中第 j 个组分的浓度水平序号。例如,在表 6-3(a)中,3 个黑斜体数字 8、3 和 5 分别表示第 4 条混合物射线(对应第 4 次实验)中第 2 个组分(对应第 2 个因素)的浓度(对应第 2 个因素的水平)序号为 8、第 6 条混合物射线(对应第 6 次实验)中第 4 个组分(对应第 4 个因素)的浓度(对应第 4 个因素的水平)序号为 3 和第 2 条混合物射线(对应第 2 次实验)中第 5 个组分(对应第 5 个因素)的浓度(对应第 5 个因素的水平)序号为 5。各组分水平序号具体代表的浓度大小由仔细规划的因素(多元混合物组分)-水平(各组分浓度)表确定。

表 6-3(a)　$U_9(9^6)$ 均匀表

Ray	1	2	3	4	5	6
1	1	2	4	5	7	8
2	2	4	8	1	*5*	7
3	3	6	3	6	3	6

续表

Ray	1	2	3	4	5	6
4	4	**8**	7	2	1	5
5	5	1	2	7	8	4
6	6	3	6	**3**	6	3
7	7	5	1	8	4	2
8	8	7	5	4	2	1
9	9	9	9	9	9	9

表 6-3(b)　$U_9(9^6)$ 使用表

m	列组合
2	1,3
3	1,3,5
4	1,2,3,5
5	1,2,3,4,5
6	1,2,3,4,5,6

当实际混合物体系中组分数少于均匀表中的因素数(FN)时,应该使用均匀表对应的使用表来选择均匀表中的优化因素列。例如,当选择 $U_{11}(11^{10})$[表 6-4(a)]设计七元混合物体系中 11 条射线的基本浓度组成 BCC 时,七元混合物体系中的组分数($m=7$)少于均匀表中最大因子数 10(共 10 列),那么该使用均匀表中的哪 7 列来安排 7 个组分(因素)呢?其原则是选定的 7 列能保证均匀表的均匀性偏差最小,使用表[表 6-4(b)]就是保证选择列组合时均匀性最佳的表。由表 6-4(b)可知,当 $m=7$ 时,应该选择使用表中 m 为 7 的列组合,即选择均匀表中第 1,2,3,4,5,7 和 10 列,而另外 3 列(第 6,8,9 列)应删去。

表 6-4(a)　$U_{11}(11^{10})$ 均匀表

Ray	1	2	3	4	5	6	7	8	9	10
1	1	2	3	4	5	6	7	8	9	10
2	2	4	6	8	10	1	3	5	7	9
3	3	6	9	1	4	7	10	2	5	8
4	4	8	1	5	9	2	6	10	3	7
5	5	10	4	9	3	8	2	7	1	6
6	6	1	7	2	8	3	9	4	10	5
7	7	3	10	6	2	9	5	1	8	4
8	8	5	2	10	7	4	1	9	6	3
9	9	7	5	3	1	10	8	6	4	2
10	10	9	8	7	6	5	4	3	2	1
11	11	11	11	11	11	11	11	11	11	11

表 6-4(b)　$U_{11}(11^{10})$ 使用表

m	列组合
2	1,7
3	1,5,7
4	1,2,5,7
5	1,2,3,5,7
6	1,2,3,5,7,8
7	1,2,3,4,5,7,10
8	1,2,3,4,5,6,7,10
9	1,2,3,4,5,6,7,8,9
10	1,2,3,4,5,6,7,8,9,10

表 6-5(a)　$U_9(5^6)$ 均匀表

Ray	1	2	3	4	5	6
1	1	1	2	3	4	4
2	1	2	4	1	3	4
3	2	3	2	3	2	3
4	2	4	4	1	1	3
5	3	1	1	4	4	2
6	3	2	3	2	3	2
7	4	3	1	4	2	1
8	4	4	3	2	1	1
9	5	5	5	5	5	5

表 6-5(b)　$U_9(5^6)$ 使用表

m	列组合
2	1,6
3	1,3,5
4	1,2,5,6
5	1,3,4,5,6
6	1,2,3,4,5,6

(3)拟水平处理的一般操作

在化学混合物毒性研究中,一般因素个数较多,而要进行毒性实验的各组分浓度水平数即安排的浓度个数不宜过多,一般为 5～6 个,最多为 10～12 个,且常常选择低效应水平所对应的浓度,如 EC_5,EC_{10},EC_{15},EC_{20},EC_{30} 和 EC_{50} 等。

为了降低均匀表中各因素的水平数即各混合物组分的浓度水平数,常常需要对多个浓度水平特别是组分数大于7的浓度水平数进行必要的合并,即进行所谓拟水平处理,从而减少实际操作的浓度水平数。处理原则主要考虑均匀性,当几个水平合并成一个新水平即拟水平后,均匀表的均匀性随即发生改变,相应使用表需要重新计算。2个典型的拟水平均匀表和使用表如表 6-6 与表 6-7 所示。

如表 6-4(a)所示,$U_{11}(11^{10})$ 均匀表中除最后 1 个最高浓度水平直接作为第 6 个水平外,前面 10 个水平可合并为 5 个新的拟水平,即做如下处理:

$(1,2) \rightarrow 1; (3,4) \rightarrow 2; (5,6) \rightarrow 3; (7,8) \rightarrow 4; (9,10) \rightarrow 5; (11) \rightarrow 6$。

做上述拟水平处理后,$U_{11}(11^{10})$ 表转变为 $U_{11}(6^{10})$ 表,如表 6-6(a)所示。

拟水平处理后,均匀性发生了变化,此时的使用表如表 6-6(b)所示。比较表 6-4(b)与表 6-6(b)可知,除最后两行相同外,其他的列组合都不相同,表明拟水平后均匀性确实发生了改变,提示在做拟水平处理后,应该重新优化使用表的列组合。

由于均匀表都是奇数实验表,最后 1 条射线(最后 1 次实验)总是所有组分(因素)的最高水平并总为奇数,一般不做拟水平处理,所以实验次数减 1 或射线数减 1 能否被实验水平数减 1 整除是可否做拟水平处理的必要条件。若能,则可做拟水平处理;若不能,则不宜作拟水平处理,需另行设计实验浓度水平。例如,实验次数为 11 的均匀设计实验中,其水平数只能取 11,6 或 3,因为实验次数减 1 即 $(11-1=10)$ 可被水平数减 1 即可被 $(11-1=10)$,$(6-1=5)$ 和 $(3-1=2)$ 整除。

拟水平处理如下:

当水平数为 11 时:$(i) \rightarrow i = 1, 2, 3, \cdots, 11$。即不做处理。

表 6-6(a)　$U_{11}(6^{10})$ 均匀表

Ray	1	2	3	4	5	6	7	8	9	10
1	1	1	2	2	3	3	4	4	5	5
2	1	2	3	4	5	1	2	3	4	5
3	2	3	5	1	2	4	5	1	3	4
4	2	4	1	3	5	1	3	5	2	4
5	3	5	2	5	2	4	1	4	1	3
6	3	1	4	1	4	2	5	2	5	3
7	4	2	5	3	1	5	3	1	4	2
8	4	3	1	5	4	2	1	5	3	2
9	5	4	3	2	1	5	4	3	2	1
10	5	5	4	4	3	3	2	2	1	1
11	6	6	6	6	6	6	6	6	6	6

表 6-6(b) $U_{11}(6^{10})$ 使用表

m	列组合
2	1,10
3	1,3,10
4	1,3,8,10
5	1,2,3,8,9
6	1,3,4,7,8,10
7	1,2,3,4,7,8,10
8	1,3,4,5,6,7,8,10
9	1,2,3,4,5,6,7,8,9
10	1,2,3,4,5,6,7,8,9,10

当水平数为 6 时:(1,2)→1;(3,4)→2;(5,6)→3;(7,8)→4;(9,10)→5;(11)→6。

当水平数为 3 时:(1,2,3,4,5)→1;(6,7,8,9,10)→2;(11)→3。

(4)基本浓度组成

对于 1 个具有确定性组成的多元(m 元)混合物体系,其中多条混合物射线中各组分的浓度变化即混合物射线的基本浓度组成,可根据实际毒性测试中各组分的浓度水平,选择合适的均匀表进行设计。首先,根据混合物实验中混合物组分数(因素数)及各组分(因素)浓度水平建立因素-水平表(FLT)。一个五因素(F1,F2,F3,F4,F5)-七水平(L1,L2,L3,…,L7)或四水平(L1,L2,L3,L4)的 FLT 表,示例于表 6-7 中。表中各组分(因素 F1,F2,F3,F4 和 F5)的各个效应浓度(EC_x)如 EC_{10} 等可从相应混合物组分的拟合 CRC 模型的反函数计算获得,或通过毒性测试选择相关效应浓度。

表 6-7(a) 五因素-七水平 FLT

水平	F1	F2	F3	F4	F5
L1	EC_{05}	EC_{05}	EC_{05}	EC_{05}	EC_{05}
L2	EC_{10}	EC_{10}	EC_{10}	EC_{10}	EC_{10}
L3	EC_{15}	EC_{15}	EC_{15}	EC_{15}	EC_{15}
L4	EC_{20}	EC_{20}	EC_{20}	EC_{20}	EC_{20}
L5	EC_{25}	EC_{25}	EC_{25}	EC_{25}	EC_{25}
L6	EC_{30}	EC_{30}	EC_{30}	EC_{30}	EC_{30}
L7	EC_{50}	EC_{50}	EC_{50}	EC_{50}	EC_{50}

表 6-7(b)　五因素-四水平 FLT

拟水平	F1	F2	F3	F4	F5
L1	EC_{10}	EC_{10}	EC_{10}	EC_{10}	EC_{10}
L2	EC_{20}	EC_{20}	EC_{20}	EC_{20}	EC_{20}
L3	EC_{30}	EC_{30}	EC_{30}	EC_{30}	EC_{30}
L4	EC_{50}	EC_{50}	EC_{50}	EC_{50}	EC_{50}

　　将 FLT 表中各组分的浓度水平(EC_x)代入均匀表中相应因素的水平号,可获得所谓的基本浓度组成表。例如,将表 6-7(a)中的第 2 个因素(F2)的第 4 个水平(L4)对应的效应浓度(EC_{20})代入均匀表中第 2 个组分对应列的水平号为 4 的栏中即得各射线的基本浓度组成(BCC)。根据表 6-2(b),从表 6-2(a)中选择第 1,2,3,4,5 列[表 6-8(a)],代入 FLT 表中的效应浓度,结果如表 6-8(b)所示。

表 6-8(a)　五组分七射线水平序号

Ray	1	2	3	4	5
1	1	2	3	4	5
2	2	4	6	1	3
3	3	6	2	5	1
4	4	1	5	2	6
5	5	3	1	6	4
6	6	5	4	3	2
7	7	7	7	7	7

表 6-8(b)　五组分在各射线中的基本浓度组成

Ray	1	2	3	4	5
1	EC_{05}	EC_{10}	EC_{15}	EC_{20}	EC_{25}
2	EC_{10}	EC_{20}	EC_{30}	EC_{05}	EC_{15}
3	EC_{15}	EC_{30}	EC_{10}	EC_{25}	EC_{05}
4	EC_{20}	EC_{05}	EC_{25}	EC_{10}	EC_{30}
5	EC_{25}	EC_{15}	EC_{05}	EC_{30}	EC_{20}
6	EC_{30}	EC_{25}	EC_{20}	EC_{15}	EC_{10}
7	EC_{50}	EC_{50}	EC_{50}	EC_{50}	EC_{50}

　　应该指出,不同组分的 EC_x 是不相同的,比如 5 个组分都有 EC_{20},但各个组分的 EC_{20} 值是各不相同的。

对比具体优化实验中使用的均匀表(也称实验方案)和混合物基本浓度组成表可知,均匀表中的优化实验数(EN)对应 BCC 表中的混合物射线数,实际因素数对应组分数,因素水平数或拟水平数对应组分的浓度水平数。

特别要注意的是,针对多元混合物的具体情况设计 BCC 选择均匀表时,有关优化实验数(EN)、因素数(FN)及水平数(LN)必须满足均匀设计的基本要求,在多元混合物中遇到的常见情况如表 6-9 所示。

例如,对于一个六元(FN=6)混合物体系,可选择 9 次(EN=9)实验(9 条射线)或 7 次(EN=7)实验(7 条射线)的均匀表,各因素水平数可选 9,5,3(LN=9,5,3)或 7,4,3(LN=7,4,3)。如果认为射线数少了,代表性不够,还可选择射线数更多的均匀表,比如 11 条射线的均匀表,并按使用表选择其中的第 1,2,3,5,7,8 列(当因素水平数选择 11 时)或第 1,3,4,7,8,10 列(当因素水平数选择 6 时)来设计各射线的 BCC。

混合物实验中浓度水平数常常受到限制,常常为 5~8 个,很少超过 12 个。当水平数超出范围时,必须进行拟水平处理,即将某些水平合并为一个新水平以减少水平数。表 6-9 中提供了进行拟水平处理的可能拟水平数。例如,用均匀表设计 33 个射线的 20 个组分的二十元混合物的 BCC 时,可进行拟水平处理。

表 6-9 均匀设计中优化实验数(EN)与因素数(FN)、水平数(LN)及可拟水平数关系

EN	FN	LN	可拟水平数	对应均匀表
5	4	5	3	$U_5(5^3),U_5(3^3)$
7	6	7	4,3	$U_7(7^6),U_7(4^6),U_7(3^6)$
9	6	9	5,3	$U_9(9^6),U_9(5^6)$
11	10	11	6,3	$U_{11}(11^{10}),U_{11}(6^{10})$
13	12	13	7,5,4,3	$U_{13}(13^{12}),U_{13}(7^{12}),U_{13}(5^{12})$
15	8	15	8,3	$U_{15}(15^8),U_{15}(8^8)$
17	16	17	9,5,3	$U_{17}(17^{16}),U_{17}(9^{16}),U_{17}(5^{16})$
19	18	19	10,7,4,3	$U_{19}(19^{18}),U_{19}(10^{18}),U_{19}(7^{18})$
21	12	21	11,6,5,3	$U_{21}(21^{12}),U_{21}(11^{12}),U_{21}(6^{12}),U_{21}(5^{12})$
23	22	23	12,2	$U_{23}(23^{22}),U_{23}(12^{22})$
25	20	25	13,9,7,5,4,3	$U_{25}(25^{20}),U_{25}(13^{20}),U_{25}(9^{20}),U_{25}(7^{20})$
27	18	27	14,3	$U_{27}(27^{18}),U_{27}(14^{18})$
29	28	29	15,8,5,3	$U_{29}(29^{28}),U_{29}(15^{28}),U_{29}(8^{28})$
31	30	31	16,11,7,6,4,3	$U_{31}(31^{30}),U_{31}(16^{30}),U_{31}(11^{30}),U_{31}(7^{30}),U_{31}(6^{30})$
33	20	33	17,9,5,3	$U_{33}(33^{20}),U_{33}(17^{20}),U_{33}(9^{20})$
35	24	35	18,3	$U_{35}(35^{24}),U_{35}(18^{24})$
37	36	37	19,13,10,7,5,4,3	$U_{37}(37^{36}),U_{37}(19^{36}),U_{37}(13^{36}),U_{37}(10^{36}),U_{37}(7^{36})$
39	24	39	20,3	$U_{39}(39^{24}),U_{39}(20^{24})$

续表

EN	FN	LN	可拟水平数	对应均匀表
41	40	41	21,11,9,6,3	$U_{41}(41^{40})$,$U_{41}(21^{40})$,$U_{41}(11^{40})$,$U_{41}(9^{40})$
43	42	43	22,15,8,7,4,3	$U_{43}(43^{42})$,$U_{43}(22^{42})$,$U_{43}(15^{42})$,$U_{43}(8^{42})$,$U_{43}(7^{42})$
45	24	45	23,12,5,3	$U_{45}(45^{24})$,$U_{45}(23^{24})$,$U_{45}(12^{24})$
47	46	47	24,3	$U_{47}(47^{46})$,$U_{47}(24^{46})$
49	42	49	25,13,9,7,5,4,3	$U_{49}(49^{42})$,$U_{49}(25^{42})$,$U_{49}(13^{42})$,$U_{49}(9^{42})$,$U_{49}(7^{42})$
51	32	51	26,11,6,3	$U_{51}(51^{32})$,$U_{51}(26^{32})$,$U_{51}(11^{32})$
53	52	53	27,14,3	$U_{53}(53^{52})$,$U_{53}(27^{52})$,$U_{53}(14^{52})$

其可能水平数为:17,9,5,3。当然,水平数为 3 和 5 特别是 3 时,不能很好地反映浓度水平的充分变化,宜选 9 个水平或 17 个水平,最好是 9 个水平。即(1,2,3,4)→1;(5,6,7,8)→2;(9,10,11,12)→3;(13,14,15,16)→4;(17,18,19,20)→5;(21,22,23,24)→6;(25,26,27,28)→7;(29,30,31,32)→8;(33)→9。

三、固定(浓度)比射线设计

固定(浓度)比射线设计也称固定比射线设计法(FRRD),是一种按混合物体系中各组分混合比的设计方法。它是保持各组分浓度分数不变(即固定比),逐渐改变混合物总浓度水平而设计多个混合物的方法。由于设计出来的所有混合物点的浓度分布均在以各组分浓度坐标张成的多维空间中从原点出发的射线上,因此称为固定比射线设计法。混合比(过去习惯称浓度比)可以有多种,既包括等效应浓度比(EECR)或等毒性浓度比(EPCR),也包括非等效应浓度比(或非等毒性浓度比)。因此,目前文献中最常采用的 EECR 设计就是一种特殊的 FRRD。但要注意的是,EECR 设计出来的射线上只有一个混合物点中各组分的浓度产生的效应是相等的,而其他混合物点是不一定相等的,因为各组分的 CRC 不可能均是严格平行的。这个等效应浓度混合物点也不一定是毒性实验中实际设计的混合物点(一般不是),它只是作为 EECR 射线设计的基础,因此,为了区分,我们将该等效应浓度点称为该射线的基本浓度组成(BCC),比如等 EC_{50} 比或 $EC_{A,50}$:$EC_{B,50}$:$EC_{C,50}$:$EC_{D,50}$ 等。如果要说明射线设计确定的混合物,就必须说明 BCC 或者从 BCC 数据得到的各组分浓度分数 $p_{i,j}$。换句话说,只有明确了这个 BCC 或者 $p_{i,j}$,该条射线上的所有混合物点就确定了,该射线也就确定了。

不幸的是,目前大多数开展多元混合物毒性评估的研究报告只是简单地利用 EECR 设计 1 条混合物射线(等 EC_{50} 比射线),通过这条射线的毒性变化来推测整个混合物体系的毒性变化规律,这显然是不合理的。刘树深等强调,必须设计多条有代表性的 FRRD 射线,才能合理地推测混合物体系的毒性变化本质。

前面给出的直接均分射线法(EquRay)与均匀设计射线法(UD-Ray)设计的多条射线中的 BCC 或 $p_{i,j}$ 都可作为 FRRD 的基础。逐步稀释法是实现 FRRD 设计各混合物不同浓度梯度,进而获得混合物剂量-效应曲线的毒性实验基础。

设有一四元混合物体系,即 A-B-C-D,其中 1 条 FRRD 射线的基本浓度组成是 BCC=$(\mathrm{EC_{A,30}},\mathrm{EC_{B,50}},\mathrm{EC_{C,50}},\mathrm{EC_{D,30}})$,那么可以先计算该 FRRD 射线中各组分(A,B,C,D)的浓度分数 $p_i(i=\mathrm{A},\mathrm{B},\mathrm{C},\mathrm{D})$。例如,A 组分的浓度分数 P_A 为

$$P_\mathrm{A}=p_\mathrm{A}=\frac{\mathrm{EC_{A,30}}}{C_\mathrm{mix}}=\frac{\mathrm{EC_{A,30}}}{\mathrm{EC_{A,30}}+\mathrm{EC_{B,50}}+\mathrm{EC_{C,50}}+\mathrm{EC_{D,30}}} \tag{6.15}$$

然后,参考前面 EquRay 及 UD-Ray 方法,根据 CA 原理在浓度加和条件下,指定该 FRRD 射线中可能的高效应浓度和低效应浓度,进而计算稀释因子,根据稀释因子计算该射线上各实体混合物点的浓度。

第六节 加和参考模型

单个混合物组分在混合物中的毒性行为可能与其单独存在时的行为存在差异,致使混合物毒性可能是加和的、协同的或拮抗的。混合物毒性可能与某种加和假定得到的毒性是一致的(加和),大于加和假定(协同)或小于加和假定(拮抗)。拮抗或协同是相对于加和来说的,加和是一种参考标准,对于相同的混合物,用不同的加和参考标准去评估可能有不同的结论。就像一栋四层楼的房子,其高度以地面为参考时就是四层楼高,但如果以海平面为参考,就与地面为参考的高度不一样了,如果以喜马拉雅山最高峰地面为参考,则为负值。要注意的是,不管该房子的高度是什么,房子还是那栋房子。混合物毒性是拮抗或是协同,同样与选择的加和参考密切相关,不同的加和参考,可能有不同的结论,但混合物还是原来的混合物。因此,要评价一个混合物的毒性是加和的,或是拮抗的,或是协同的,必须指定加和参考标准是什么,否则相互之间是无法比较评价的。

要评价混合物是否具有毒性相互作用,先必须指定加和参考。混合物毒性评估中常使用的加和参考模型(Ref)主要有 3 个,即浓度加和(也称剂量加和)、独立作用[也称响应加和(response addition,RA)或者效应加和(effect addition,EA)]和效应相加(effect summation,ES)。浓度加和模型是目前美国国家环境保护局推荐使用的模型。本节将对这3 个模型及其如何应用混合物组分的 CRC 数据评估混合物的毒性相互作用进行系统介绍。

一、浓度加和模型

浓度加和(CA)也称剂量加和或 Loewe 加和(Loewe addition)。CA 模型适用于评估浓度线性和浓度对数线性 CRC 特征污染物的混合物效应,以及某些非线性非单调 CRC 特征污染物的混合物效应,因此已被美国国家环境保护局及欧盟等作为混合物联合毒性效应评估的标准参考模型。CA 模型也是目前混合物毒性评估中应用最广泛的加和参考标准。然而,CA 模型现在仍只是一个工作模型,缺乏坚实的理论支持,也不直接与毒性机理相关,认为 CA 适用于相似作用模式混合物组分构成的混合物毒性评估的观点值得商榷。

CA 模型的数学表达式如下:

$$\sum_{i=1}^{m}\frac{c_i}{\mathrm{EC}_{x,i}}=1 \tag{6.16}$$

式中,m 为混合物中组分数;c_i 表示混合物效应为 x 时该混合物中第 i 个组分的浓度;$EC_{x,i}$ 为第 i 个组分的等效应浓度,即第 i 个组分单独存在时引起与混合物效应相等效应 x 时该组分的浓度。

从式(6.16)可知,要获得第 i 个组分在混合物效应为 x 时混合物中的浓度 c_i($i=1$, $2,\cdots,m$),就必须已知该混合物其效应为 x 时的混合物浓度 $C_{x,\text{mix}}$,然后根据第 i 个组分的浓度分数 p_i 来计算第 i 个组分的浓度 c_i,有

$$c_i = p_i C_{x,\text{mix}} \tag{6.17}$$

第 i 个组分单独存在时的效应浓度 $EC_{x,i}$($i=1,2,\cdots,m$)则从该组分单独存在时的拟合 CRC 模型求得。

如果实验混合物效应与在相同浓度下满足 CA 模型时的预测效应(或期望效应)之间没有显著性差异,就认为该混合物效应是浓度加和的或是加和的,即没有毒性相互作用。如果实验效应与预测效应之间有显著性差异,就认为该混合物具有毒性相互作用(协同或拮抗),其效应不是浓度加和的。

应该指出,对于一个多元混合物体系,因为含有大量的各种不同混合比的混合物射线,而每条射线又有大量的不同浓度水平的混合物点或实体混合物,所以,毒性相互作用是加和还是协同或拮抗对于不同射线上的不同混合物点可能不是一致的,即有些混合物具有加和作用,而另一些则可能具有协同或拮抗作用。换句话说,混合物毒性相互作用具有混合比和浓度水平依赖。混合比依赖是指混合物体系中不同混合比射线可能具有不同的毒性相互作用,浓度水平依赖是指同一条射线上不同浓度点混合物可能具有不同的毒性相互作用。

二、CA 预测 CRC 的构建

混合物毒性或混合物毒性相互作用不仅取决于混合比,也取决于混合物浓度水平,要评估混合物毒性是否符合 CA 模型以分析混合物是否具有毒性相互作用,不仅要对不同混合比的混合物射线进行评估,也要对射线上不同浓度水平(整个混合物 CRC 曲线)进行评估,这就需要构建在不同浓度水平或效应水平下满足 CA 模型时的效应或浓度。下面分两种情况即基于指定效应预测浓度与基于实验浓度预测效应进行讨论分析。

1. 直接法求指定效应下 CA 模型预测的混合物总浓度

由于在确定的混合物射线上各组分的浓度分数 p_i 是不变的,即无论混合物浓度水平多大,第 i 个组分的 p_i 是固定不变的:

$$p_i = \frac{c_i}{c_{\text{mix}}} = \frac{c_i}{\sum\limits_{i=1}^{m} c_i} \tag{6.18}$$

式中,c_i 为混合物射线上某混合物点(某个浓度水平)中第 i 个组分的浓度;c_{mix} 为该混合物点的总浓度。要注意的是,虽然 p_i 不变即比值不变,但 c_i 和 c_{mix} 都是随浓度水平的变化而变化的,即不同效应下有不同的 c_i 和 c_{mix}。然而,在 CA 模型中,第 i 个组分的浓度 c_i 是指定效应 x 时对应混合物中该组分的浓度,此时该混合物的总浓度是 $C_{x,\text{mix}}$,即指定效应 x 时 CA 模型中的 c_{mix},此时将式(6.17)代入式(6.16),有

$$\sum_{i=1}^{m} \frac{c_i}{\mathrm{EC}_{x,i}} = \sum_{i=1}^{m} \frac{p_i C_{x,\mathrm{mix}}}{\mathrm{EC}_{x,i}} = 1 \tag{6.19}$$

上式的意义为：当指定混合物效应为 x 时，符合 CA 模型时混合物的浓度就应该是 $C_{x,\mathrm{mix}}$，而不管实验混合物浓度等于多少。或者说，在指定效应 x 时，由 CA 模型通过单个组分的 CRC 信息（$\mathrm{EC}_{x,i}$）预测的混合物浓度应该是 $C_{x,\mathrm{mix}}$。

整理式(6.19)得 CA 预测模型如下：

$$\hat{C}_{x,\mathrm{mix}} = \left(\sum_{i=1}^{m} \frac{p_i}{\mathrm{EC}_{x,i}} \right)^{-1} \tag{6.20}$$

式(6.20)中 x 可以是 CRC 上的任意效应。因此，只要混合物中各个组分单独存在时该效应 x 有效应浓度 $\mathrm{EC}_{x,i}(i=1,2,\cdots,m)$ 存在，那么混合物 CRC 上任意效应下的 CA 预测浓度可求，这样就可以构成完整的由 CA 预测的混合物射线 CRC。

2. 迭代法求解指定浓度下 CA 模型预测的效应

由式(6.19)可知，在效应为 x 时，虽然混合物中各组分浓度 $c_i=(1,2,\cdots,m)$ 是不同的，但混合物总浓度 $C_{x,\mathrm{mix}}$ 是不变的，

$$\sum_{i=1}^{m} \frac{c_i}{\mathrm{EC}_{x,i}} = \sum_{i=1}^{m} \frac{p_i C_{x,\mathrm{mix}}}{\mathrm{EC}_{x,i}} = C_{x,\mathrm{mix}} \sum_{i=1}^{m} \frac{p_i}{\mathrm{EC}_{x,i}} = 1 \tag{6.21}$$

在式(6.21)中，$C_{x,\mathrm{mix}}$ 是已知的或实验测定的射线上某个混合物点的实际浓度，假定其效应为 x，这个效应 x 是未知的(是满足 CA 模型时的效应)，而各组分的效应浓度 $\mathrm{EC}_{x,i}$ 必须先求出这个效应 x 才能从相应组分的 CRC 拟合模型求出，即 x 隐含在 $\mathrm{EC}_{x,i}$ 中，因此，式(6.21)不能直接求解，只能采用迭代方法。对于单调的剂量-效应曲线，可采用迭代方法(比如最简单的二分迭代法)求出 x，整理重排式(6.21)可得迭代式如下：

$$y(\hat{x}) = C_{x,\mathrm{mix}} \sum_{i=1}^{m} \frac{p_i}{f_{x,j}^{-1}(\hat{x})} - 1 \tag{6.22}$$

式中，$y(\hat{x})$ 是迭代函数；f^{-1} 是第 i 个组分 CRC 函数的反函数，$f_{x,j}^{-1}(\hat{x})$ 则是由第 i 个组分 CRC 函数的反函数求得的效应浓度 $\mathrm{EC}_{x,i}$。选择合适的效应初值范围，通过二分法可求出迭代函数 $y(\hat{x})$ 近似为 0 时效应的最终解，即混合物效应浓度 $C_{x,\mathrm{mix}}$ 下的效应 $\hat{x}$。

二分法迭代的效应初值范围可选择效应取值的最大范围，例如选择 $x_0 = 1 \times 10^{-8}$ 与 $x_1 = 0.999$ 进行二分法迭代求解[式(6.22)]。

二分迭代法的算法原理如下：

步骤 1：设迭代函数为 $y(x)$ 自变量为 x。给定迭代终止误差即计算 x 值的最大允许误差 ε，每给定一个 x 值即可求得一个 $y(x)$；如果 $y(x) \leqslant \varepsilon$，则迭代结束，否则进入下一步。

步骤 2：给定初值 x_0 和 x_1，代入迭代函数计算迭代函数值 $y(x_0)$ 和 $y(x_1)$；如果 $y(x_0) \leqslant \varepsilon$ 或 $y(x_1) \leqslant \varepsilon$ 或 $y(x_0)$ 和 $y(x_1)$ 之差的绝对值 $\leqslant \varepsilon$，则迭代结束，否则进入下一步。

步骤 3：如果 $y(x_0) < 0$ 和 $y(x_1) > 0$ 或者相反，即 $y(x_0)$ 和 $y(x_1)$ 异号，则令

$$x = \frac{x_0 + x_1}{2} \tag{6.23}$$

此即二分，并求二分后的迭代函数值 $y(x)$。

如果 $y(x_0)$ 和 $y(x)$ 同号，令 $x_0 = x$；如果 $y(x)$ 和 $y(x_1)$ 同号，令 $x_1 = x$。返回步骤 2 继续迭代。

三、独立作用模型

独立作用(IA)也称效应加和或响应加和或 Bliss 加和(Bliss addition)。IA 模型是目前混合物毒性评估中应用最广泛的加和参考标准之一。然而,IA 模型与 CA 模型一样也只是一个工作模型,同样缺乏坚实的理论支持,也不直接与毒性机理相关,认为 IA 模型适用于相异作用模式(mode of action,MOA)混合物组分构成的混合物的毒性评估观点同样值得商榷。

IA 模型的数学表达式如下:

$$E(C_{\text{mix}}) = 1 - \prod_{i=1}^{m} [1 - E(c_i)] \tag{6.24}$$

式中,c_i 是混合物中第 i 个组分的浓度;C_{mix} 是混合物的总浓度即该混合物中各个组分浓度之和;$E(c_i)$ 是第 i 个组分单独存在时浓度为 c_i 时产生的效应;$E(C_{\text{mix}})$ 是混合物在浓度为 C_{mix} 时产生的总效应。

IA 来自相互独立的概念,比如对于二元混合物,IA 模型可写为

$$
\begin{aligned}
E(C_{\text{binary}}) &= E(c_1) + E(c_2) - E(c_1)E(c_2) \\
&= E(c_1)[1 - E(c_2)] + E(c_2) - 1 + 1 \\
&= [1 - E(c_2)] \cdot [E(c_1) - 1] + 1 = 1 - \prod_{i=1}^{2} [1 - E(c_i)]
\end{aligned}
$$

同理,也可对三元混合物推导出相应的连乘式,有

$$
\begin{aligned}
E(C_{\text{ternary}}) &= E(c_1) + E(c_2) + E(c_3) - E(c_1)E(c_2) - E(c_2)E(c_3) - E(c_1)E(c_3) + \\
&\quad E(c_1)E(c_2)E(c_3) \\
&= [1 - E(c_2)][E(c_1) - 1] + 1 + E(c_3)[1 - E(c_1)] - E(c_2)E(c_3)[1 - E(c_1)] \\
&= [1 - E(c_1)][-1 + E(c_2) + E(c_3) - E(c_2)E(c_3)] + 1 \\
&= -[1 - E(c_1)][1 - E(c_2)][1 - E(c_3)] + 1 = 1 - \prod_{i=1}^{3} [1 - E(c_i)]
\end{aligned}
$$

四、IA 预测 CRC 的构建

与 CA 预测 CRC 构建原理一样,IA 模型预测 CRC 也分为基于指定效应预测混合物总浓度及基于预测实验浓度效应的方法,下面分别做介绍。

1.迭代法求解指定效应下 IA 模型预测的混合物总浓度

独立作用即 IA 模型由式(6.24)给出:

$$E(C_{\text{mix}}) = 1 - \prod_{i=1}^{m} [1 - E(c_i)]$$

各组分浓度等于混合物总浓度与该组分浓度分数的乘积,即 $c_i = p_i C_{x,\text{mix}}$ 代入式(6.24)可得

$$E(C_{\text{mix}}) = x = 1 - \prod_{i=1}^{m} [1 - E(c_i)] = 1 - \prod_{i=1}^{m} [1 - f_i(p_i \text{EC}_{x,\text{mix}})] \tag{6.25}$$

式(6.25)即为在独立作用模型下,对混合物任意效应(x)下的混合物效应浓度

$(\hat{EC}_{x,\text{mix}})$进行预测的表达式。其先决条件是已知混合物中各个组分的混合比或浓度分数(p_i)和单个组分的 CRC 模型即各组分 CRC 拟合函数f_i。$(\hat{EC}_{x,\text{mix}})$是待估计的$x$效应下的混合物的总效应浓度,隐含于式(6.25)中,需要进行迭代运算才能求出。

将式(6.25)中x移到方程右边,整理后得其迭代函数:

$$y(\hat{EC}_{x,\text{mix}}) = x - 1 + \prod_{i=1}^{m}[1 - f_i(p_i\text{EC}_{x,\text{mix}})] \tag{6.26}$$

将给定$\hat{EC}_{x,\text{mix}}$的初值进行二分迭代,当$y(\hat{EC}_{x,\text{mix}}) = 0$时,对应的$(\hat{EC}_{x,\text{mix}})$即为总效应$x$下的混合物效应浓度。

2.直接法求 IA 模型预测实验浓度下的效应

IA 模型由式(6.24)给出。在混合物射线中,各个不同浓度水平下所有混合物点中第i个组分的浓度分数p_i是相同的,如果已知该射线上某混合物的总浓度C_{mix},那么可根据式$c_i = p_i C_{x,\text{mix}}$计算各个组分的浓度$c_i$:

$$c_i = p_i C_{x,\text{mix}} = p_i C_{\text{mix}}$$

有了c_i,就可根据该组分i的拟合 CRC 模型$f_i(c_i)$求得该组分i的效应$E(c_i)$;进而由式(6.24)计算该混合物总效应$E(C_{\text{mix}})$或x,即按式(6.25)计算混合物效应。

五、效应相加模型

效应相加(ES)模型认为混合物效应等于该混合物中各组分效应之和。

$$E(C_{\text{mix}}) = E(c_1) + E(c_2) + \cdots + E(c_m) = \sum_{i=1}^{m}E(c_i) \tag{6.27}$$

式中,$E(c_i)$是指混合物中浓度为c_i的第i个组分的效应,可通过该组分的 CRC 拟合函数计算出来。

ES 模型原理简单、计算方便,曾经被广泛应用,目前仍有不少研究。然而,ES 模型不能解释虚拟组合(sham combination)现象,因而被逐渐淘汰。

下面举例说明虚拟组合现象。假定由相同组分(一个组分即单组分)组成一个所谓的虚拟二元混合物,即假定是由两组分 A 和 B 构成的混合物(实际上只有一个组分)。换句话说,该混合物中组分 A 和组分 B 的 CRC 是相同的(图 6-2)。设某混合物点由浓度为c_1的A 组分和浓度也为c_1的 B 组分构成,即该混合物中 A 的浓度为$c_A = c_1$,B 的浓度为$c_B = c_1$,那么该混合物总浓度为$c_A + c_B = 2c_1$。图 6-2 给出了一个虚拟组合的示例。从图 6-2 可知,浓度为c_1的 A 组分的效应$E(c_A)$约为 0.2,浓度为c_1的 B 组分的效应$E(c_B)$也为 0.2(因为组分 B 与组分 A 是同一个物质,其 CRC 相同),那么总浓度为$2c_1$的混合物(A+B)的效应按 ES 模型式(6.27)计算应该为

$$E(C_{\text{mix}}) = E(c_A) + E(c_B) = 0.2 + 0.2 = 0.4 = 40\%$$

而从图 6-2 中混合物 CRC(因为是同一个组分构成的虚拟混合物,故混合物 CRC 与其中组分 A 或 B 的 CRC 是同一条 CRC)中查得的总浓度为$2c_1$的混合物的实际效应约是85%,远远大于 ES 模型估计的效应 40%,由此判定该混合物有显著的协同效应。这显然是不合理的,因为这是同一个物质。虚拟组合示例见图 6-2。

然而,CA 模型却可以合理解释这个虚拟组合现象,因为:

$$\sum_{i=1}^{2} \frac{c_i}{EC_{x,i}} = \frac{c_A}{EC_{x,A}} + \frac{c_B}{EC_{x,B}}$$

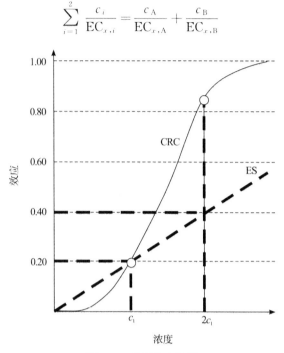

图 6-2　虚拟组合示例

注:黑实线为某假组分的 CRC。

式中,c_A 和 c_B 分别是混合物产生效应 $x=85\%$ 时该混合物中组分 A 和 B 的浓度,即 $c_A=c_1$ 与 $c_B=c_1$,$EC_{85,A}$ 与 $EC_{85,B}$ 是组分 A 和组分 B 单独存在时产生与混合物效应($x=85\%$)相同大小时的浓度(因为是同一个物质,所以组分 A 与 B 的浓度大小与混合物相同,也为 $2c_1$),那么上式变为

$$\frac{c_A}{EC_{85,A}} + \frac{c_A}{EC_{85,A}} = \frac{c_1}{2c_1} + \frac{c_1}{2c_1} = \frac{2c_1}{2c_1} = 1$$

所以符合 CA 模型[式(6.16)]。这也许是美国国家环境保护局推荐 CA 模型作为化学混合物效应评估与预测的加和参考模型的主要原因之一。从图 6-2 可看出,如果混合物中各个组分的效应是随浓度的增加而线性增加,即组分的 CRC 是一条通过浓度-效应图的坐标原点的直线,那么 ES 模型同样可以解释虚拟组合现象。然而,目前发现的大多数污染物或毒物的 CRC 不是完全线性的,甚至也不是对数线性的。这也许是近年来很少使用 ES 模型评估混合物毒性相互作用的原因之一。

第七节　混合污染物毒性评估与预测

混合物毒性是指具有一定浓度分数及具有一定浓度水平的混合物点(即实体混合物)对某生物靶标的毒性效应大小,文献上也称组合毒性(combined toxicity)或联合毒性。从目前文献看,这 3 个词有什么异同还没有定论。混合物毒性相互作用或毒理学相互作用是指以某种加和参考模型为基础,将参考模型预测效应与实验效应进行比较,分析两者之间有无差异。当实验混合物毒性大于或小于相同浓度水平下的加和参考模型(如 CA、IA 或 ES)预测毒性时,称该混合物具有协同或拮抗相互作用。若没有显著性差异,则称没有毒性相互作用,是加和的。应用加和参考模型分析混合物毒性相互作用的过程称为混合物毒性评估。应该强调,混合物毒性评估与混合物毒性预测是有明确区别的。评估是指某混合物毒性已经实验测定(已知),用某种模型计算相同浓度分数与浓度水平下该混合物的毒性,进而分析模型是否适用。预测是在证明了混合物毒性大小符合某个模型后,应用该模型去计算具有某种浓度分数与浓度水平的混合物的毒性效应(毒性未知或未测定)的过程。举一个熟悉的例子,如应用 7 种不同浓度的某标准物质分别测定色谱峰高,以峰高为纵坐标、浓度为横坐标作出工作曲线,然后分析所有点(测定了峰高的或已知的)是否在一条直线(模型)上的过程就是评估。而用这条工作曲线去推算某峰高的分析样品中该物质的浓度,就是预测。由此看来,目前大量混合物毒性文献特别是多元混合物文献中报道的都是混合物毒性评估而不是预测。例如,用一条等毒性浓度(EC_{50})比射线去评价整个混合物体系的毒性变化规律实际上只是一个评估这条射线的过程,由此获得的加和、协同或拮抗相互作用只适用于这条射线,对整个混合物体系的其他射线是否有预测能力尚属未知,是不能随意外推的。本节将介绍基于观测置信区间与整个 CRC 的科学合理的混合物毒性评估方法,包括基于观测置信区间的实验 CRC 与不同加和参考模型比较的方法及在医学与药物科学中得以广泛应用并开始引入环境科学领域的组合指数(combination index,CI)方法。

一、基于置信区间的 CRC 比较

1.观测毒性与加和参考模型定性比较

已知各个混合物组分在不同浓度下的毒性效应,就可以进行曲线拟合,或利用非线性最小二乘法获得这些组分的 CRC 模型,进而可以求得各个组分在任意效应下的效应浓度,或者任意浓度下的效应。利用单个混合物组分的浓度-效应信息,就可按某种加和模型预测具有确定混合比和确定浓度水平的混合物的毒性效应。也就是说,知道了混合物中各组分的浓度分数及混合物总浓度,并已获得单个组分的浓度-效应关系,就可利用加和参考模型(如 CA、IA 和 ES 模型)的相关方法计算各个混合物效应符合参考模型的预测 CRC。

混合物毒性评估就是根据混合物毒性测定结果及其置信区间,与某加和参考模型预测结果进行比较分析获取待测混合物的毒性相互作用信息。如果两者之间没有显著性差异,就说明混合物效应是加和的,该混合物(实体混合物点)不存在毒性相互作用。如果有显著性差异,就说明混合物效应是协同的或拮抗的,该混合物存在毒性相互作用。图 6-3 展示了协同、拮抗和加和作用下加和参考模型预测 CRC 与实验拟合 CRC 置信区间的相关关系。在图 6-3 中,整个混合物 CRC 处处具有相同的毒性相互作用。然而,在实际环境中,混合物毒性相互作用不一定是处处相同的,可能依赖于混合物浓度水平,即不同浓度水平下具有不同的相互作用。这可用图 6-4 进行说明。

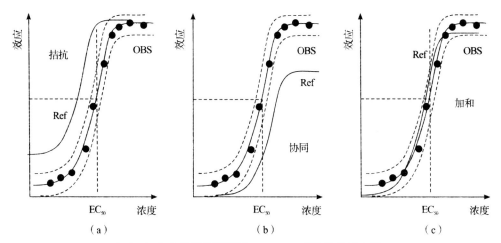

Ref—加和参考模型预测线；　OBS—观测数据拟合线。

图 6-3　毒性相互作用(协同、拮抗和加和)识别示意

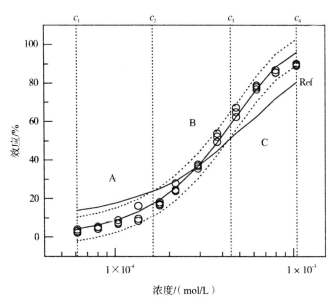

A 区—拮抗作用；B 区—加和作用；C 区—协同作用。

图 6-4　基于置信区间的 CRC 比较评估混合物毒性相互作用

　　图 6-4 展示了某多元混合物射线的剂量-效应关系。其中圆圈表示该混合物射线 12 个不同浓度水平下实验测试的毒性效应值(即百分抑制效应)，每个浓度有 3 次重复测试毒性效应，黑实线是拟合曲线，虚线是 95% 观测置信区间，红实线是某加和参考模型(Ref)对该混合物射线不同浓度的预测效应。从图 6-4 可知，当混合物射线浓度从 c_1 增加到 c_2 时，相同浓度下加和参考模型预测的效应大于 95% 观测置信区间的置信上限，此浓度区间内各混合物表现为拮抗相互作用；当浓度从 c_2 增加到 c_3 时，相同浓度下 Ref 预测的效应位于 95% 观测置信区间内，表现为加和作用；而浓度从 c_3 增加到 c_4 时，相同浓度下 Ref 预测的效应小于 95% 观测置信区间的置信下限，各混合物表现为协同相互作用。图 6-4 表明，混合物毒性相互作用即使是具有固定浓度比(即各组分具有固定浓度分数 p)的同一条混合物射线，

在不同浓度范围内其毒性相互作用也可能是不相同的,即混合物毒性相互作用具有浓度依赖性。前面也多次强调,具有一定化学组成的化学混合物是一个复杂混合物体系,其中有无数条不同混合比的混合物射线,不同射线也可能具有不同的毒性相互作用,这称为混合物毒性相互作用具有混合比依赖性。因此,在说明混合物的毒性或毒性相互作用时,必须指明该混合物的混合比及混合物浓度水平。

以不同的加和模型为参考标准,所获得的某混合物的毒性相互作用可能具有不一样的结果,这就像一栋房子的高度,以地面为零高度参考和以海平面为零高度参考时其高度是不一样的。图 6-5 给出了某三元混合物体系中的一条混合物射线,并以 CA 与 IA 分别做加和参考,说明了毒性相互作用的情况。从图 6-5 可知,如果以 IA 模型为加和参考,该混合物射线在各个浓度水平下的 IA 预测效应基本上均处于 95% 观测置信区间内,表现为加和,没有毒性相互作用。然而,如果以 CA 模型为加和参考,则大部分浓度水平下,CA 预测效应均大于实验混合物 95% 观测置信区间的置信上限,表现出拮抗相互作用。所以,有学者指出,目前所谓的加和参考模型都只是概念模型或工作模型,没有严格的理论基础,也不直接与作用机理相互关联,应认为只是分析相互作用的一种参考。

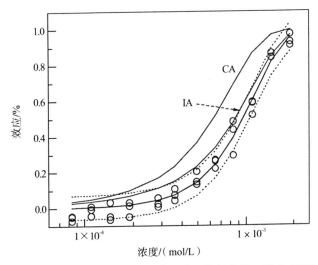

圆圈图形—实验观测毒性;虚线—95% 观测置信区间;黑色实线—拟合 CRC;红色实线—CA 预测CRC;蓝色实线—IA 预测 CRC。

图 6-5　某[hmim]CI-IMI-POL 射线的毒性相互作用分析

注:[hmim]CI 为 1-己基-3-甲基咪唑氯;IMI 为吡虫啉;POL 为多黏菌系 B。

该三元混合物射线中 3 个组分[hmim]CI、IMI 和 POL 的浓度分数分别为 0.964119、0.033657 和 0.002225,3 个组分单独存在时其拟合 CRC 都为 Weibull 模型,位置参数 α 分别为 9.71、5.44 和 33.39,形状参数 β 分别为 3.55、1.69 和 6.06。

该混合物射线的实验浓度、3 次重复测试毒性效应、拟合效应、95% 观测置信区间及 CA 与 IA 模型预测的效应数据见表 6-10。

表 6-10　某[hmim]CI-IMI-POL 射线 12 个浓度水平的效应数据

编号	浓度/(mol/L)	效应 1	效应 2	效应 3	拟合效应	置信上限	置信下限	CA 模型预测效应	IA 模型预测效应
1	8.374×10^{-5}	−0.0440	−0.0485	−0.0714	0.0028	0.0690	−0.0634	0.0363	0.0278
2	1.104×10^{-4}	−0.0429	0.0104	−0.0057	0.0051	0.0714	−0.0612	0.0497	0.0368
3	1.446×10^{-4}	−0.0628	0.0328	−0.0464	0.0094	0.0759	−0.0571	0.0687	0.0491
4	1.903×10^{-4}	0.0304	0.0123	−0.0490	0.0175	0.0844	−9.0494	0.0973	0.0671
5	2.855×10^{-4}	0.0228	0.0554	0.0075	0.0430	0.1115	−0.0255	0.1679	0.1103
6	3.616×10^{-4}	0.0724	0.0422	0.1065	0.0721	0.1423	0.0019	0.2336	0.1503
7	4.948×10^{-4}	0.1465	0.2045	0.1310	0.1407	0.2138	0.0676	0.3621	0.2309
8	6.471×10^{-4}	0.2633	0.2689	0.2204	0.2425	0.3171	0.1679	0.5156	0.3363
9	8.374×10^{-4}	0.4366	0.4826	0.2929	0.3914	0.4655	0.3173	0.6909	0.4781
10	1.104×10^{-3}	0.5198	0.5927	0.5887	0.6037	0.6779	0.5295	0.8666	0.6689
11	1.446×10^{-3}	0.8660	0.8419	0.8425	0.8177	0.8948	0.7406	0.9693	0.8535
12	1.903×10^{-3}	0.9746	0.9105	0.9297	0.9576	1.0363	0.8789	0.9979	0.9691

2.CA 与 IA 加和参考模型分析比较

很多文献认为 CA 模型适用于评估具有相似作用模式化合物构成的混合物体系,而 IA 模型适用于评估具有相异作用模式化合物的混合物。然而,迄今为止大多数化学污染物对相关靶标的作用位点与作用模式是未知的,作用模式的相似度(相似或相异)问题并没有一个严格、统一的评判标准。事实上,目前关于作用模式或机理的知识更多地适用于化学物具有浓度线性关系的混合物组分。因此,CA 或 IA 模型与混合物组分的作用模式或作用机理并无直接关联,不管是 CA 模型还是 IA 模型都是一个概念模型,只是评估混合物毒性相互作用的一种参考。在混合物毒性相互作用评估时,只要直接指明加和参考即可。有文献建议,只有当使用 CA 模型和 IA 模型评估混合物毒性相互作用获得一致结果时才能确定毒性相互作用,这也是不合适的,因为在很多情况下不可能得到一致的结果。另外,目前大多数混合物毒性相互作用评估都是在一个混合比(如等毒性浓度比)和一个浓度水平(EC₅₀)下进行的,如果考虑不同混合比或其他浓度水平,这种一致性就更难达到。

此外,当混合物组分数大于等于 3 时,如何评估混合物体系的相异作用模式(MOA)是一个目前无法解决的难题,那么从 MOA 观点去评估这些混合物时,很难决定是用 CA 模型还是 IA 模型。实际环境中的混合物是非常复杂的,完全相似或完全相异 MOA 的混合物只是理想状态。事实上,某些混合物组分可能具有相似 MOA,另一些则具有相异 MOA,此时需要采用将 CA 模型与 IA 模型综合起来考虑的方法。为了克服 CA 模型和 IA 模型的缺点,有研究者提出了两阶段预测模型(two-step prediction,TSP)方法。TSP 方法已应用于废水处理厂出水中检测到的十组分混合物的毒性评估。不管使用什么样的加和参考模型或预测模型,均需要考虑混合物体系毒性相互作用可能具有的混合比依赖性或浓度水平依赖性。对于一个确定的混合物体系,必须合理有效地设计多条混合物射线,且每条射线安排多个混合物浓度水平以充分考察各混合物毒性相互作用,分析与揭示不同混合物毒性变化规律,才能实施混合物毒性预测。

二、拟合归零与毒性相互作用的定量评估

虽然通过实验 CRC 与加和参考模型预测 CRC 的比较,分析预测 CRC 上不同混合物效应是否在观测置信区间内,可以定性地考察各混合物是否具有毒性相互作用,然而,由于在低浓度水平下的毒性测试往往具有相对较大的测定误差,同时毒性效应又相对较小,因此,在 CRC 的低浓度水平处的毒性评估要格外谨慎,有时需要从整个 CRC 的变化规律进行合理的外推。为了减少这种判别误差,可以将评估系统中的毒性效应进行归零化处理,使各个浓度水平的效应归一化到同一尺度。方法之一就是以拟合 CRC 归零为基础,将实验效应、置信区间及预测 CRC 数据投影到拟合曲线上,如图 6-6 所示。图 6-6(a)与图 6-6(b)中的横坐标是相同的,均为浓度,但图 6-6(b)中的纵坐标是图 6-6(a)中纵坐标(x)减去相应浓度下的拟合效应 x_{Fit},即纵坐标为 $x-x_{Fit}$。显然,图 6-6(a)中的拟合曲线在图 6-6(b)中是一条水平线,即所有效应值都为零(归零)。图 6-6(b)就称为拟合归零图。这样,毒性相互作用可分为三个区域,即拮抗区($x-x_{Fit}$>拟合归零的观测置信区间的置信上限)、加和作用区($x-x_{Fit}$位于拟合归零的观测置信区间)和协同区($x-x_{Fit}$<拟合归零的观测置信区间的置信下限)。

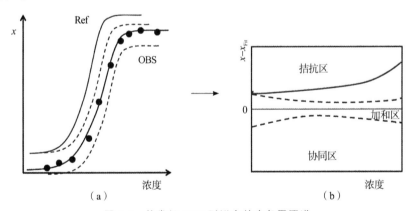

图 6-6 从常规 CRC 到拟合效应归零图谱

将图 6-5 中示例的三元混合物射线的 CRC 谱进行拟合归零处理可得图 6-7。图 6-7 比图 6-5 更加清晰地表达了该射线不同浓度水平处的毒性相互作用。在拟合归零图 6-7 中,可以非常清晰地看到第 9 个浓度水平下混合物的毒性相互作用最大,其他混合物点的毒性相互作用变化大小也清晰可比,而在常规 CRC 图 6-5 中,第 6 个点开始至第 11 个浓度水平点的毒性相互作用看不出明显差异。特别地,在以 IA 为加和参考模型时,第 7、8 和 9 三个浓度水平下在拟合归零图中也能看到存在微弱的拮抗相互作用,而这在图 6-5 中是基本看不出来的。

基于 CRC 图谱比较或进行拟合归零处理,即可通过分析在某浓度水平下由加和参考模型预测效应与实验拟合效应之差值对毒性相互作用(协同或拮抗大小)进行定量表征,这个差值越大,说明毒性相互作用越大。可定义如下物理量对毒性相互作用的大小进行定量评估。

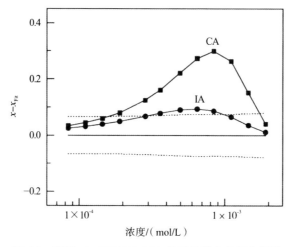

图 6-7　某[hmim]CI-IMI-POL 射线的拟合归零分析谱

$$dCA_{i,c} = x_{i,CA} - x_{i,Fit} \tag{6.28}$$
$$dIA_{i,c} = x_{i,IA} - x_{i,Fit} \tag{6.29}$$
$$dOCI_{i,U} = x_{i,U} - x_{i,Fit} \tag{6.30}$$
$$dOCI_{i,L} = x_{i,L} - x_{i,Fit} \tag{6.31}$$

利用表 6-10 中数据可求得不同混合物浓度水平下的毒性相互作用大小，结果如表 6-11所示。

表 6-11　某[hmim]CI-IMI-POL 射线 12 个浓度水平的效应数据

编号	浓度/(mol/L)	拟合效应	$dOCI_{i,U}$	$dOCI_{i,L}$	$dCA_{i,c}$	$dIA_{i,c}$
1	8.374×10^{-5}	0.0028	0.0662	-0.0662	0.0335	0.0250
2	1.104×10^{-4}	0.0051	0.0663	-0.0663	0.0446	0.0317
3	1.446×10^{-4}	0.0094	0.0665	-0.0665	0.0593	0.0397
4	1.903×10^{-4}	0.0175	0.0669	-0.0669	*0.0798*	0.0496
5	2.855×10^{-4}	0.0430	0.0685	-0.0685	*0.1249*	0.0673
6	3.616×10^{-4}	0.0721	0.0702	-0.0702	*0.1615*	*0.0782*
7	4.948×10^{-4}	0.1407	0.0731	-0.0731	*0.2214*	*0.0902*
8	6.471×10^{-4}	0.2425	0.0746	-0.0746	*0.2731*	*0.0938*
9	8.374×10^{-4}	0.3914	0.0741	-0.0741	*0.2995*	*0.0867*
10	1.104×10^{-3}	0.6037	0.0742	-0.0742	*0.269*	0.0652
11	1.446×10^{-3}	0.8177	0.0771	-0.0771	*0.1516*	0.0358
12	1.903×10^{-3}	0.9576	0.0787	-0.0787	0.0403	0.0115

从表 6-11 可知，如果以 CA 为加和参考，则该混合物射线在 $3.0 \times 10^{-4} \sim 1.5 \times 10^{-3}$

mol/L 浓度范围内拮抗作用较为明显,其中混合物射线在 8 个浓度水平下呈现拮抗作用(表中斜体数字)。但若以 IA 为加和参考,几乎在所有浓度范围内都没有毒性相互作用,只在 4 个浓度水平下表现为微弱的毒性相互作用(表中斜体数字)。

由于不同混合物在环境中的浓度是不同的,有时甚至相差多个数量级,因此,为了统一比较分析,在拟合归零分析中可用效应为横坐标,$x \in (0,1)$,比如 $x = 0.1, 0.2, 0.3, 0.4, 0.5,$ $0.6, 0.7, 0.8, 0.9$,计算不同效应水平下的各个差值,从而比较分析混合物射线在不同效应水平下的毒性相互作用。由于实验中获得的是不同浓度下的毒性效应数据,各个指定效应下的浓度只有通过最小二乘法拟合 CRC 之后才能获得,为了求得各效应下的拟合浓度、置信区间及加和参考模型预测值,就需要重新计算,或以各浓度下的相应效应为节点进行插值计算。

三、基于置信区间的组合指数

20 世纪 70 年代,Chou 基于质量作用定律推导了近 300 个方程,发现剂量-效应关系具有类似规律,并将此规律定义为半数效应方程(median effect equation,MEE)。[5] 1981 年在 MEE 研究取得成功的基础上,Chou 提出了不依赖于混合物组分作用模式的组合指数(CI)方法。这个 CI 是在半数效应方程基础上导出但不依赖于组分作用模式的混合物毒性相互作用评估指数,已广泛应用于评估混合物毒性相互作用,近年来引起了环境科学工作者的关注。Liu 曾在混合物射线 CRC 的基础上,推导证明了该组合指数与浓度加和及毒性单位法的本质是一致的,并在考虑实验误差与拟合误差的基础上,提出了带有置信区间的组合指数,以更有效合理地评估混合物毒性相互作用。[6]

1. 半数效应方程与组合指数

Chou 所定义的半数效应方程可用下式表示:

$$\frac{f_a}{f_u} = \left(\frac{D}{D_m}\right)^m \tag{6.32}$$

式中,D 是药物浓度;f_a 是浓度 D 时的效应,$f_u = 1 - f_a$;D_m 是半数效应浓度(即 EC_{50});m 是表征剂量-效应关系形状的参数,$m = 1$、>1 或 <1 时分别表示剂量-效应关系(CRC)为双曲线、"S"形曲线或扁平"S"形曲线。稍做变换,式(6.28)可以线性化为

$$\lg\left(\frac{f_a}{f_u}\right) = m \lg D - m \lg D_m \tag{6.33}$$

令 $x = \lg D$,$y = \lg(f_a / f_u)$,式(6.29)就是标准的一元一次线性方程。如果浓度 D 与效应 f_a 都足够精确,那么已知任意两组 D 与 f_a 数据即可求出 CRC 形状参数 m 和半数效应浓度 D_m 值,进而可得到任何效应(f_a)下的浓度或任何浓度下的效应,即可得到完整的剂量-效应曲线。这与应用非线性最小二乘法获得 CRC 拟合曲线相比要简单得多。当然,在药物剂量-效应实验中,获得任何剂量下的效应均不可避免地带有实验误差,同样需要多组实验,比如获得 5～7 组剂量-效应实验数据后进行线性拟合才能获得比较可靠的结果。

Chou 与 Talalay 在半数效应方程的基础上,建立了组合指数(CI_x)方法[7],设由 n 个组分构成的多元混合物,在 $x(\%)$ 效应下的组合指数(CI_x)的定义如下:

$$
\mathrm{CI}_x = \sum_{j=1}^{n} \frac{(D_x)_{1-n}\{(D)_j / \sum_{j=1}^{n}(D)\}}{(D_\mathrm{m})_j\{(f_{a,x})_j / [1-(f_{a,x})_j]\}^{1/m_j}} \tag{6.34}
$$

式中,$(D_x)_{1-n}$ 是 $x(\%)$ 效应时混合物的总浓度 $(C_{x,\mathrm{mix}})$;$(D)_j$ 是组分 j 在混合物射线中某一效应[不一定是效应 $x(\%)$]时的浓度 (c_j);$\sum(D)$ 是某一效应下混合物中各组分的浓度之和 (C_{mix}),所以 $(D)_j / \sum(D)$ 是混合物射线中第 j 个组分的浓度占混合物总浓度的浓度分数或组分混合比 (p_j)。由半数效应方程式(6.32)可知 $(D_\mathrm{m})_j$ $\{(f_{a,x})_j / [1-(f_{a,x})_j]\}^{1/m_j} = (D_x)_j$,表示第 j 个组分单独存在时产生 $x(\%)$ 效应时的浓度 $(\mathrm{EC}_{x,j})$。这样式(6.34)就变成我们较熟悉的形式:

$$
\mathrm{CI}_x = \sum_{j=1}^{n} \frac{C_{x,\mathrm{mix}} p_j}{\mathrm{EC}_{x,j}} = \sum_{j=1}^{n} \frac{c_j}{\mathrm{EC}_{x,j}} \tag{6.35}
$$

式中,p_j 是第 j 个组分在混合物中的混合比。由于每条混合物射线上不同浓度水平下的各个混合物的 p_j 是固定的,因此 c_j 表示的是混合物(射线)产生 $x(\%)$ 效应时其中第 j 个组分的浓度。所以,式(6.35)右边即是在效应 $x(\%)$ 下的毒性单位和(sum of toxic units,STU)。当 $\mathrm{CI}_x = 1$ 时,式(6.35)就简化为 CA 模型。换句话说,组合指数赋予了毒性单位和与浓度加和模型更确切的理论意义,一个与作用模式无关的理论意义。这里,不同于经典的毒性单位和(只在半数效应下定义),CI_x 可在任何效应 x 下定义。因此,组合指数可理解为与作用模式无关的多效应下定义的毒性单位和。

应用不同效应下的组合指数 CI_x 可以分析该效应或浓度水平下混合物的毒性相互作用,即当 $\mathrm{CI}_x = 1$、<1 或 >1 时分别表示加和作用、协同或拮抗相互作用。要注意的是,在组合指数中只有协同、拮抗与加和作用 3 种毒性相互作用,没有毒性单位法中的"部分加和"与"独立"的概念。Chou 在方法中还定义了剂量减少指数(dose reduction index,DRI),用来表征某指定效应下混合物射线中第 j 个组分对混合物毒性相互作用的贡献大小。第 j 个组分的 DRI_j 定义为

$$
\mathrm{DRI}_j = \frac{\mathrm{EC}_{x,j}}{c_j} \tag{6.36}
$$

该式可理解为某组分在混合物中引起混合物效应 x 时的浓度比单独存在时产生效应 x 时的浓度减少的倍数。DRI_j 就是第 j 个组分毒性单位 TU_j 的倒数。可以利用不同效应下的 x-CI_x 和 x-DRI_j 图分析混合物不同效应下的毒性相互作用与混合物中各个组分对毒性相互作用的贡献情况。

2.包括置信区间的组合指数

在原始 CI_x 定义中,没有考虑实验误差与拟合的不确定度,但在毒性实验中这是不可避免的。Liu 等将构建剂量-效应曲线置信区间的文献方法拓展到组合指数方法中,建立了包括置信区间的组合指数方法。[8] 说明了从含有观测置信区间的实验拟合 CRC 与 CA 预测 CRC 进行比较可以合理地评估混合物毒性相互作用。本节证明了组合指数方法中当 CI_x 等于 1 时与浓度加和模型是一致的,因此,可以从实验 CRC 与 CA 预测 CRC 比较中得到组合指数评估混合物毒性相互作用的算法。其构成原理可用图 6-8 说明。

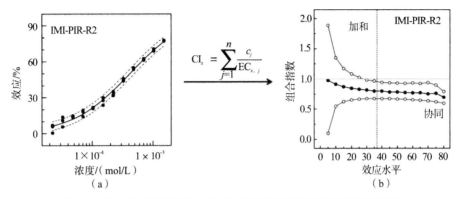

图 6-8 从包括 OCI 的拟合 CRC(a)到包括置信区间的组合指数(b)

算法过程如下：

①指定多个效应，如 $x=0.1,0.2,0.3,\cdots,0.9$。

②利用混合物射线不同浓度水平下的拟合效应为节点，插值计算各个指定效应 x 下的浓度 $C_{x,\mathrm{mix}}$。同理，以不同浓度水平下的置信区间上下限效应为节点，插值计算指定效应 x 下的相应置信上限 CIU 和置信下限 CIL 的浓度 $C_{x,\mathrm{CIU}}$ 和 $C_{x,\mathrm{CIL}}$。

③从各个混合物组分的拟合 CRC 的反函数计算指定多个效应 x 下的相应组分的各个效应浓度 $\mathrm{EC}_{x,j}(x=0.1,0.2,0.3,\cdots,0.9;j=1,2,\cdots,n)$。

④通过各组分的浓度分数 p_j 计算 c_j：

$$
\begin{cases}
c_j = p_j C_{x,\mathrm{mix}}（对于拟合曲线）\\
c_j = p_j C_{x,\mathrm{CIU}}（对于置信上限）\\
c_j = p_j C_{x,\mathrm{CIL}}（对于置信下限）
\end{cases}
\tag{6.37}
$$

⑤根据式(6.35)计算各指定效应下的组合指数及置信区间。

以表 6-10 中示例的三元混合物射线为例，计算组合指数(CI_x)及其置信区间，结果列于表 6-12 中。不同效应下的组合指数及各组分剂量减少指数如图 6-9 所示。从图 6-9(a)可知，该混合物射线在所有效应下的毒性相互作用均为拮抗，因为 CI 及置信区间上下限均大于 1。从 x-DRI 图谱[图 6-9(b)]可知，第 2 个组分 IMI 的 DRI 变化最大，说明 IMI 在该混合物中产生相同效应时剂量降低的倍数最多，对混合物相互作用的贡献应该最大。

表 6-12 某[hmim]CI-IMI-POL 射线指定效应下的组合指数及剂量减少指数(DRI)数据

编号	指定效应/%	组合指数 CI	CI 置信上限	CI 置信下限	DRI₁ ([hmin]CI)	DRI₂ (IMI)	DRI₃ (POL)
1	5	2.738	4.201	1.413	0.915	1.032	1.479
2	10	2.139	2.848	1.355	1.066	2.011	1.421
3	15	1.934	2.356	1.435	1.154	2.967	1.369
4	20	1.803	2.141	1.465	1.236	3.984	1.347
5	25	1.731	1.981	1.446	1.295	5.005	1.318
6	30	1.668	1.887	1.447	1.357	6.113	1.303

续表

编号	指定效应/%	组合指数CI	CI置信上限	CI置信下限	DRI([hmin]CI)	DRI_2(IMI)	DRI_3(POL)
7	35	1.625	1.821	1.428	1.409	7.262	1.286
8	40	1.593	1.768	1.416	1.455	8.472	1.269
9	45	1.566	1.726	1.406	1.501	9.773	1.254
10	50	1.542	1.691	1.395	1.545	11.184	1.241
11	55	1.520	1.655	1.383	1.590	12.736	1.230
12	60	1.496	1.658	1.371	1.641	14.495	1.223
13	65	1.492	1.646	1.344	1.672	16.277	1.201
14	70	1.483	1.627	1.342	1.711	18.370	1.185
15	75	1.466	1.601	1.334	1.763	20.930	1.175
16	80	1.439	1.650	1.316	1.832	24.203	1.174
17	85	1.449	1.688	1.258	1.863	27.667	1.142
18	90	1.453	1.672	1.240	1.911	35.598	1.112

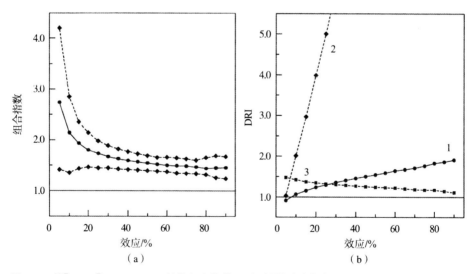

图 6-9 某[hmim]CI-IMI-POL 射线组合指数(a)及剂量减少指数 DRI(b)随效应的变化曲线

四、组合指数在环境科学中的应用

近年来,组合指数已引起环境科学工作者的关注,CI_x 已成功地应用于多种环境污染混合物的毒性相互作用评估。混合物组分涉及抗生素、重金属、农药、离子液体等,受试生物涵盖了水生生物和陆生生物。例如,Rodea-Palomares 等利用组合指数 CI_x 评价了 3 种纤维酸类药物对费氏弧菌和自发光细菌重组株鱼腥藻的毒性,发现费氏弧菌在低浓度下产生拮抗而在高浓度下产生协同,对鱼腥藻则相反,即低浓度协同高浓度拮抗。[9] Rosal 等利用 CI_x 评价三氯生和 2,4,6-三氯酚对月牙藻的联合毒性时,发现有拮抗作用。[10] Boltes 等在应用 CI_x 研究全氟辛烷磺酸、三氯生、2,4,6-三氯酚、二甲苯氧庚酸、苯扎贝特(降血脂药)对绿藻的联合毒性时,发现大多数的二元混合物产生拮抗,全氟辛烷磺酸、三氯生和 2,4,6-三氯酚的三元混合物则产生明显的协同。González-Pleiter 等利用 CI_x 和 CA 及 IA 模型评估了 5 种抗生素组成的混合物对鱼腥藻和绿藻的联合毒性。[11] González-Naranjo 利用 CI_x 评价了布洛芬和全氟辛酸的二元混合物对绿藻和高粱的联合毒性,发现低效应水平下对高粱有协同作用,而在高效应水平下对绿藻有协同作用。[12] Wang 等运用 CI_x 法评估了两种杀虫剂高效氯氟氰菊酯和吡虫啉与重金属镉对蚯蚓的毒性效应,发现在人工滤土试验中,高效氯氟氰菊酯和镉在低效应时有轻微协同,在高效应时转为轻微拮抗,含有吡虫啉的二元及三元混合物呈现拮抗。[13] Chen 等也用 CI_x 及传统 CA 与 IA 模型评估了两种除草剂去草胺与阿特拉津和一种杀虫剂高氯氟氰菊酯对蚯蚓的联合毒性。[14] Wang 等运用 CI_x 评价了除草剂、杀虫剂和重金属三元混合物对蚯蚓的混合物毒性,表明混合物产生协同。[15] Ma 等研究了 12 种在中国饮食中常见的农药及其混合物对肝癌细胞的毒性效应,并用 CI_x 评价了其混合物的毒性相互作用。[16] 然而,这些应用 CI_x 的研究均未考虑实验误差和拟合不确定度,需要改进。Liu 等将观测置信区间引入 CI_x 指数,并合理有效地评估了多个农药-农药及农药-抗生素二元混合物体系的毒性相互作用规律。Li 等应用这个含置信区间的 CI_x 有效地评估了由取代酚、农药和离子液体组成的六元混合物对秀丽隐杆线虫的时间依赖毒性,发现不同混合比的混合物存在时间依赖协同作用。[17]

五、等效线图

1.二元混合物的等效线图

基于实验 CRC 与加和模型预测 CRC 相互比较方法可以在各个效应范围内定性地考察某混合物射线不同浓度水平下的毒性相互作用,通过拟合归零处理可进一步定量地表征不同浓度水平下毒性相互作用的程度。对于二元混合物,可在某指定效应下全面考察不同混合比即混合物体系中不同射线在该效应下的毒性相互作用信息,这就是等效线图方法。等效线图最早由 Fraser 在 1872 年基于 Loewe 加和即浓度加和引入。[18] 该方法被广泛接受,是在某等效应下解释二元混合物体系中协同、拮抗与加和相互作用时最实用也最有效的方法之一。等效线图方法是能同时考察二元混合物体系中不同混合比射线在某等效应下毒性相互作用的最经典的图形方法。要得到不同混合比混合物射线在某等效应下的毒性相互作用,必须获得两个混合物组分及各混合物射线在不同浓度下的各个效应,通过曲线拟合方法得到各自的剂量-效应模型,进而得到各个等效应(一般是 50% 效应)下的浓度值。等效线图是某等效应下的二维浓度图,以两组分的浓度或相对浓度或毒性单位为坐标,这个二维图中所有点所代表的二元混合物的效应都是相等的,可用示意图(图6-10)表示。

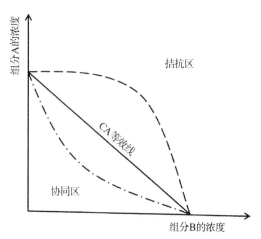

图 6-10　二元混合物的等效线图

等效线图中所有点都是等效(x)的,比如都为 50%。根据二元混合物在 50%效应处的 CA 加和模型可知:

$$\frac{c_A}{EC_{x,A}} + \frac{c_B}{EC_{x,B}} = 1 \tag{6.38}$$

在指定效应为 x 时的等效线图中,两个组分 A 和 B 的指定效应浓度 $EC_{x,A}$ 和 $EC_{x,B}$ 均是常数,而在效应为 x 的混合物中,A 和 B 的浓度 c_A 和 c_B 却随混合物的混合比的变化而变化(不同射线有不同的等效应浓度 $EC_{x,mix}$)。式(6.38)可重写为

$$c_A = EC_{x,A} - \frac{EC_{x,A}}{EC_{x,B}} c_B \tag{6.39}$$

式(6.39)表示组分 A 的浓度(c_A)是随组分 B 的浓度(c_B)的变化而线性变化的,即在等效线图中满足 CA 加和模型的所有效应为 x 的不同混合比混合物均在一条直线(CA 等效线)上。传统等效线图中的加和等效线是基于浓度加和模型的,为一条直线。在这条直线下方的所有点所代表的混合物达到等效应 x 时所需要的各组分的浓度比 CA 模型所需的浓度更小,因而所有点(等效点)代表的混合物都是协同的。相反,在 CA 等效线上方的所有等效点代表的混合物中各组分的浓度比 CA 模型所需的浓度更大,因而是拮抗的。在 CA 等效线上所有点所代表的混合物都是加和的。等效线图中所有线(直线或曲线)都称为等效线。由上可知,所有向上凸的曲线是拮抗等效线,如图 6-10 中虚线;所有向下凹的曲线是协同等效线,如图 6-10 中的虚点线。

在传统等效线图中,除了协同、拮抗与加和概念,还有两个概念,即"独立"与"部分加和"的概念。这里的独立是指相互独立,与加和参考模型中的独立作用(IA)模型是完全不同的。独立是指混合物毒性只和混合物中的某一组分有关而与另一个组分无关。在等效线图中表现为平行线或垂直线,如图 6-11 所示。部分加和是指独立等效线与 CA 等效线所包围区域中所有混合物的毒性相互作用。IA 等效线却是一条曲线(效应相加模型 ES 等效线也是一条曲线),如图 6-11 所示。同样,使用不同的加和参考模型(CA、IA 或 ES)可能会得出不同的毒性相互作用结论。在图 6-11 中,加和等效线(CA 等效线是直线,IA 与 ES 等效线是曲线)上所有混合物的毒性均是加和的,加和等效线下方区域的混合物毒性是协同的,加和等效线与独立线所包围区域的混合物毒性是部分加和的,独立等效线上的混合物毒性是独立的,而独立等效线之外的区域是拮抗的。由于独立是一种理想化的状态,部分加和不太好理解,因此在现代文献中已较少出现。

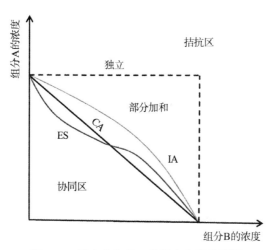

图 6-11　更多信息的二元混合物等效线图

2. 多效应等效线图与三维等效线图

等效线图方法用于二元混合物体系中各种不同混合比混合物的毒性相互作用分析,一般都是以 EC_{50} 为等效应浓度参考点。例如,吴宗凡等应用等效线图方法评价了重金属与有机磷农药不同混合比混合物的联合毒性。[19] 王成林等应用等效线图分析了 3 种离子液体与甲霜灵两两组合的各种混合物的联合毒性。[20] 霍向晨等应用等效线图方法分析了 DMSO 与乐果、敌敌畏及甲霜灵等 3 种农药两两组合的各种二元混合物的毒性相互作用。[21] 然而,传统等效线图一般是针对 50% 等效应的,其结果也只能反映该效应下各不同混合比混合物的毒性相互作用情况,不能外推到其他效应水平下的毒性相互作用。已有研究表明,混合物毒性或混合物毒性相互作用可能具有混合比依赖与浓度水平依赖性,因此也应该考虑其他效应水平下的等效线图。多效应等效线图就是指定多个效应(比如 10%、30%、50%、70% 和 90% 效应)下获得的等效线图。有了单个纯组分的 CRC 模型及不同混合比混合物射线的 CRC 模型,只需按与 50% 下等效线图构建的相同方法分别建立不同效应下的等效线图并进行毒性相互作用分析。也有文献将混合物效应作为第 3 个坐标引进二维等效线图中,制作了多效应等效线图(也称三维等效线图),使之能考察任意效应下(不仅仅是 50% 效应下)的毒性相互作用。然而,作者称这个多效应等效线图为三维等效线图是不太合适的,因为这个所谓的三维图不是处处等效的,只有当第三维坐标指定时其二维才是处处等效的。刘雪等构建的三组分等效线图是处处等效的,可称为三维等效线图。该三维等效线图适用于不同混合比的各种三元混合物的毒性相互作用评估,比传统二维等效线图更进一步。[22] 构建三维等效线图需要构建三个纯组分的 CRC 模型及各种不同混合比的各条混合物射线的 CRC 模型。为了有效合理地获得混合物体系浓度空间中各种不同混合比的代表性混合物,需要采用均匀设计射线法(二维等效线图可采用直接均分射线法)来设计多条不同混合比的混合物射线。刘树深等在他们的三维等效线图中,应用均匀设计射线法设计了 5 条不同混合比的混合物射线,以微板毒性分析法测试各个混合物点的发光抑制效应,进而进行曲线拟合得到 CRC 模型和相应 95％观测置信区间,构建了由 3 种除草剂构成的三元混合物体系及由 3 种杀虫剂构成的三元混合物体系的三维等效线图(图 6-12)。

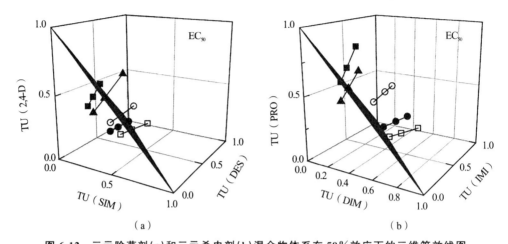

图 6-12　三元除草剂(a)和三元杀虫剂(b)混合物体系在 50％效应下的三维等效线图

注:2,4-D 为 2,4-二氯苯氧乙酸;SIM 为西草净;DES 为敌草净;IMI 为吡虫啉;DIM 为乐果;PRO 为残杀威(一种杀虫剂)。

在三维等效线图中,原二维等效线图中的 CA 等效线(直线)变成了二维等效面(平面),该 CA 平面的左下方区域为协同相互作用区域,右上方为拮抗相互作用区域。由于图形表达直观性的限制,目前没有关于三元以上混合物体系等效线图的方法。

第八节　经典联合作用指数

前文介绍了多元混合物基于置信区间的 CRC 定性比较与组合指数定量毒性相互作用的科学且合理的方法。以整个剂量-效应曲线多个浓度水平或效应水平对混合物射线进行毒性评估,属于多效应方法,值得更多的研究与关注。本节将对混合物毒性评估的其他毒性指数进行合理拓展,使原来只在一个浓度水平(如 EC_{50})进行评估的方法也成为多效应评估方法。这些混合物毒性指数包括经典联合作用指数比如毒性单位和(STU)及摩尔偏差比(Moore deviation ratio,MDR)等、浓度加和指数(concentration additon index,CAI)与效应加和指数(effect addition index,EAI)以及基于浓度的毒性相互作用指数和基于效应的毒性相互作用指数。

一、经典联合作用指数

经典联合作用指数法包括毒性单位(TU)法、加和指数(additivity index,AI)法、混合毒性指数(MTI)法、相似性参数(λ)法、毒性加强指数法、共毒性系数法等。每种方法都有各自的特点和各自的定义。本节主要介绍前面 3 种最常出现的方法，即 TU、AI 和 MTI。这 3 种方法实际上都是基于浓度加和概念的，即以毒性单位法中的 3 个基本定义为基础而建立起来的，这 3 个基本定义为混合物中某组分 i 的毒性单元 TU_i、毒性单位之和 STU 或 M 以及最大毒性单位分数 M_0：

$$\text{TU}_i = \frac{C_i}{\text{EC}_{50,i}}, M = \sum_{i=1}^{n} \text{TU}_i, M_0 = \frac{M}{\text{TU}_{\max}} \tag{6.40}$$

式中，C_i 是效应为 50% 的混合物中组分 i 的浓度；$\text{EC}_{50,i}$ 是第 i 个组分单独存在时产生效应为 50% 时的浓度；$\text{TU}_{\max}$ 是 n 个组分中的最大毒性单位。这些定义最初是以 50% 效应为基础的，事实上也可以在其他效应如 $x = 30\%$ 或 70% 等下进行定义。从式（6.40）可知，要计算混合物中各组分的毒性单位等物理量，就必须知道该混合物中各组分的浓度分数（p_i）与各组分拟合 CRC 函数（求 EC_x 所必需的），也必须知道混合物的拟合 CRC（求效应为 50% 时的混合物的效应浓度 $\text{EC}_{50,\text{mix}} = C_{\text{mix}}$，进而求其中各组分的浓度 $C_i = p_i C_{\text{mix}}$）。

另外，从定义可看出，组分浓度 C_i 与效应浓度（$\text{EC}_{50,i}$）不可能小于等于 0，TU_i 不可能为负，故 M 总是大于 $\text{TU}_{\max}$，M_0 总是大于 1。

二、毒性单位法

毒性单位（TU）法是其他联合作用指数，比如加和指数（AI）及混合毒性指数（MTI）的基础，是最早应用于识别混合物毒性相互作用的毒性相互作用指数。毒性单位法最初由 Sprague 和 Ramsay 在混合物毒性评估的浓度加和模型基础上于 1965 年提出，已在药物组合效应与污染物混合物毒性研究中得到广泛应用。利用各组分 CRC 计算某指定效应如 $x = 50\%$ 下的各组分的效应浓度 $\text{EC}_{x,i}$，利用混合物射线 CRC 计算指定效应 x 下的混合物效应浓度 $\text{EC}_{50,\text{mix}}$，进而计算各组分浓度 C_i、各组分毒性单位 TU_i、毒性单位和 M 与最大毒性单位分数 M_0。判别指定效应下的毒性相互作用如下：

$M < 1$	→	协同（synergism）
$M = 1$	→	加和作用（additive action）
$M_0 > M > 1$	→	部分加和（partial additive）
$M = M_0$	→	独立（independence）
$M > M_0$	→	拮抗（antagonism）

可知毒性单位法中有 5 种毒性相互作用类型，即协同、加和作用、部分加和、独立和拮抗。

三、加和指数法

加和指数（AI）法是在毒性单位法的基础上发展起来的另一种毒性相互作用指数。AI 定义为

$$\text{AI} = \begin{cases} 1/M - 1, & (M \leqslant 1) \\ 1 - M, & (M > 1) \end{cases} \tag{6.41}$$

则有

$$AI > 0 \quad \rightarrow \quad 协同$$
$$AI = 0 \quad \rightarrow \quad 加和作用$$
$$AI < 0 \quad \rightarrow \quad 拮抗$$

与毒性单位法比较，AI 法中只定义了 3 种毒性相互作用类型，即协同、加和作用及拮抗。事实上，协同与加和作用同毒性单位法中一样，而 AI 法中的拮抗将毒性单位法中的拮抗、独立与部分加和 3 种毒性相互作用统一为一种毒性相互作用类型。

四、混合毒性指数法

混合毒性指数(MTI)法也是在毒性单位法基础上发展起来的。MTI 定义为

$$MTI = 1 - \frac{\lg M}{\lg M_0} \tag{6.42}$$

则有

$$MTI > 1 \quad \rightarrow \quad 协同$$
$$MTI = 1 \quad \rightarrow \quad 加和作用$$
$$1 > MTI > 0 \quad \rightarrow \quad 部分加和$$
$$MTI = 0 \quad \rightarrow \quad 独立$$
$$MTI < 0 \quad \rightarrow \quad 拮抗$$

可知，MTI 与 TU 法一样定义了 5 种毒性相互作用。

应该注意，TU、AI 和 MTI 均定义在毒性单位基础上，或者说均是以浓度加和为基础的，得出的协同与加和毒性相互作用的结论是一致的。TU 与 MTI 中部分加和、独立与拮抗在 AI 中统一归属为拮抗，与上节中 CRC 比较获得的结论理论上是没有区别的。

五、CAI 和 EAI 指数

基于混合物浓度加和模型，对 CA 模型进行适当变化以定量描述毒性相互作用，并保证大于零时为协同，小于零时为拮抗，定义了浓度加和指数(CAI)和效应加和指数(EAI)。

CAI 定义为

$$CAI = 1 - \sum_{j=1}^{n} \frac{C_i}{EC_{x,j}} \tag{6.43}$$

则当 CAI = 0 时为加和作用(无相互作用)，CAI > 0 时为协同，CAI < 0 时为拮抗。同理，以效应加和或独立作用模型为基础，将 IA 模型做适当变换，定义了 EAI：

$$EAI = 1 - \left\{ 1 - \prod_{j=1}^{n} [1 - E(C_j)] \right\} / E(C_{mix}) \tag{6.44}$$

则当 EAI = 0 时为加和作用，EAI > 0 时为协同，EAI < 0 时为拮抗。

六、基于浓度的毒性相互作用指数

该部分将讨论从混合物剂量-效应曲线出发的其他多效应指数方法。这些毒性相互作

用指数包括基于浓度的模型偏差比（model deviation ratio，MDR）与相对模型偏差比（relative model deviation ratio，rMDR），以及基于效应的效应残差比（effect residual ratio，ERR）、偏离参考模型的相对残差（relative residual from the reference model，RRM）和偏离参考模型的绝对残差［dCA（deviation from CA model）或 dIA（deviation from IA model）］等混合物毒性相互作用指数。

模型偏差比（MDR）的定义为某指定效应下参考模型 CA 或 IA 或 ES 预测的效应浓度（$EC_{x,PRD}$）与拟合实验浓度（$EC_{x,OBS}$）的摩尔比值：

$$MDR = \frac{EC_{x,PRD}}{EC_{x,OBS}} \qquad (6.45)$$

在指定效应下，MDR＝1 时为加和作用，MDR＞1 时为协同，MDR＜1 时为拮抗。

上式中参考模型预测的效应浓度（$EC_{x,PRD}$）与拟合实验浓度（$EC_{x,OBS}$）的求解需要参考模型预测 CRC（由单个组分的 CRC 信息和混合物总浓度及混合比信息求出）和实验拟合 CRC 信息，然后根据拟合 CRC 和预测 CRC 的数据节点进行插值才可求出。这个过程如图 6-13 所示。

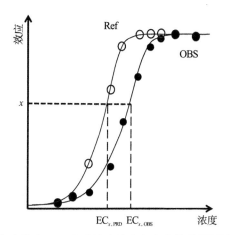

图 6-13　指定效应 x 下实验拟合浓度与参考模型预测浓度相关图

相对模型偏差比（rMDR）在 MDR 基础上修订而成，定义为某指定效应下某参考模型比如 CA 和 IA 模型预测效应浓度与观测效应浓度的相对偏差：

$$rMDR = \frac{EC_{x,PRD} - EC_{x,OBS}}{EC_{x,OBS}} = MDR - 1 \qquad (6.46)$$

此时，rMDR＝0 时为加和作用，rMDR＞0 时为协同，rMDR＜0 时为拮抗。

实际上，相对模型偏差比是将模型偏差比随效应变化曲线向下整体平移一个单位所得。如图 6-14 所示，18 个指定效应下的 MDR 与 rMDR 数据见表 6-13。从图 6-14 中同样可以看到，应用不同的加和参考模型识别的混合物毒性相互作用结果可能是不一致的。所以到目前为止，不论是 CA 或是 IA 都是一个工作模型，只是一个定义加和的参考，在关联作用机理或作用模式时务必谨慎，因为真正的作用机理只能有一个。

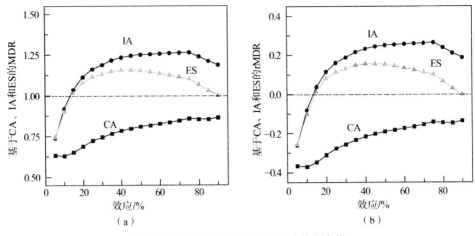

图 6-14　MDR(a)与 rMDR(b)随效应变化

表 6-13　[hmim]Br-IMI-POL-R3 射线各指定效应下的 MDR 和 rMDR 值

编号	指定效应/%	MDR/CA	MDR/IA	MDR/ES	rMDR/CA	rMDR/IA	rMDR/ES
1	5	0.6338	0.7397	0.7444	−0.3662	−0.2603	−0.2556
2	10	0.6294	0.9181	0.8990	−0.3706	−0.0819	−0.1010
3	15	0.6522	1.0383	1.0132	−0.3478	0.0383	0.0132
4	20	0.6888	1.1148	1.0801	−0.3112	0.1148	0.0801
5	25	0.7243	1.1616	1.1139	−0.2757	0.1616	0.1139
6	30	0.7442	1.1883	1.1309	−0.2558	0.1883	0.1309
7	35	0.7671	1.2161	1.1476	−0.2329	0.2161	0.1476
8	40	0.7845	1.2326	1.1560	−0.2155	0.2326	0.1560
9	45	0.7983	1.2440	1.1562	−0.2017	0.2440	0.1562
10	50	0.8096	1.2509	1.1527	−0.1904	0.2509	0.1527
11	55	0.8182	1.2536	1.1445	−0.1818	0.2536	0.1445
12	60	0.8266	1.2565	1.1350	−0.1734	0.2565	0.1350
13	65	0.8355	1.2593	1.1237	−0.1645	0.2593	0.1237
14	70	0.8458	1.2620	1.1129	−0.1542	0.2620	0.1129
15	75	0.8584	1.2644	1.1015	−0.1416	0.2644	0.1015
16	80	0.8551	1.2392	1.0669	−0.1449	0.2392	0.0669
17	85	0.8538	1.2113	1.0303	−0.1462	0.2113	0.0303
18	90	0.8644	1.1874	0.9984	−0.1356	0.1874	−0.0016

注:[hmin]Br-IMI-POL-R3 为 1-己基-3-甲基咪唑溴盐。

从图 6-14 可知,如果以 CA 为加和参考,在所有效应水平下,MDR＜1 或 rMDR＜0,即该射线所有不同效应混合物均是拮抗的。如果以 ES 或 IA 为加和参考,射线 R3 在效应 x ＝5％和 10％时,MDR＜1 或 rMDR＜0,为拮抗;在效应 x＝15％,MDR 接近于 1 或 rMDR 接近于 0,是加和作用;在效应 15％＜x＜90％时,MDR＞1 或 rMDR＞0,是协同。

七、基于效应的毒性相互作用指数

效应残差比(ERR)类似于 rMDR,只是采用效应代替浓度。因为效应通常为 0～1,而浓度对于不同混合物体系是变化的,因而 ERR 更利于相互比较。

ERR 的定义为

$$\mathrm{ERR}=\frac{E_{\mathrm{PRD}}-E_{\mathrm{OBS}}}{E_{\mathrm{OBS}}}=\frac{E_{\mathrm{PRD}}}{E_{\mathrm{OBS}}}-1=\frac{x}{E_{\mathrm{OBS}}}-1 \tag{6.47}$$

式中,x 为以参考模型为基础的某指定效应;E_{OBS} 为该效应下对应的预测浓度下的观测效应。x 和 E_{OBS} 的相互关系如图 6-15 所示。

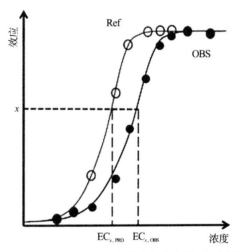

图 6-15　指定预测浓度下实验拟合效应与参考模型预测效应相关图

当 ERR＝0 时为加和作用,ERR＜0 时为协同,ERR＞0 时为拮抗。

为了符合一般习惯即大的协同小的拮抗,同时考察毒性相互作用是定义在加和参考模型基础上的,故以参考模型预测值为标准值更加合理。以参考模型为基础修改 ERR 后,命名为偏离参考模型的相对残差(RRM),有

$$\mathrm{RRM}=\frac{E_{\mathrm{OBS}}-E_{\mathrm{PRD}}}{E_{\mathrm{PRD}}}=\frac{E_{\mathrm{OBS}}}{E_{\mathrm{PRD}}}-1=\frac{E_{\mathrm{OBS}}}{x}-1 \tag{6.48}$$

此时,RRM＝0 时为加和作用,RRM＞0 时为协同,RRM＜0 时为拮抗。[hmim]Br-IMI-POL-R3 射线 ERR 和 RRM 值随效应的变化如图 6-16 所示,18 个指定效应下的 ERR 与 RRM 指数值见表 6-14。

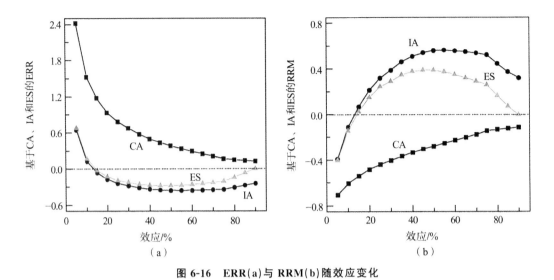

图 6-16　ERR(a)与 RRM(b)随效应变化

表 6-14　[hmim]Br-IMI-POL-R3 射线各指定效应下的 ERR 和 RRM 值

编号	指定效应/%	ERR/CA	ERR/IA	ERR/ES	RRM/CA	RRM/IA	RRM/ES
1	5	2.4220	0.6420	0.6780	−0.7078	−0.3910	−0.4041
2	10	1.5290	−0.1260	0.1670	−0.6046	−0.1119	−0.1431
3	15	1.1767	−0.0627	−0.0247	−0.5406	0.0669	0.0253
4	20	0.9365	−0.1745	−0.1290	−0.4836	0.2114	0.1481
5	25	0.7824	−0.2412	−0.1960	−0.4390	0.3179	0.2438
6	30	0.6793	−0.2797	−0.2250	−0.4045	0.3882	0.2903
7	35	0.5777	−0.3154	−0.2571	−0.3662	0.4608	0.3462
8	40	0.5005	−0.3375	−0.2735	−0.3336	0.5094	0.3765
9	45	0.4378	−0.3515	−0.2796	−0.3045	0.5416	0.3880
10	50	0.3840	−0.3584	−0.2798	−0.2775	0.5586	0.3885
11	55	0.3378	−0.3605	−0.2722	−0.2525	0.5638	0.3740
12	60	0.2942	−0.3583	−0.2593	−0.2273	0.5584	0.3501
13	65	0.2522	−0.3546	−0.2437	−0.2014	0.5495	0.3222
14	70	0.2117	−0.3499	−0.2059	−0.1442	0.5241	0.2592
15	75	0.1685	−0.3439	−0.2059	−0.1442	0.5241	0.2592
16	80	0.1513	−0.3091	−0.1404	−0.1314	0.4474	0.1633
17	85	0.1395	−0.2729	−0.0672	−0.1224	0.3754	0.0720
18	90	0.1291	−0.2420	0.0034	−0.1143	0.3193	−0.0034

偏离 CA、IA 和 ES 参考模型的绝对残差，即 dCA、dIA 和 dES 的定义如下：

$$dCA = E_{OBS} - E_{PRD,CA} = E_{OBS} - x \tag{6.49}$$

$$dIA = E_{OBS} - E_{PRD,IA} = E_{OBS} - x \tag{6.50}$$

$$dES = E_{OBS} - E_{PRD,ES} = E_{OBS} - x \tag{6.51}$$

此时,dCA 或 dIA 或 dES=0 时为加和作用,dCA 或 dIA 或 dES>0 时为协同,dCA 或 dIA 或 dES<0 时为拮抗。

[hmim]Br-IMI-POL-R3 射线的混合物毒性相互作用指数 dCA、dIA 和 dES 随效应的变化如图 6-17 所示,18 个指定效应下的相应指数 dCA、dIA 与 dES 数据及各指定效应下的毒性相互作用结果见表 6-15。

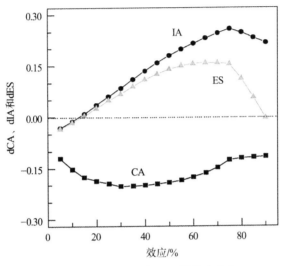

图 6-17　dCA、dIA 与 dES 随效应变化

表 6-15　[hmim]Br-IMI-POL-R3 射线各指定效应下 dCA、dIA 和 dES 值

编号	指定效应/%	dCA	相互作用 CA	dIA	相互作用 IA	dES	相互作用 ES
1	5	−0.1211	拮抗	−0.0321	协同	−0.0339	协同
2	10	−0.1529	拮抗	−0.0126	协同	−0.0167	协同
3	15	−0.1765	拮抗	0.0094	协同	0.0037	协同
4	20	−0.1873	拮抗	0.0349	协同	0.0258	协同
5	25	−0.1956	拮抗	0.0603	协同	0.0490	协同
6	30	−0.2038	拮抗	0.0839	协同	0.0675	协同
7	35	−0.2022	拮抗	0.1104	协同	0.0900	协同
8	40	−0.2002	拮抗	0.1350	协同	0.1094	协同
9	45	−0.1970	拮抗	0.1581	协同	0.1258	协同
10	50	−0.1920	拮抗	0.1792	协同	0.1399	协同
11	55	−0.1858	拮抗	0.1983	协同	0.1497	协同
12	60	−0.1765	拮抗	0.2150	协同	0.1556	协同
13	65	−0.1639	拮抗	0.2305	协同	0.1584	协同

续表

编号	指定效应/%	dCA	相互作用 CA	dIA	相互作用 IA	dES	相互作用 ES
14	70	−0.1482	拮抗	0.2449	协同	0.1579	协同
15	75	−0.1264	拮抗	0.2579	协同	0.1544	协同
16	80	−0.1210	拮抗	0.2473	协同	0.1123	协同
17	85	−0.1186	拮抗	0.2320	协同	0.0571	协同
18	90	−0.1162	拮抗	0.2178	协同	−0.0031	协同

参考文献

[1]Scholze M，Boedeker W，Faust M，et al.A general best-fit method for concentration-response curves and the estimation of low-effect concentrations[J]. Environ Toxicol Chem,2001，20(2)：448-457.

[2]Dou R N,Liu S S,Mo L Y, et al. A novel direct equipartition ray design (EquRay) procedure for toxicity interaction between ionic liquid and dichlorvos[J]. Environ Sci Pollut Res Int,2011，18(5):734-742.

[3]Rodney S I, Teed R S,Moore D R J.Estimating the toxicity of pesticide mixtures to aquatic organisms：a review[J].Hum Ecol Risk Assess, 2013,19(5-6):1557-1575.

[4]王元,方开泰.关于均匀分布与试验设计(数论方法)[J].科学通报,1981,26(2):65-70.

[5]Chou T C.Derivation and properties of Michaelis-Menten type and Hill type equations for reference ligands[J]. J Theo Biol,1976，59(2)：251-276.

[6]Liu L，Liu S S，Yu M，et al. Concentration addition prediction for a multiple-component mixture containing no effect chemicals[J]. Ana Methods,2015,7:9912-9917.

[7]Chou T C,Talalay P. Analysis of combined drug effects：a new look at a very old problem[J]. Trends Pharmacol Sci,1983,4(11):450-454.

[8]Zhu X W，Liu S S，Qin L T，et al. Modeling non-monotonic dose-response relationships：model evaluation and hormetic quantities exploration[J]. Ecotoxicol Environ Saf，2013,89:130-136.

[9]Rodea-Palomares I，Petre A L，Boltes K，et al. Application of the combination index (CI)-isobologram equation to study the toxicological interactions of lipid regulators in two aquatic bioluminescent organisms [J].Water Res,2010,44(2):427-438.

[10]Rosal R，Rodea-Palomares I，Boltes K，et al. Ecotoxicological assessment of surfactants in the aquatic environment：combined toxicity of docusate sodium with chlorinated pollutants[J]. Chemosphere,2010, 81(2):288-293.

[11]González-Pleiter M，Gonzalo S，Rodea-Palomares I,et al. Toxicity of five antibiotics and their mixtures towards photosynthetic aquatic organisms：implications for environmental risk assessment[J]. Water Res, 2013，47(6):2050-2064.

[12]González-Naranjo V，Boltes K.Toxicity of ibuprofen and perfluorooctanoic acid for risk assessment of mixtures in aquatic and terrestrial environments[J]. Int J Environ Sci Technol,2014，11(6):1743-1750.

[13]Wang Y H，Chen C，Qian Y Z，et al. Toxicity of mixtures of λ-cyhalothrin，imidacloprid and cadmium on the earthworm Eisenia fetida by combination index (CI)-isobologram method[J]. Ecotoxicol Environ Saf,2015，111:242-247.

[14]Chen C，Wang Y H，Zhao X P，et al. Combined toxicity of butachlor, atrazine and λ-cyhalothrin on the

earthworm Eisenia fetida by combination index（CI）-isobologram method[J]. Chemosphere，2014，112：393-401.

[15]Wang Y H，Chen C，Qian Y Z，et al. Ternary toxicological interactions of insecticides，herbicides，and a heavy metal on the earthworm Eisenia fetida[J]. J Hazard Mater，2015，284：233-240.

[16]Ma M M，Chen C，Yang G L，et al. Combined cytotoxic effects of pesticide mixtures present in the Chinese diet on human hepatocarcinoma cell line[J]. Chemosphere，2016，159：256-266.

[17]Li F，Liu S S，Li K，et al.The time-dependent synergism of the six-component mixtures of substituted phenols，pesticides and ionic liquids to Caenorhabditis elegans[J]. J Hazard Mater，2017，327：11-17.

[18]Fraser T R.An experimental research on the antagonism between the actions of physostigma and atropia[J]. Proc R Soc Edinb，1872，7：506-511.

[19]吴宗凡,刘兴国,王高学.重金属与有机磷农药二元混合物对卤虫联合毒性的评价及预测[J].生态毒理学报,2013,8(4):602-608.

[20]王成林,张瑾,刘树深,等.3种离子液体与甲霜灵二元混合物的联合毒性[J].中国环境科学,2012,32(11):2090-2094.

[21]霍向晨,刘树深,张晶,等.多效应残差法(MERA)表征二甲亚砜-农药二元混合物毒性相互作用[J].环境科学,2013,34(1):257-262.

[22]刘雪,刘树深,刘海玲.构建三元混合污染物的三维等效图[J].环境科学,2015,36(12):8.

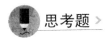

思考题 ＞

①联合毒性的概念是什么？
②混合物联合毒性评价方法有哪些？分别适用于什么场景？
③混合物设计的原则有哪些？

推荐阅读文献 ＞

[1]Jannetto P J,Cowl C T. Elementary overview of heavy metals[J]. Clin Chem，2023，69(4)：336-349.

[2]Jonker M J，Svendsen C，Bedaux J J M，et al. Significance testing of synergistic/antagonistic，dose level-dependent，or dose ratio-dependent effects in mixture dose-response analysis[J]. Environmental Toxicology & Chemistry，2005，24(10)：2701-2713.

[3]Leong Y K，Chang J S. Bioremediation of heavy metals using microalgae：recent advances and mechanisms[J]. Bioresour Technol，2020，303：122886.

[4]Luszczki J J，Czuczwar S J. Biphasic characteristic of interactions between stiripentol and carbamazepine in the mouse maximal electroshock-induced seizure model：a three-dimensional isobolographic analysis[J]. Naunyn-Schmiedeberg's Archives of Pharmacology，2006，374(1)：51-64.

[5]Pan Z W，Gong T Y，Liang P. Heavy metal exposure and cardiovascular disease[J]. Circ Res，2024，134(9)：1160-1178.

[6]刘树深.化学混合物毒性评估与预测方法[M].北京:科学出版社,2017.

第七章　毒理学与现代组学工具

主要内容：组学概念的发生与发展；基因组和转录组；高通量测序技术与基因调控网络；蛋白质组和代谢组；组学测试技术的进一步发展（包括非编码 RNA、甲基化和单细胞测序等）；数据分析流程；常用数据库；现代组学的验证手段。
重点：理解组学技术应用的重要意义和局限性。
难点：组学数据的统计分析与毒理学解读。

第一节　概述

现代组学（omics）是一系列综合性学科，主要研究生物体内各种大规模分子数据的结构、功能和动态变化。现代组学通过高通量技术和生物信息学方法，系统地分析生物体内的各种分子，揭示生命系统的复杂性和调控机制。以下概括了几种主要的组学。

一、基因组学

基因组学主要研究生物体的全部基因及其相互关系，揭示基因的结构、功能和进化。基因组学利用测序技术来分析 DNA 序列，帮助理解遗传信息的组织和功能。

20 世纪 50 年代，基因组学的基础知识逐渐建立。1953 年，Watson 和 Crick 提出了 DNA 双螺旋模型，这一发现揭示了遗传信息的存储和传递机制，为后续基因组学研究奠定了基础。[1] 20 世纪 60 年代，基因组学的研究逐步深入。1961 年，Nirenberg 和 Matthaei 通过破解密码子表明了 DNA 序列如何转化为氨基酸序列，为基因功能研究提供了理论支持。[2]

20 世纪 70 年代，DNA 测序技术的出现标志着基因组学的实质性进展。1977 年，Sanger 和 Maxam 等人分别发表了 DNA 测序方法的研究成果，使得基因组测序成为可能。[3,4] 20 世纪 80 年代，聚合酶链式反应（PCR）技术的发明极大地推动了基因组学研究。1985 年，Mullis 等讨论了通过聚合酶催化的链式反应在体外合成脱氧核糖核酸（DNA）的具体方法，这一技术使得 DNA 的扩增和分析变得更加高效和精确。[5]

20 世纪 90 年代，人类基因组计划（HGP）的启动标志着基因组学研究进入了一个新的阶段。1990 年，HGP 正式启动，并在 2001 年发布了首个人类基因组草图。该计划为深入了解人类基因组的结构和功能提供了全面的数据。随着高通量测序技术的出现,基因组学研究在 21 世纪初迅速发展。2007 年,Illumina 和其他公司推出了下一代测序(NGS)技术,这使得大规模基因组数据的生成和分析成为可能。

自 2010 年以来,基因组学技术不断革新,包括单细胞测序、全基因组关联研究(GWAS)、基因编辑技术(如 CRISPR/Cas9)的广泛应用。这些技术极大地推动了基因组学研究在医学、农业、环境科学等领域的应用。

基因组学技术的引入,极大推动了毒理学研究的发展。2002 年,研究人员利用基因表达谱分析(基因组芯片技术)揭示了毒物处理对细胞基因表达的影响,进一步探索了毒物的作用机制。全基因组关联研究也在毒理学领域发挥了重要作用。2004 年,研究人员通过 GWAS 发现了一些与毒物敏感性相关的遗传变异,这为毒物的个体化风险评估提供了重要依据。例如,GWAS 技术帮助识别了某些基因变异与药物不良反应的相关性,从而推动了个体化药物疗法的进展。

随着高通量测序技术的发展,2006 年,研究人员利用该技术对暴露于化学物质的细胞进行基因组测序,揭示了毒物引起的基因突变和基因组不稳定性。这项技术使得研究人员能够深入了解毒物对基因组的具体影响,为毒物机制的深入研究提供了重要数据。

进入 21 世纪后,基因组学技术在毒理学中的应用持续扩展。研究者通过全基因组测序(whole genome sequencing,WGS)和转录组分析,探索毒物暴露对基因组结构和功能的长期影响。例如,通过基因组数据,科学家能够预测个体对特定毒物的敏感性,进而实现个体化的毒性评估。此外,基因组编辑技术(如 CRISPR/Cas9)被广泛应用于毒理学研究,以构建基因组响应模型,从而研究基因组对毒物的具体反应。

二、转录组学

转录组学是研究生物体在特定时间和条件下表达的全部 RNA 分子,尤其是 mRNA 的学科。通过 RNA 测序(RNA-seq)技术,转录组学可以分析基因表达水平,揭示基因调控网络及其功能。

20 世纪 60 年代,转录组学的基础知识逐步建立。1961 年,Crick 等人提出了“中心法则”,即遗传信息从 DNA 转录为 mRNA,再翻译为蛋白质,为理解基因表达提供了理论框架。[6] 到了 20 世纪 80 年代,转录机制的研究逐渐深入,技术也逐步发展。

1995 年,Schena 等人提出了基因表达分析中的革命性技术——互补 DNA(cDNA)微阵列技术(microarrays,即“表达芯片”)。[7] 该技术使得同时分析大量基因的表达水平成为可能,从而为转录组学的研究提供了强有力的工具。进入 21 世纪后,高通量测序技术的引入进一步推动了转录组学的发展。2008 年,RNA 测序(RNA-seq)技术的应用使研究者能够全面分析转录组数据,揭示基因表达调控的复杂性。RNA-seq 的高分辨率和灵敏度使得对基因表达的研究更加细致。

自 2010 年起,单细胞 RNA 测序技术的出现使得对单个细胞的转录组进行分析成为可能。这项技术大大增强了对细胞异质性的理解,使得研究者能够揭示在同一组织中不同细胞类型之间的基因表达差异。2020 年以来,空间转录组学技术的发展进一步推动了转录组学的进步,使得研究者能够在组织切片的空间分辨率下分析转录组数据。这项技术有助于研究毒物对组织内不同细胞群体的影响及基因表达在不同空间区域的变化。此外,长链非编码 RNA(lncRNA)研究的兴起,也为转录组学提供了新的研究方向。

转录组学技术在毒理学中的应用始于 21 世纪初。2002 年,研究人员首次使用基因表达芯片分析了细胞或组织在毒物暴露后的基因表达变化,这些研究为揭示毒物对基因表达的影响提供了新的视角。2005 年,随着 RNA-seq 技术的引入,研究人员开始利用 RNA-seq 分析毒物处理细胞的转录组,识别与毒物暴露相关的基因表达变化,并寻找毒物效应的生物标志物。

自 2010 年起,单细胞 RNA 测序技术被应用于毒理学研究。通过在单细胞水平上分析毒物对基因表达的影响,研究者揭示了毒物对不同细胞类型的影响以及细胞内基因表达的动态变化。2015 年,空间转录组学技术的出现,使得研究者能够在组织切片的空间分辨率下分析毒物对基因表达的影响,进一步加深了对毒物在组织中作用机制的理解。

自 2020 年以来,长链非编码 RNA 在毒理学中的研究逐渐成为新的研究热点。研究发现,某些 lncRNA 在毒物应答中起着重要作用,成为新的毒理学研究方向。

三、蛋白质组学

蛋白质组学研究生物体内所有蛋白质的结构、功能及相互作用,主要通过质谱和其他技术鉴定并量化蛋白质,从而深入理解其调控机制。

20 世纪 50 年代,蛋白质组学的前身——蛋白质的基本结构研究取得突破。1953 年,Sanger 等首次测定了胰岛素的氨基酸序列,为蛋白质组学的发展奠定了基础。20 世纪 70 年代,质谱技术的引入标志着蛋白质组学进入了新的阶段。[8] 1975 年,O'Farell、Klose 和 Scheele 各自独立发表文章提出高分辨率双向凝胶电泳技术,推动了蛋白质研究。[9-11] 20 世纪 90 年代,质谱技术的突破性发展,尤其是软电离技术的出现,使分析生物大分子成为可能。1994 年,Wilkins 和 Williams 在 Siena 会议上首次提出了"蛋白质组(proteome)"一词,开启了蛋白质组学的新篇章。从此蛋白质组的研究得到了广泛发展,发表在 SCI 上的蛋白质组文章数量成指数上升,一些刊物如《电泳》(Electrophoresis)的引用因子也上升很快。蛋白质组的两大支撑技术——双向凝胶电泳和质谱技术不断完善成熟,一些新技术和仪器纷纷推出,相关的生物信息学也得到了较大的发展,它们一起推动着整个蛋白质组研究向前进步。[12]

20 世纪初,高通量蛋白质组学技术的出现使得大规模蛋白质分析成为可能。2002 年,Proteomics 期刊创刊,为蛋白质组学研究提供了一个专门的平台。此后,蛋白质定量分析、动态变化研究和多组学整合技术快速发展。高分辨率质谱仪与大数据分析的结合进一步推动了蛋白质组学的发展。

20 世纪 90 年代,蛋白质组学开始应用于毒理学。早期的研究主要集中在毒物对蛋白质表达水平和修饰的影响。蛋白质组学技术的应用使得研究人员能够系统地分析毒物处理后的蛋白质表达变化,揭示了毒物的潜在机制。21 世纪初,随着质谱技术的进步,蛋白质组学开始用于深入研究毒物的作用机制。例如,研究发现,某些药物和环境污染物可以通过影响细胞内蛋白质的表达和修饰来引发毒性反应。2003 年,蛋白质组学技术被应用于评估药物的毒性,并识别了与药物毒性相关的生物标志物。2005 年,研究人员使用双向凝胶电泳和质谱技术,揭示了某些毒物(如重金属和有机溶剂)对细胞蛋白质组的影响,发现了与毒物响应相关的蛋白质标志物。这些发现为毒理学研究提供了新的生物标志物和潜在的治疗靶点。

2010年以来,蛋白质组学在毒理学中的应用得到了进一步拓展,覆盖药物毒性评估、环境污染物的影响研究以及个体化毒理学。2010年,利用高分辨率质谱技术,研究人员识别了环境污染物对肝脏蛋白质组的影响,并提出了新的毒理学标志物。2015年,多组学整合研究助力毒性评估,更全面地揭示了毒物的生物效应。这种多组学整合方法能够全面评估毒物的生物效应,提供更准确的毒性预测和评估。研究表明,整合蛋白质组学数据可以揭示毒物对生物系统的复杂影响,并识别出新的毒理学标志物。

2020年以来,蛋白质组学在毒理学中的应用不断深化。研究者们利用蛋白质组学技术监测毒物处理后的蛋白质修饰变化(如磷酸化、乙酰化等),揭示了毒物对细胞信号通路的影响。此外,蛋白质组学技术被应用于研究毒物对多种组织和器官的影响,推动了毒理学研究向系统生物学的方向发展。

四、代谢组学

代谢组学研究生物体内全部小分子代谢物的组成和变化,通过质谱和核磁共振技术分析代谢物,揭示生物代谢途径和生理状态。

代谢组学的基础源于对代谢途径的研究。20世纪40—50年代,Krebs等对能量代谢途径的研究奠定了代谢组学的基础[13-15],特别是三羧酸循环(krebs cycle)理论为理解细胞代谢提供了核心框架[16]。

20世纪70年代,质谱技术的应用开始应用于代谢物的分析。20世纪70年代初期,质谱技术的进步使得代谢物的鉴定成为可能。20世纪80年代,核磁共振技术的引入为代谢组学研究提供了另一种强有力的工具。

20世纪90年代,随着技术的进步,高通量代谢组学技术的出现极大地推动了代谢组学的发展。1997年,Metabolomics Society的成立标志着代谢组学作为一个独立领域的形成。21世纪初,代谢组学技术迅速发展,包括质谱、核磁共振、气相色谱和液相色谱的结合使用。2003年,人类基因组计划的完成进一步推动了代谢组学的研究,使得对代谢物的全面分析成为可能。

2010年以来,代谢组学的研究得到了进一步的深化,包括基于质谱和核磁共振的代谢组学的应用。2015年,代谢组学被广泛应用于个体化医学、疾病研究和药物开发等领域。

21世纪初,代谢组学开始应用于毒理学研究。2002年,研究者首次使用代谢组学技术分析毒物对生物体的影响,揭示了毒物引起的代谢改变。这些研究帮助理解了毒物作用的机制,并为毒物效应的评估提供了新的视角。2005年,质谱和核磁共振技术被广泛应用于毒理学研究。研究人员通过代谢组学技术分析了毒物对细胞、组织和生物体代谢的影响,发现了毒物引起的特征性代谢变化。这些变化被用作毒物暴露的生物标志物。2007年,代谢组学技术被应用于药物代谢和药物毒性研究。研究发现,代谢组学可以揭示药物代谢途径的变化,从而帮助优化药物的安全性和有效性。

2010年以来,代谢组学在毒理学中的应用得到了进一步扩展。例如,代谢组学被应用于预测和评估化学物质的毒性,帮助识别潜在的毒性机制。2015 年,代谢组学被用于研究环境污染物的生物效应,揭示了污染物对生物体代谢的影响。2020 年以来,多组学分析为毒理学研究提供了更加全面的视角。例如,研究人员结合代谢组学和转录组学,揭示了毒物对基因表达和代谢途径的综合影响。这种综合分析有助于理解毒物的复杂作用机制,提升毒性评估的准确性。

五、表观基因组学

表观基因组学(epigenomics)研究基因表达调控中的表观遗传修饰,如 DNA 甲基化和组蛋白修饰。虽然这些修饰不改变 DNA 序列,但能显著影响基因的表达和功能。

20 世纪 60 年代,表观遗传学这一概念首次出现,主要关注遗传物质的化学修饰及其对基因表达的影响。1961 年,Crick 提出了"中心法则",提出 DNA 转录到 RNA,再转译为蛋白质,这为后来的表观遗传学研究奠定了理论基础。[6] 20 世纪 80 年代,在基因组学和分子生物学技术的推动下,表观遗传学研究逐渐深入,特别是 DNA 甲基化的发现引起了广泛关注。1983 年,Riggs 首次报道了 DNA 甲基化与基因表达的关系,揭示了 DNA 甲基化对基因沉默的重要作用。[16] 20 世纪 90 年代,随着基因组学和转录组学技术的发展,表观基因组学作为一个新兴领域开始得到关注。DNA 甲基化、组蛋白修饰和非编码 RNA(ncRNA)等表观遗传标记成为研究的重点。

21 世纪初,表观基因组学技术取得了重要进展,包括全基因组甲基化分析(如 Bisulfite 测序)和组蛋白修饰的研究技术(如 ChIP-seq)。2004 年,哈佛大学的研究团队首次应用全基因组范围的 DNA 甲基化分析技术,极大地推动了这一领域的发展。2010 年,ENCODE (Encyclopedia of DNA Elements)项目启动,该项目旨在全面解码人类基因组中的所有功能元件,包括表观遗传修饰。ENCODE 项目的成果极大地推动了对表观基因组的理解。2015 年,世界卫生组织(WHO)将表观遗传学纳入环境与遗传疾病的研究领域,推动了表观基因组学在公共健康和环境毒理学中的应用。

21 世纪初,表观基因组学技术开始应用于毒理学研究,主要集中在毒物对 DNA 甲基化、组蛋白修饰和非编码 RNA 的影响。研究发现,毒物能够通过改变这些表观遗传标记影响基因表达,进而导致毒性效应。2004 年,研究人员首次使用 DNA 甲基化分析技术研究毒物对基因组的影响。结果表明,某些环境污染物和药物能够通过改变 DNA 甲基化模式影响基因的表达,导致潜在的毒性反应。

2007 年,研究发现某些重金属和化学物质能够引起 DNA 甲基化的改变,从而影响基因的正常表达。例如,砷和铅等环境污染物通过改变基因组的甲基化状态,引发一系列毒理学问题。2012 年,研究表明,DNA 甲基化模式的改变可以作为评估毒物暴露和毒性反应的生物标志物。通过分析这些甲基化模式,研究人员能够更准确地评估毒物对健康的影响。

2009 年,组蛋白修饰的研究显示,毒物可以通过影响组蛋白的乙酰化、甲基化等修饰改变基因表达。这些修饰的变化可以调控基因的开关状态,从而影响细胞的毒性响应。2015 年,研究人员利用 ChIP-seq 技术分析毒物处理后的组蛋白修饰,揭示了毒物如何通过影响组蛋白的化学修饰来改变基因表达,为毒理学研究提供了新视角。

2010 年,小 RNA(如 miRNA 和 siRNA)在毒理学中的研究开始受到关注。研究发现,非编码 RNA 能够调控基因的表达,并且对毒物的响应具有重要作用。2018 年,大量研究表明,miRNA 能够作为毒物暴露的生物标志物,通过调节基因的表达水平影响细胞的毒性反应。这一发现推动了 miRNA 在毒理学研究中的应用。

2020 年以来,表观基因组学技术的进步使得毒理学研究能够从更为精细的分子层面分析毒物的作用机制。表观基因组学不仅帮助识别新的生物标志物,还推动了个性化毒理学和精准毒理学的发展。随着技术的不断发展,表观基因组学在毒理学中的应用前景广阔,有望在公共健康、药物开发和环境保护等领域发挥重要作用。

组学技术的发展为毒理学研究提供了新的视角和工具,改变了传统研究的格局。这种技术从整体和器官水平深入细胞和分子层面,在阐明毒物对机体损伤和致癌过程的分子机制方面取得了重要突破,形成了一些新的研究热点,建立了许多新的分子生物标志物的检测方法,改变了化学物质危险度评价的模式,大大推进了生化与分子毒理学的发展。

第二节　现代组学研究的技术平台

毒理学的现代组学研究首先涉及获得大规模的生物学数据和信息,包括基因组、转录组、蛋白质组和代谢组等数据。例如,通过 DNA 微阵列技术,可以一次性获得上万个基因的表达信息和约 30 万个数据点。随着高通量筛选系统的发展,特别是测序技术和高灵敏质谱技术的应用,新技术和新方法的不断涌现,为毒理学研究提供了先进的测试技术平台,并开辟了广阔的应用前景。

现代组学研究不仅需要获取大量数据,还需要对这些数据进行深入挖掘和合理处理。例如,利用 RNA 测序技术可以同时测定整个转录组,从而获得海量数据。这些数据需要与经典毒理学试验资料(如体重、器官重量、生化指标、病理改变和代谢分布等)以及剂量-反应关系和时间-反应关系的结果进行整合分析。为此,必须借助生物信息学技术来整理和整合如此庞大的信息,从而为深入了解毒性作用和阐明毒性机制提供强有力的分析技术平台。

一、基因组学平台

1.全基因组测序

全基因组测序是一种全面、深入的基因组分析技术,用于获取生物体整个基因组的 DNA 序列。其目的不仅是获取个体或物种的全基因组序列,还包括识别基因组中的变异信息,这对基础科学研究、临床诊断和个体化医疗等领域具有重要意义。全基因组测序技术的原理和具体操作步骤较为复杂,但其核心可以总结为从样本准备到数据分析的多个阶段,每一步都对最终结果有着关键影响。

首先,样本准备是全基因组测序的第一步。该步骤涉及从目标生物体中提取 DNA。常用的样本来源包括血液、组织或其他体液。样本处理需要确保提取的 DNA 具有足够的质量和浓度,以满足测序的要求。通常,样本会经历破碎细胞膜、释放 DNA 的步骤,同时通过去除蛋白质和其他污染物来获得纯净的 DNA。这一过程可能需要使用专门的试剂盒和设备，如酚/氯仿提取或商业化的 DNA 提取试剂盒，以确保获得高质量的 DNA 样品。

其次，DNA 片段化是全基因组测序中的关键步骤之一。在这一阶段，提取的 DNA 被切割成较小的片段，这些片段的长度通常为几百到几千个碱基对。片段化可以通过物理方法（如超声波处理）或酶切法（如限制性内切酶）来实现。片段化的目的是使 DNA 更易于测序，并提高测序数据的覆盖度和准确性。片段的长度和均匀性对最终测序结果的质量有直接影响，因此这一过程需要精准控制。全基因组测序技术（长片段读取）概述见图 7-1。[17]

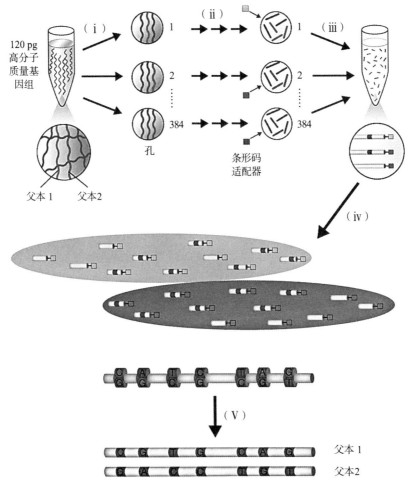

图 7-1　全基因组测序技术（长片段读取）概述

图 7-1 中：

①将 100～130 pg 的高分子质量（HMM）基因组 DNA 物理分离成 384 个不同的孔。

②通过几个步骤，所有这些步骤都在同一井中进行，不需要进行中间纯化，基因组 DNA 被扩增、碎片化并连接到独特的条形码适配器上。

③将 384 个孔组合纯化后导入 Complete genomics 的测序平台[18]。

④使用定制的比对程序将配对 reads 映射到基因组，并使用条形码序列将标签分组为单倍型 contigs；最后的结果是二倍体基因组序列。

建库是将 DNA 片段转化为可测序的格式的过程。这个过程包括在 DNA 片段两端连接测序接头(adapters),这些接头含有特定的序列,使得片段能够在测序仪上被识别并测序。在建库过程中,可能还会进行 PCR 扩增,以增加样本中 DNA 片段的量。建库的质量对后续的测序步骤至关重要,因此这一阶段需要严格控制,确保接头连接完整且无偏倚。

测序是全基因组测序的核心步骤。现代高通量测序技术能够在短时间内生成大量的 DNA 序列数据。常用的测序平台包括 Illumina 测序、PacBio 测序和 Oxford Nanopore 测序。Illumina 测序是一种基于合成的测序技术,通过测序接头和特定的化学反应,逐步读取 DNA 片段的序列;PacBio 测序则是基于单分子实时测序技术,能够提供较长的读取长度;而 Oxford Nanopore 测序使用纳米孔技术,可以在实时过程中读取 DNA 序列。这些技术各有优缺点,技术的选择取决于研究的具体需求和预算。

数据处理和分析是全基因组测序的最后阶段。测序仪产生的数据通常为大量的短片段(reads),这些片段需要通过拼接技术(如 de novo 组装)或比对技术(如比对到参考基因组)进行处理。拼接技术将短片段拼接成更长的序列,以构建完整的基因组图谱;比对技术则将短片段与已知的参考基因组进行比对,识别出与参考基因组不同的变异。数据处理通常需要使用专门的软件和算法,如 BWA(burrows-wheeler aligner)、GATK(genome analysis toolkit)和 Samtools。这些工具帮助研究人员识别和注释基因组中的变异,包括单核苷酸多态性(single nucleotide polymorphism,SNP)、插入缺失变异(InDel)等,并对其进行功能预测和注释。

最后,基于数据分析结果的解释是全基因组测序的重要应用之一。研究人员可以根据分析结果探索基因组变异与特定性状、疾病或生物学功能的关系。例如,在临床诊断中,全基因组测序可以帮助识别与遗传病相关的突变,从而提供个体化的医疗方案。在基础科学研究中,分析结果可以揭示基因组的结构和功能特征,为理解基因组的演化和功能提供重要信息。此外,全基因组测序还可以用于群体遗传学研究,帮助研究不同人群或物种之间的遗传差异和进化关系。

总体而言,全基因组测序是一项复杂而全面的技术,其从样本准备、DNA 片段化、建库、测序到数据处理和分析的每一步都对最终结果具有重要影响。随着测序技术的不断发展和成本的降低,全基因组测序正越来越广泛地应用于各种领域,包括医学研究、农业改良和环境保护等,为我们的生命科学研究和实践提供了强有力的工具。

2.基因组关联研究

基因组关联研究是一种广泛应用于遗传学和医学研究中的研究方法,旨在揭示基因组中与特定性状或疾病相关的遗传变异。这项技术的基本原理在于,通过对大量个体的基因组进行全面扫描,识别出那些在性状表现或疾病风险中存在显著统计学关联的遗传标记。这些遗传标记通常是单核苷酸多态性,提供了对性状或疾病遗传基础的深刻见解,从而促进了对疾病机制的理解以及个体化医疗的进步。GWAS 的具体操作步骤涉及研究设计、样本采集与基因分型、数据处理与统计分析、结果解释与验证等多个环节,每一步都对研究结果的准确性和有效性至关重要。

首先,GWAS 的研究设计阶段是整个研究的基础。选择适当的研究对象是关键,这通常包括病例组和对照组,其中病例组由具有特定性状或疾病的个体组成,而对照组则由没有该性状或疾病的个体构成。样本量的大小直接影响研究的统计效能,较大的样本量能够

　　提高发现显著关联的能力,因此在设计研究时需要确保样本数量足够。此外,明确性状或疾病的定义也是研究设计的重要组成部分。这涉及对性状或疾病的临床特征、诊断标准以及分组方法进行详细规定,以确保研究对象的分类准确无误,从而保证研究结果的可靠性。

　　其次,样本采集与基因分型是 GWAS 的关键步骤。样本采集通常从研究对象的血液、唾液或其他体液中提取 DNA。这一过程必须小心进行,以确保所提取的 DNA 质量高、无污染。随后,通过基因分型技术对 DNA 进行测序,获取与性状或疾病相关的遗传变异信息。高通量基因分型芯片(如 Illumina BeadChip)是 GWAS 中常用的技术,它能够高效地检测预定义的 SNP 位点。此外,全基因组测序技术可以提供更为全面的遗传变异信息,虽然其成本较高,但能够涵盖更多的遗传标记。基因分型芯片通常适用于大规模的样本筛选,而全基因组测序则适用于深入探究复杂的遗传变异。

　　在完成基因分型后,数据处理和统计分析阶段是 GWAS 中的关键环节。数据处理首先包括对测序或分型数据进行质量控制,以去除低质量的样本和标记,处理缺失值,确保数据的准确性和可靠性。常用的软件和工具如 PLINK 和 GCTA 可以帮助完成这一任务。数据归一化是另一个重要步骤,它可以消除实验和技术误差的影响,从而提高数据的可比性。处理后的数据需要进行统计分析,以评估每个 SNP 与性状或疾病的关联程度。常用的统计方法包括线性回归分析和逻辑回归分析,这些方法可以帮助研究人员确定哪些 SNP 与性状或疾病存在显著关联。此外,由于 GWAS 通常涉及大量的 SNPs,必须进行多重检验校正,以控制假阳性率。常用的校正方法包括 Bonferroni 校正和 FDR(假发现率)校正,这些方法能够减少因多重比较而导致的假阳性结果。

　　结果解释和验证是 GWAS 的最后阶段。通过统计分析,研究人员可以识别出与性状或疾病显著相关的 SNPs。这些 SNPs 被认为是潜在的候选变异,可能在性状或疾病的发生中发挥作用。为了进一步验证这些发现,通常需要进行生物学验证,如功能实验、转录组分析等。这些验证步骤可以帮助确认这些变异在生物学上确实具有重要作用。独立样本中的重复研究也是验证结果的重要方法,它可以帮助确认发现的稳健性和可靠性,确保结果不仅在特定的样本中有效,而且在不同的样本中也能重复出现。GWAS 的结果示意如图7-2所示。[19]

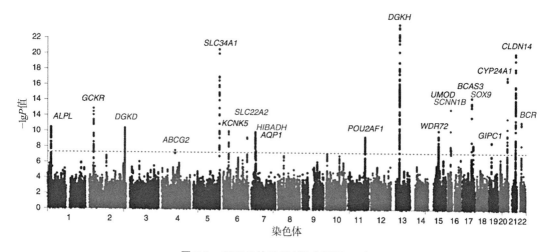

图 7-2　GWAS 的结果(曼哈顿图)示意

GWAS的发现具有广泛的应用前景。通过识别与疾病或性状相关的遗传变异,GWAS可以帮助发现新的生物标志物,这些标志物可以用于疾病的预测、早期诊断和个体化治疗。GWAS的结果还可以用于深入研究疾病的机制,揭示涉及的基因和通路,从而为药物开发和治疗策略提供新的靶点。此外,在临床实践中,GWAS的发现可以用于指导个体化医疗,制订更加精确的治疗方案,提高治疗效果。

总体而言,基因组关联研究是一项复杂但极具价值的技术,其通过全面扫描基因组,识别与特定性状或疾病相关的遗传变异,为理解遗传基础和推动个体化医疗提供强有力的工具。随着技术的不断进步和样本量的增加,GWAS将在医学研究和临床应用中发挥越来越重要的作用,为我们深入探索基因组的秘密提供了宝贵的机会。

二、转录组学平台

1. RNA 测序

转录组学中的RNA测序(RNA-seq)是一项关键技术,用于全面分析细胞内所有转录本的表达情况。RNA-seq的原理基于测定细胞内所有RNA分子的序列信息,从而揭示基因表达模式、识别新转录本、发现可变剪接事件等。这一技术不仅为转录组的功能研究提供了强有力的工具,也在疾病研究、药物开发和个体化医疗等领域展现了重要应用。RNA-seq的具体操作步骤涉及样本准备、RNA提取、建库、测序和数据分析,每一步都对最终结果的质量和准确性有着重要影响。

RNA-seq的研究始于样本准备阶段。在这一阶段,首先需要从细胞或组织中提取RNA。这通常通过使用商业化的RNA提取试剂盒来实现,这些试剂盒可以高效地去除蛋白质和其他污染物,提取纯净的RNA样本。RNA的质量和完整性对于RNA-seq的成功至关重要,因此在提取过程中需要确保RNA样本的完整性和无降解。常用的RNA质量评估工具包括Bioanalyzer和NanoDrop,这些工具可以提供RNA的浓度、纯度和完整性的信息,确保样本符合测序要求。RNA测序示意见图7-3。[20]

接下来是RNA片段化和建库阶段。在这一阶段,提取的RNA通常会被逆转录为cDNA(互补DNA),因为大多数测序技术更适合测序DNA而非RNA。逆转录过程将RNA转化为cDNA,为后续的测序提供了模板。cDNA片段化是将cDNA打断成较小的片段,这些片段的长度通常在200～600个碱基对之间。片段化的目的是提高测序的效率和数据的质量。随后,片段化的cDNA会连接上测序接头,这些接头使得cDNA能够被测序仪识别并进行测序。建库过程中,通常还会进行PCR扩增,以增加cDNA的量并确保测序深度足够。

数据处理和分析是RNA-seq研究的关键环节。原始测序数据通常包含大量的短读长,这些读长需要经过质量控制,去除低质量的数据,并对测序误差进行校正。接下来,读长需要与参考基因组或转录组进行比对,常用的比对工具包括HISAT2、STAR和TopHat等。这一步骤的目的是确定每个读长对应的基因或转录本,从而计算出每个基因的表达水平。对于没有参考基因组的物种,可以使用de novo组装的方法来拼接转录本。数据分析过程中,还需要进行差异表达分析,以识别在不同条件下表达显著变化的基因。常用的软件工

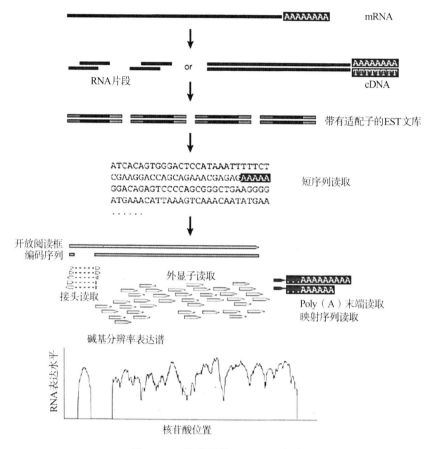

ATCACAGTGGGACTCCATAAATTTTTCT
CGAAGGACCAGCAGAAACGAGAG AAAA 短序列读取
GGACAGAGTCCCCAGCGGGCTGAAGGGG
ATGAAACATTAAAGTCAAACAATATGAA
......

图 7-3　一种典型的 RNA-seq 实验

具包括 DESeq2、edgeR 和 Cufflinks 等。

　　在结果解释和验证阶段,RNA-seq 的结果需要进行进一步的生物学解释。这包括识别和注释差异表达的基因,探索这些基因在生物学过程中可能的角色,以及验证结果的生物学意义。通过功能富集分析,研究人员可以了解差异表达基因涉及的生物学通路和功能。这些分析有助于揭示基因表达调控的机制,解释特定生物学现象的原因。此外,结果的生物学验证通常包括实验室验证,例如实时定量 PCR(qPCR)和蛋白质水平检测,以确保 RNA-seq 的结果在实际生物样本中具有一致性和可靠性。

　　总体而言,RNA-seq 是一种强大的技术,能够全面、深入地分析转录组的表达模式和变异。其从样本准备、RNA 提取、建库、测序到数据分析的每一步都对最终结果的质量和准确性起着关键作用。随着技术的不断进步,RNA-seq 在基因表达研究、疾病机制探究和个体化医疗等领域的应用前景越来越广阔。通过细致的操作和精准的数据分析,RNA-seq 为我们深入理解转录组的复杂性和动态变化提供了强有力的工具。

2.微阵列

　　在转录组学中,微阵列技术是一种广泛应用的高通量方法,主要用于全面分析基因表达。其原理和具体操作步骤涉及多个关键环节,每个环节都依赖于先进的技术和方法,以实现对大量基因表达的同时检测。

微阵列技术的核心原理基于将大量特异性寡核苷酸探针固定在固体载体(如玻璃片或硅片)上。这些探针能够特异性地结合到样本中的 mRNA 或 cDNA 上。每个探针对应一种基因,通过测量每个探针区域的荧光信号强度,可以推断出基因的表达水平。

首先,探针设计与合成是微阵列技术中的关键步骤。探针的设计需要根据目标基因的序列信息来选择合适的寡核苷酸序列,通常长度为 20～25 个碱基对,以确保其特异性和稳定性。探针可以通过化学合成或基因合成的方式制备,制备好的探针会被固定在芯片上的固体载体上。制造过程中,微加工技术如光刻或印刷技术用于精确布局探针,以确保芯片的高密度和高准确性。在 S1P 受体调节剂治疗期间,血细胞亚群转录组转移的微阵列数据见图 7-4。[21,22]

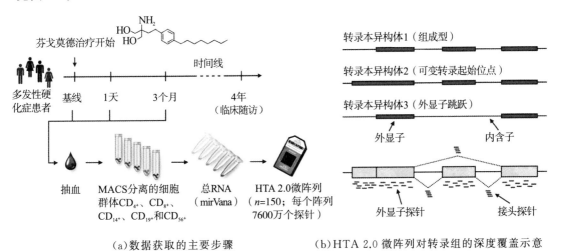

(a)数据获取的主要步骤 （b)HTA 2.0 微阵列对转录组的深度覆盖示意

图 7-4 在 S1P 受体调节剂治疗期间,血细胞亚群转录组转移的微阵列数据

样本标记是微阵列操作中的第二个重要步骤。首先从实验样本中提取总 RNA,提取的 RNA 通常需要经过反转录过程,转录为 cDNA。为了便于后续检测,cDNA 会用荧光染料(如 Cy3 或 Cy5)进行标记。这些标记后的 cDNA 将与芯片上的探针进行杂交。标记过程需要精确控制,以确保标记的效率和准确性。

杂交过程是将标记的 cDNA 与微阵列芯片上的探针结合的阶段。这一过程通常在温控的恒温箱或杂交槽中进行,以优化杂交的条件。杂交结束后,芯片需要进行洗涤,以去除未特异性结合的标记物,减少背景噪声,提高数据的准确性。

芯片扫描与信号检测是微阵列技术中不可或缺的一部分。在这一阶段,使用激光扫描仪或专用成像系统对芯片进行扫描,记录每个探针区域的荧光信号强度。扫描仪能够检测到芯片上的每一个探针区域的荧光强度,这些信号的强度直接与基因的表达水平相关。现代扫描仪具有高分辨率和高灵敏度,能够确保数据的准确性。

数据处理与分析是微阵列技术的最后步骤。扫描得到的图像数据需要通过图像分析软件转化为数字数据。图像分析软件如 GenePix、ArrayStar 等用于提取信号强度,并进行归一化处理,以消除实验技术变异。数据分析通常依赖生物信息学工具,如 R 语言的 Bioconductor 包,帮助识别显著的基因表达变化,并进行功能注释和通路分析。通过这些分析,研究人员能够揭示基因表达的变化及其生物学意义。

结果验证是确保微阵列数据可靠性的关键步骤。虽然微阵列技术可以提供大量的数据,但这些结果通常需要通过其他实验技术如实时定量 PCR(qPCR)进行验证。qPCR 具有高灵敏度和高特异性,能够确认微阵列数据的准确性和可靠性。

总之,微阵列技术通过探针设计与合成、样本标记、杂交与洗涤、信号检测和数据分析等步骤,提供了高效的大规模基因表达数据。这些技术和方法的结合,使得微阵列技术在基因功能研究、疾病机制探索以及药物开发等领域发挥了重要作用。

三、蛋白质组学平台

1.质谱平台

蛋白质组学是一项用于研究细胞内所有蛋白质的技术,而质谱平台(mass spectrometry,MS)在这一领域扮演着关键角色。质谱技术通过精确测定蛋白质及其降解产物的质量和丰度,揭示其结构和功能。其原理基于将样品中的分子离子化,测量其质荷比(m/z),从而确定分子的组成和结构。

质谱平台的工作原理首先包括样品的制备。蛋白质组学研究中,样品通常需要经过蛋白质提取、纯化和酶解等步骤。提取蛋白质的常用方法包括细胞破碎和离心。随后,通过化学或酶法(如胰蛋白酶)将大分子的蛋白质降解为较小的肽段,这些肽段更适合质谱分析。基于质谱的蛋白质组学导论见图 7-5。[23]

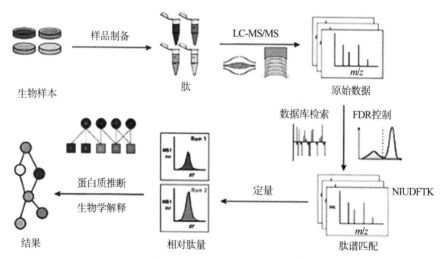

图 7-5 基于质谱的蛋白质组学导论

其次,质谱仪对样品进行离子化。常见的离子化方法有电喷雾离子化(electrospray ionization,ESI)和基质辅助激光解吸电离(matrix-assisted laser desorption ionization,MALDI)。电喷雾离子化通过在液体样品中施加高电压,形成带电的气相离子;而 MALDI 则利用激光将样品中的分子从固态转化为气相,并形成离子。离子化后的样品进入质谱仪的质量分析部分。

分离后的离子被送到检测器,检测器记录离子的数量和质荷比。质谱数据生成后,通过数据分析软件进行处理,重建蛋白质的序列和结构。常见的分析方法包括质谱数据的比对、肽段的定量和鉴定,以及蛋白质组的功能注释。

质谱平台在蛋白质组学研究中具有广泛应用,包括蛋白质鉴定、定量分析、翻译后修饰研究和蛋白质相互作用的探究。通过高分辨率的质谱数据,研究人员能够识别样品中的大量蛋白质,定量其表达水平,发现其可能的修饰和相互作用。这些信息对于理解细胞功能、疾病机制和开发新型药物具有重要意义。

尽管质谱技术在蛋白质组学研究中非常强大,但也面临一些挑战。样品的复杂性和动态范围对质谱仪的性能提出了很高的要求。此外,数据的处理和分析需要高度专业的知识,涉及大量的计算和生物信息学工具。尽管如此,随着技术的不断进步,质谱平台的灵敏度、准确性和分析能力不断提高,为蛋白质组学领域的研究提供了强有力的支持。

2.蛋白质微阵列

蛋白质组学中的蛋白质微阵列技术是一种高通量分析方法,用于同时检测大量蛋白质的表达、相互作用及功能。这一技术基于在固体载体上固定大量特异性蛋白质探针的原理,通过检测样本中蛋白质与这些探针的结合情况来获取信息。蛋白质微阵列技术的操作步骤包括探针设计与合成、芯片制造、样本准备、杂交过程、信号检测和数据处理与分析。

首先,探针设计与合成是蛋白质微阵列技术中的关键步骤。探针可以是与目标蛋白质特异性结合的抗体、抗原或其他蛋白质。设计时需要选择对目标蛋白质具有高特异性和结合能力的探针。这些探针蛋白质通常通过化学合成或生物合成方法制备,确保其在芯片上的固定和功能表现。设计好的探针会被固定在固体载体上,如玻璃片、硅片或塑料膜,这些载体需要具备良好的化学稳定性和光学特性,以适合高通量检测。

其次是芯片制造过程。在这一阶段,探针蛋白质通过微印刷、喷墨打印或其他精密技术固定在芯片的固体载体上。固定过程中,探针需要均匀分布在载体上,并按照设计布局形成高密度阵列。这一步骤要求高精度地操作,以确保每个探针的位置和浓度都符合实验要求,进而提高数据的可靠性。

样本准备是另一个重要步骤。首先,从细胞或组织样本中提取蛋白质,这些蛋白质通常需要经过纯化和浓度测定,以确保其适合进行微阵列分析(microarray)。在某些情况下,为了提高检测灵敏度,样本中的蛋白质会被标记上荧光染料或酶。这些标记物在检测过程中会发出可测量的信号,帮助识别和定量样本中的蛋白质。

杂交过程涉及将标记的样本蛋白质与微阵列芯片上的探针进行结合。该过程通常在温控的恒温箱中进行,以优化蛋白质与探针的结合条件。完成杂交后,芯片需要经过洗涤步骤,以去除未特异性结合的蛋白质,减少背景信号,提高数据的特异性。洗涤步骤的优化对确保数据的准确性至关重要。蛋白质微阵列示意见图 7-6。[24]

信号检测是微阵列技术的核心步骤之一。此阶段通过激光扫描仪或专用成像系统对芯片进行扫描,捕捉每个探针区域的荧光或酶标记信号。这些信号的强度与样本中蛋白质的量直接相关。现代扫描技术具有高分辨率和高灵敏度,确保数据的准确性和可靠性。

在数据处理与分析阶段,图像分析软件将扫描得到的图像数据转化为数字信号,并进行归一化处理以消除技术变异。随后,研究人员使用生物信息学工具(如 R 语言的 Bioconductor 包)或专业分析软件,识别显著的蛋白质表达变化,并进行功能注释和通路分析。通过这些分析,研究人员可以揭示蛋白质的相互作用、功能及在不同生物条件下的

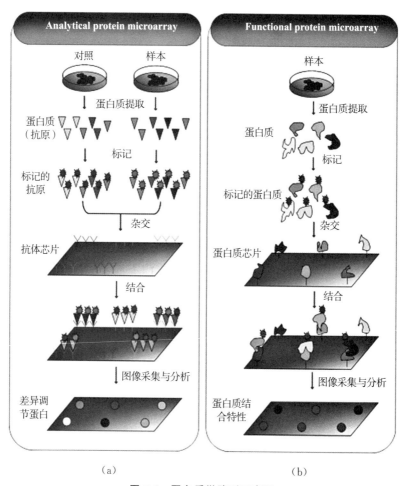

图 7-6 蛋白质微阵列示意图

注：(a)分析蛋白微阵列；(b)功能性蛋白质微阵列需要通过体外转录/翻译或其他高通量技术从 cDNA 中单独纯化或合成天然蛋白质或肽，然后将它们定位到合适的表面以形成功能性蛋白质微阵列。

变化。

最后，为了确保微阵列数据的准确性，通常需要通过结果验证步骤。这一步骤可能包括使用 Western Blot、ELISA 等其他实验技术对微阵列结果进行确认。这些验证实验能够提供额外的证据，进一步验证微阵列数据的可靠性。

综上所述，蛋白质微阵列技术通过探针设计与合成、芯片制造、样本准备、杂交与洗涤、信号检测和数据分析等多个环节，提供了高效的大规模蛋白质检测手段。这些技术的集成，使得蛋白质微阵列在研究蛋白质的表达模式、相互作用以及生物功能方面发挥了重要作用，推动了蛋白质组学领域的发展。

四、代谢组学

1.核磁共振

核磁共振(NMR)技术在代谢组学中扮演了至关重要的角色,它为我们提供了一种强大的工具来深入研究生物样本中小分子代谢物的组成和浓度。这项技术的核心原理是基于核磁共振现象,这是一种在强磁场和射频辐射作用下,原子核会发生特定共振吸收的现象。具体来说,某些原子核(如氢^{1}H、碳^{13}C)具有自旋特性,这使得它们在静态磁场中会对外部射频信号产生特定的共振频率。当施加一个与这些共振频率相匹配的射频脉冲时,核自旋会从基态跃迁到激发态,并在返回基态时释放出能量。这些释放的能量以射频信号的形式被探测器接收,从而为样本分析提供数据。这些信号经过处理后可以生成谱图,谱图中的峰值和化学位移信息帮助我们推测样本中代谢物的种类和浓度。

在代谢组学研究中,核磁共振技术的应用始于样本的准备阶段。研究人员首先需要将生物样本(如血液、尿液、细胞提取物等)溶解在适当的溶剂中,常用的溶剂包括去氘水或氘代溶剂,以减少溶剂对核磁共振信号的干扰。样本的处理过程通常包括去除杂质和不必要的成分,以确保所获得数据的准确性和可靠性。处理后的样本会被放入核磁共振管中,随后将其置于核磁共振仪器的强磁场中。这个磁场是核磁共振技术的关键部分,它确保所有样本中的核自旋在相同的磁场环境下进行共振,从而获得精确的实验数据。

在样本置入磁场后,核磁共振仪器会通过施加射频脉冲来激发样本中的原子核。射频脉冲的频率和强度经过精确控制,以便与样本中原子核的共振频率匹配。当射频脉冲停止后,处于激发态的核自旋会回到基态,并释放出能量。这些释放的能量以射频信号的形式被探测器捕捉,并记录下来。为了确保信号的稳定性和准确性,数据采集通常需要一定的时间。在信号采集之后,这些信号会被转换成频域数据,并通过傅里叶变换处理成谱图。谱图展示了样本中不同代谢物的共振峰,这些峰值的位置和强度提供了代谢物的种类和浓度信息。

数据分析是核磁共振技术在代谢组学中应用的关键步骤之一。研究人员会使用标准化的谱图数据库和专门的软件工具来分析核磁共振谱图,以识别样本中的代谢物,评估其相对浓度,并进行进一步的生物学解释。数据分析不仅涉及谱图的定性分析,还包括定量分析,以确定不同代谢物在样本中的具体含量和变化情况。通过这些分析,研究人员可以揭示代谢途径的变化、疾病状态的代谢特征,以及药物治疗对代谢的影响。这些信息对于疾病的诊断、治疗的监测以及新药的开发具有重要意义。核磁共振代谢组学研究与化学计量学和途径分析相结合的步骤示意见图7-7。[25,26]

核磁共振技术在代谢组学中的应用具有诸多优势,其中之一就是其非破坏性。这意味着研究人员可以在不破坏样本的情况下获得详细的代谢信息。此外,核磁共振技术的高分辨率使得同时检测样本中的多种代谢物成为可能,这对于研究复杂生物体系中的代谢变化至关重要。随着技术的不断进步和分析方法的优化,核磁共振在未来的代谢组学研究中将继续发挥重要作用,推动我们对生物体系复杂性的理解,并为相关领域的科学研究和应用提供更为丰富的数据支持。通过对核磁共振技术的不断探索和应用,代谢组学的研究者们

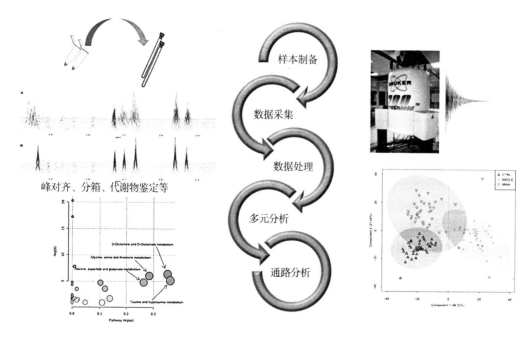

图 7-7　核磁共振代谢组学研究与化学计量学和途径分析相结合的步骤示意

注：①样品制备和核磁共振管填充（左上）；②实验参数设置及数据采集（右上）；③数据处理（中）；④执行多元统计分析（右下）；⑤代谢途径的测定（左下）。根据 CC-BY 许可条款，部分数据转载自参考文献[26,27]。

能够获得更深刻的洞见，进一步推动生物医学和药物开发领域的发展。

2.气相色谱-质谱联用和液相色谱-质谱联用

在代谢组学中，气相色谱-质谱联用（gas chromatography-mass spectrometry，GC-MS）和液相色谱-质谱联用（liquid chromatography-mass spectrometry，LC-MS）是两种重要的分析技术，各具特色，能够提供对生物样本中代谢物的详细信息。这两种技术结合了色谱分离的高效性和质谱分析的精准性，广泛应用于代谢物的定性和定量研究。

气相色谱-质谱联用是分析挥发性和热稳定性化合物的经典技术（图 7-8）。其原理首先涉及气相色谱的分离过程。气相色谱通过气相色谱柱将样本中的各个化合物分开。气相色谱柱内的固定相与化合物之间的相互作用决定了它们的迁移速度，因此样本中的各成分会按不同速率在柱中流动，从而实现分离。分离后的化合物被引入质谱仪进行进一步分析。在质谱仪中，化合物首先被离子化成带电离子，然后根据质荷比（m/z）进行分离和检测，最终生成质谱图。质谱图中显示的离子峰提供了关于化合物的质荷比和丰度的信息，有助于其识别和定量。气相色谱-质谱联用技术特别适用于分析那些挥发性强、热稳定的化合物，如脂肪酸和氨基酸。样本通常需要经过衍生化处理，以提高化合物的挥发性和热稳定性，从而优化分析效果。[28]

液相色谱-质谱联用则更适用于分析非挥发性和大分子化合物。其原理包括液相色谱的分离和质谱的检测。液相色谱通过液相色谱柱将样本中的化合物分开。与气相色谱不同，液相色谱能够处理多种复杂的生物样本，因为其分离过程通常依赖于化合物的极性、大小等特性。在液相色谱中，样本通过自动进样器注入色谱柱，化合物在色谱柱中根据其与

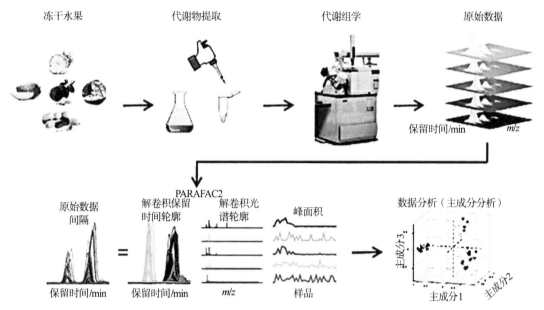

图 7-8　应用的 GC-MS 代谢组学工作流程综述

固定相的相互作用被分离。分离后的化合物被送入质谱仪。在质谱仪中,化合物首先被离子化,常用的方法包括电喷雾离子化(ESI)和化学离子化(CI)。离子化后的化合物根据质荷比(m/z)进行检测,质谱仪记录离子的相对丰度,生成质谱图。这些数据能够提供化合物的详细信息,用于识别和定量分析。液相色谱-质谱联用技术特别适合于分析非挥发性的大分子代谢物,如糖类和蛋白质。基于液相色谱-质谱联用的血清代谢组学见图 7-9。[29]

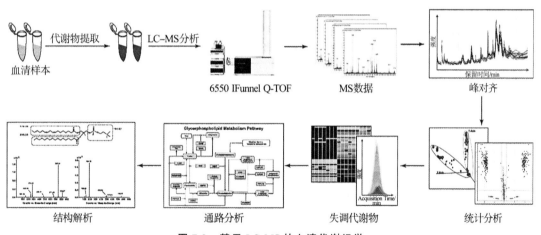

图 7-9　基于 LC-MS 的血清代谢组学

气相色谱-质谱联用和液相色谱-质谱联用有各自的应用范围和优点,使得它们在代谢组学研究中扮演了重要角色。气相色谱-质谱联用能够高效地分离和分析挥发性小分子,而液相色谱-质谱联用则可以处理更复杂的非挥发性化合物。通过将这两种技术结合使用,研究人员可以全面地分析生物样本中的代谢物,揭示代谢网络和生物学变化。这些技术不仅在代谢组学中提供了重要的数据支持,还在药物开发、疾病诊断以及生物医学研究中发挥了重要作用。气相色谱-质谱联用和液相色谱-质谱联用的不断优化和技术进步，进一步提高了代谢组学研究的深度和广度，为科学研究和应用提供了更加丰富的工具和数据支持。

五、表观基因组学

1. 甲基化测序

表观基因组学中的甲基化测序是一项关键技术，用于研究 DNA 甲基化状态，这是重要的表观遗传修饰，通常发生在 CpG 二核苷酸中。甲基化对基因表达具有调控作用，而不改变 DNA 的基本序列。甲基化测序通过识别基因组中甲基化位点和模式，为深入理解基因调控机制提供了支持。

首先，甲基化测序从样本中提取高质量的基因组 DNA，这是至关重要的一步，因为后续分析需要纯净且完整的 DNA；其次，DNA 进行亚硫酸氢盐处理，这是甲基化测序中的核心步骤。在此过程中，未甲基化的胞嘧啶（C）被转化为尿嘧啶（U），而甲基化的胞嘧啶则保持不变。这种化学转化使得在后续的测序中，可以准确地区分甲基化和未甲基化的位点。

经过亚硫酸氢盐处理的 DNA 样本需要通过 PCR 扩增。使用特异性引物，目标 DNA 区域被大量复制，以生成足够的量供后续测序使用。然后是构建测序文库，包括连接测序接头、纯化和选择合适大小的 DNA 片段。这一阶段确保了样本能够被高效且准确地测序。

接下来，高通量测序技术（如 Illumina 平台）用于对处理后的文库进行测序。这种技术能够在短时间内生成大量序列数据。获取的数据经过处理，与参考基因组比对，使用生物信息学工具识别并分析甲基化位点。通过比对，可以明确哪些位点发生了甲基化，进而分析其在基因表达调控中的潜在作用。单细胞甲基组测序工作流程见图 7-10。[30]

甲基化测序的数据分析不仅可以识别甲基化位点，还可以进行定量分析，以确定甲基化水平。这些数据对于理解基因的表达模式、细胞分化过程及疾病（如癌症）的发生发展具有重要意义。测序结果的验证也是必不可少的步骤，通常通过甲基化特异性 PCR 或质谱分析等其他技术手段来确认数据的准确性。验证实验确保了结果的可靠性，使研究结论更加可靠。

甲基化测序技术通过精确的检测和分析，为研究基因组甲基化状态提供了强有力的工具。这不仅揭示了基因调控的复杂性，也为疾病的诊断和治疗提供了新思路。在癌症研究中，甲基化测序帮助识别与肿瘤发展相关的甲基化标记，为个性化医疗提供了基础。随着技术的进步和成本的降低，甲基化测序在基础研究和临床应用中的作用将愈发重要。

此外，甲基化测序还在环境科学、发育生物学和神经科学等领域发挥重要作用。通过研究不同环境条件下的甲基化变化，科学家可以了解环境因素如何影响基因表达和生物体的适应机制。在发育生物学中，甲基化测序帮助揭示胚胎发育过程中基因调控的动态变化。在神经科学中，它为理解神经系统疾病的发病机制提供了新视角。

甲基化测序技术在多个领域中发挥着越来越重要的作用，为我们理解生命的复杂性提供了新的视野。随着技术的不断创新和应用范围的扩大，这一领域将继续为科学研究和临床实践带来深远的影响。

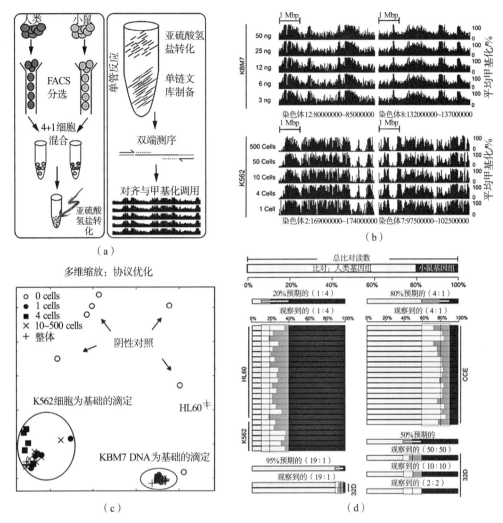

图 7-10 单细胞甲基组测序工作流程

2.染色质免疫沉淀测序

染色质免疫沉淀测序(ChIP-seq)是一种关键技术,用于研究蛋白质与 DNA 之间的相互作用,揭示基因调控的复杂机制。通过结合染色质免疫沉淀和高通量测序,ChIP-seq 能够在全基因组范围内精确定位转录因子、组蛋白修饰和其他 DNA 结合蛋白的结合位点。这项技术广泛应用于分析基因表达调控网络、表观遗传调控以及疾病机制研究。

ChIP-seq 的基本原理是利用特异性抗体识别并富集结合在 DNA 上的目标蛋白质,然后对这些富集的 DNA 片段进行高通量测序。首先,细胞通过甲醛固定以交联蛋白质与 DNA,保留体内的蛋白-DNA 相互作用。固定后的细胞被裂解以释放染色质,通过超声波或酶切的方法将染色质片段化,通常片段大小在 200~500 个碱基对之间。其次,使用针对目标蛋白的特异性抗体进行免疫沉淀,形成抗体-蛋白-DNA 复合物。这些复合物经过多次洗涤去除非特异性结合后,通过加热或化学处理逆转交联,以释放并纯化结合的 DNA 片段。

　　纯化后的 DNA 片段用于构建测序文库,步骤包括末端修复、加 A 尾、连接测序接头和
PCR 扩增。高通量测序平台,如 Illumina,被用来对这些文库进行测序,生成大量的序列数
据。测序结果与参考基因组进行比对,使用生物信息学工具识别蛋白质结合的具体位置,
并通过峰值调用算法确定蛋白质富集的区域。为了验证 ChIP-seq 的结果,通常采用 qPCR
或其他方法进行确认,确保数据的准确性。

　　ChIP-seq 在多个领域有着广泛的应用。例如,它可以帮助研究人员识别与特定基因表
达调控相关的转录因子结合位点,揭示基因表达的调控网络。此外,通过分析组蛋白的修
饰状态,ChIP-seq 为理解表观遗传调控提供了重要线索。在癌症研究中,ChIP-seq 揭示了
肿瘤细胞中异常的基因调控模式,为癌症的诊断和治疗提供了潜在靶点。在发育生物学
中,这项技术被用于研究发育过程中基因表达的变化,帮助理解复杂的发育过程和细胞分
化机制。

　　ChIP-seq 还在免疫学研究中发挥着重要作用,帮助识别免疫细胞中特定基因的调控机
制。此外,随着技术的不断发展,ChIP-seq 的分辨率和精确度持续提高,结合单细胞测序等
新兴技术,它能够在单细胞水平上提供更详细的基因调控信息。这为我们理解细胞异质性
及其在健康与疾病中的角色提供了新的视角。染色质免疫沉淀测序见图 7-11。[31]

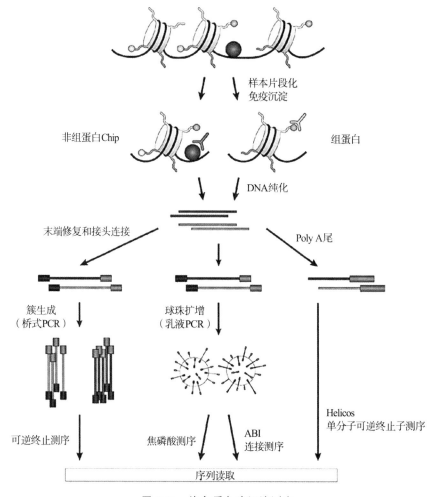

图 7-11　染色质免疫沉淀测序

ChIP-seq 通过其高通量和高精度的特性,成为表观基因组学研究中的核心工具。它不仅推动了基础生物学研究的发展,也在临床应用中展现出巨大潜力。随着技术的不断进步,ChIP-seq 在揭示基因调控网络和蛋白质-DNA 相互作用方面将继续发挥重要作用,为生命科学研究和医学进步提供更深入的理解。

第三节　现代组学的验证手段

现代组学研究(如基因组学、转录组学、蛋白质组学和代谢组学)在毒理学中的验证方法主要包括以下几种。

一、生物学验证

生物学验证在毒理学和现代组学研究中扮演着至关重要的角色。通过细胞实验、动物模型、功能验证和细胞及组织分析等方法,帮助研究人员确认组学研究发现的可靠性与生物学意义。以下详细介绍了生物学验证的主要内容及应用方法。

1.细胞实验

细胞实验是评估细胞在不同化学物质或条件下反应的关键方法。它不仅帮助研究人员了解毒物对细胞的直接影响,还提供了研究细胞内机制的重要平台。细胞实验主要包括细胞增殖实验、细胞凋亡实验、转染和报告基因实验,以及细胞迁移和侵袭实验。

细胞增殖实验主要用于评估细胞的增殖能力和细胞活性。MTT 测定是一种常用的方法,它利用 MTT 试剂在活细胞内还原形成紫色的 Formazan 晶体,晶体的量与细胞的活性和增殖程度成正比。这种方法简单且高效,是细胞增殖实验中的标准方法。此外,细胞计数技术,如使用细胞计数板或自动化细胞计数仪,也可以直接测量细胞数量,进一步验证细胞的生长情况。

细胞凋亡实验用于检测细胞的死亡状态。流式细胞术是一种广泛使用的方法,通过 Annexin V 和 PI 染色,能够识别早期凋亡、晚期凋亡和坏死细胞,从而评估细胞的凋亡率。另一种常用的方法是 TUNEL 实验,这种方法通过检测 DNA 的断裂来标记凋亡细胞,从而确定细胞的死亡情况。

转染和报告基因实验帮助研究基因的功能和表达。转染技术将外源性基因导入细胞中,以研究这些基因对细胞行为的影响。报告基因实验使用如荧光素酶(luciferase)、β-半乳糖苷酶(β-galactosidase)等报告基因,通过检测这些基因的表达水平,进一步了解目标基因的活性。

细胞迁移和侵袭实验用于评估细胞在体外环境中的行为变化。划痕实验(wound healing assay)通过在细胞单层上制造伤口,观察细胞迁移填补伤口的过程,以评估细胞的迁移能力。Transwell 实验则通过膜来评估细胞穿过膜的能力,反映细胞的侵袭性,这对研究细胞的恶性转化具有重要意义。

2.动物模型

　　动物模型是研究毒性效应的重要工具,通过在体内验证毒物的影响,为毒理学研究提供了真实的生物环境。常见的动物模型和方法包括毒性实验、基因敲除/敲入模型以及行为学实验。各种动物模型的分类见图 7-12。[32]

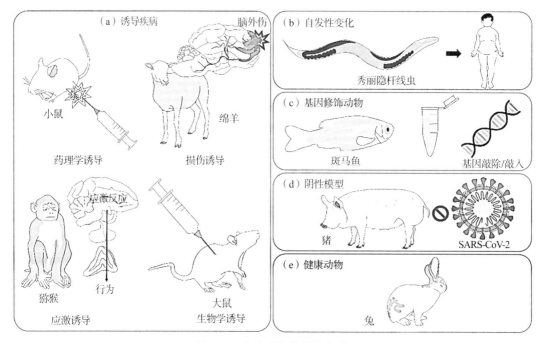

图 7-12　各种动物模型的分类

　　注:(a)通过给动物施用药物或其他生物制剂、造成伤害或使其受到压力或其他环境条件,使动物表现出与影响人类或其他动物的病理相似的病理。相比之下,基于自发变化(b)的模型包括那些在正常生活过程中容易患上某种特定疾病的动物。(c)转基因试验对象是带有敲入或敲除基因或蛋白质的动物,并且使用健康动物。(d)阴性模型。(e)使用不容易感染某些疾病的个体,但用于评估对特定病理的易感性。

　　毒性实验用于评估毒物的长期和短期影响。急性毒性实验通常涉及单次暴露后立即观察动物的健康状况,以确定毒物的急性毒性。亚急性和慢性毒性实验则通过长期暴露观察动物的健康变化,包括体重变化、器官损害等。这些实验帮助评估毒物在不同暴露条件下对生物体的影响。

　　基因敲除/敲入模型通过基因编辑技术创建特定的基因敲除或敲入动物模型,旨在研究特定基因在毒性反应中的作用。CRISPR/Cas9 技术是当前常用的基因编辑工具,它能够高效地创建基因突变,帮助研究基因在毒物响应中的功能。此外,转基因小鼠模型则用于过表达特定基因,以研究这些基因在毒性反应中的角色。

　　行为学实验通过测试动物的行为变化来评估毒物对其行为的影响。常见的行为测试包括迷宫测试、悬尾测试等,这些测试能够评估动物的学习记忆、运动协调性和焦虑水平,从而了解毒物对动物行为的潜在影响。

3.功能验证

功能验证通过研究基因、蛋白质或代谢物的具体功能来确认组学研究中的发现。功能验证主要包括基因功能研究和蛋白质功能研究。

基因功能研究包括基因敲除/敲入实验和基因过表达实验。而基因过表达实验则通过在细胞或动物中增加特定基因的表达,研究其对毒性反应的影响。

蛋白质功能研究通过研究蛋白质之间的相互作用和修饰来了解其功能。免疫共沉淀(Co-IP)和酵母双杂交(Y2H)技术用于研究蛋白质的相互作用,揭示蛋白质网络和信号传导通路。蛋白质修饰分析则关注蛋白质的磷酸化、乙酰化等修饰对其功能的影响,这些修饰通常会影响蛋白质的活性、稳定性和相互作用。

4.细胞及组织分析

细胞和组织分析用于深入研究毒物对细胞和组织的具体影响。常用的细胞和组织分析方法包括组织切片分析和细胞形态学分析。

组织切片分析通过组织学染色和免疫组化(immunohistochemistry,IHC)来评估毒物对组织结构的影响。H&E染色是一种基本的组织学染色方法,用于观察组织的结构变化。免疫组化则通过特异性抗体标记组织切片中的特定蛋白质,帮助研究特定蛋白质的定位和表达。毒性测试的细胞和组织模型见图7-13。[33]

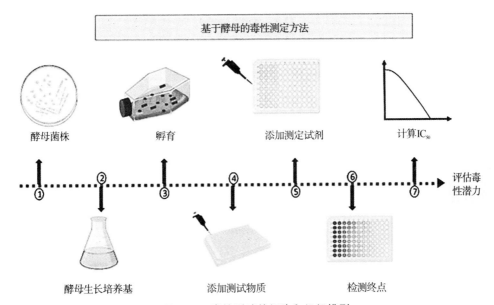

图 7-13　毒性测试的细胞和组织模型

细胞形态学分析通过显微镜观察细胞的形态和结构变化。光学显微镜和扫描电镜(scanning electron microscope,SEM)是常用的显微镜技术,光学显微镜用于观察细胞的基本形态,而扫描电镜提供了细胞表面的详细图像,帮助研究细胞的微观结构变化。

生物学验证通过细胞实验、动物模型、功能验证和细胞及组织分析等多种方法,为毒理学研究提供了强有力的支持。这些验证手段不仅帮助确认组学研究中的发现,还确保了研究结果的有效性和可靠性。通过这些实验方法,研究人员能够深入了解毒物对生物体的具体影响,为药物开发和环境安全提供科学依据。

二、化学和生物化学验证

1.蛋白质分析

Western Blot(WB)是一种经典的蛋白质分析技术,用于检测特定蛋白质的表达水平及其修饰状态。其基本过程包括:首先,通过聚丙烯酰胺凝胶电泳(polyacrylamide gel electrophoresis,PAGE)将样品中的蛋白质按分子量分离,将分离的蛋白质转移到膜上[通常是聚偏二氟乙烯(polyvinylidene fluoride,PVDF)膜或硝酸纤维素膜];其次,使用特异性抗体进行免疫检测。Western Blot 能够提供定量和定性的数据,帮助研究人员分析特定蛋白质的表达量、蛋白质的相对丰度以及翻译后修饰(如磷酸化、乙酰化等)。这对于理解化学物质对信号通路、细胞功能及疾病状态的影响至关重要。酶联免疫吸附试验(enzyme linked immunosorbent assay,ELISA)的类型及原理见图 7-14。[34]

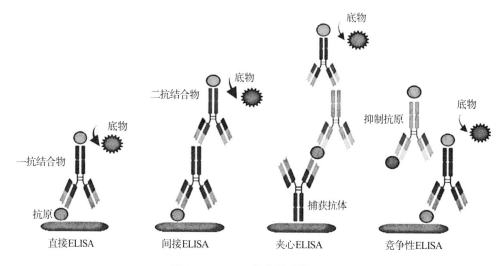

图 7-14 ELISA 的类型及原理

ELISA 是一种广泛用于定量分析特定蛋白质或生物标志物浓度的技术。ELISA 利用特异性抗体和酶标记物,通过酶催化反应生成可测量的信号(如颜色变化),以确定目标蛋白质的浓度。该方法具有高度的特异性和灵敏度,适用于大规模筛选和定量分析。ELISA 广泛用于检测体液中的蛋白质和生物标志物,如细胞因子、激素等,从而评估化学物质对生物体内各种生物过程的影响。

质谱技术在蛋白质分析中具有重要地位,它提供了高通量的蛋白质鉴定和定量能力。质谱通过测量蛋白质离子的质荷比(m/z),能够准确地识别蛋白质的分子量和结构信息。现代质谱技术,如串联质谱(MS/MS),不仅可以进行蛋白质的高通量鉴定,还能分析蛋白质的序列和翻译后修饰。质谱技术的高灵敏度和高分辨率使其成为蛋白质组学研究的核心工具,可以帮助研究人员全面了解化学物质对蛋白质组的影响,识别差异表达的蛋白质,并探讨其生物学功能和相互作用。

2.代谢物分析

质谱技术是代谢物分析中的关键工具,能够对代谢物的种类和浓度进行详细分析。通过测量代谢物的质荷比,质谱可以提供关于代谢物的定性和定量信息。这项技术在代谢组学研究中尤为重要,可以帮助研究人员揭示化学物质对代谢途径的影响。例如,通过对尿液、血液或组织样品中的代谢物进行质谱分析,可以识别和定量化学物质暴露后产生的代谢产物,从而评估其毒性效应和生物学影响。

核磁共振是一种用于代谢物分析的技术,能够提供代谢物的结构和浓度信息。核磁共振技术的主要优势在于其非破坏性和无须复杂的样品前处理。核磁共振可以用于检测代谢物的分子结构,提供关于其化学环境的信息,并进行浓度定量。通过核磁共振分析,研究人员可以获得代谢物的详细结构信息,揭示化学物质对代谢网络的干扰,识别与毒物暴露相关的特征代谢物,并研究代谢物的变化模式。

3.基因表达分析

实时定量 PCR(qPCR)是一种用于验证基因表达变化的技术。qPCR 利用荧光染料或探针实时监测 PCR 扩增过程中的荧光信号,能够精确测定特定基因的表达水平。该技术具有高灵敏度和高特异性,广泛应用于基因表达的定量分析研究。在毒理学研究中,qPCR 常用于检测化学物质对特定基因表达的影响,从而评估其对基因转录的调控作用,并揭示其潜在的毒理机制。

北方印迹(Northern Blot)是一种用于检测 RNA 表达的技术。该方法通过电泳分离 RNA 样品,转移到膜上,并使用标记的探针进行检测。尽管相对于 qPCR,Northern Blot 在灵敏度和分辨率上较低,但它能够提供 RNA 分子大小和表达量的详细信息。这项技术对于研究 RNA 的表达模式及其变化具有重要价值,尤其是在评估化学物质对基因表达影响的早期阶段,帮助研究人员了解其对 RNA 转录的影响。RNA Northern Blot 概述见图 7-15。[35]

化学和生物化学验证是确保毒理学研究中数据准确性和可靠性的核心方法。蛋白质分析技术,如 Western Blot、ELISA 和质谱技术,通过检测蛋白质的表达水平、修饰状态和高通量鉴定,帮助揭示化学物质对蛋白质组的影响。代谢物分析技术包括质谱和核磁共振,提供了关于代谢物种类、浓度和结构的信息,有助于评估化学物质对代谢路径的干扰。基因表达分析技术,如实时定量 PCR 和北方印迹,则用于验证基因表达的变化,揭示化学物质对基因转录的影响。这些技术手段的综合应用,为深入了解化学物质的毒理效应及作用机制提供了坚实的基础。

三、高通量验证

高通量验证技术在现代毒理学研究中日益重要,特别是在化学物质的毒性评估和机制研究方面。这些技术通过高效、广泛的数据采集,极大地提高了研究的速度和准确性。主要的高通量验证方法包括高通量筛选和高通量基因表达分析技术,这些技术分别通过不同的方式帮助研究人员揭示化学物质的毒性靶点和生物学效应。这些内容在第一章第五节

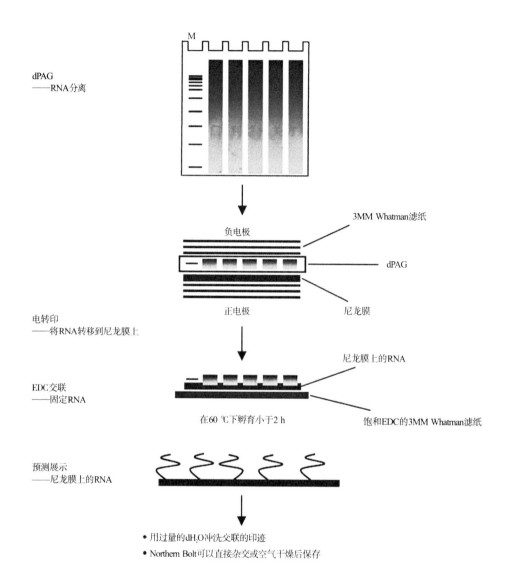

dPAG
——RNA分离

负电极

3MM Whatman滤纸

dPAG

正电极

尼龙膜

电转印
——将RNA转移到尼龙膜上

EDC交联
——固定RNA

尼龙膜上的RNA

在60 ℃下孵育小于2 h

饱和EDC的3MM Whatman滤纸

预测展示
——尼龙膜上的RNA

• 用过量的dH₂O冲洗交联的印迹
• Northern Bolt可以直接杂交或空气干燥后保存

图 7-15　RNA Northern Blot 概述

"环境毒理学研究进展和展望"部分已做简要介绍，本节将对此进行详细补充。

1.高通量筛选

高通量筛选(HTS)是毒理学研究中应用最广泛的技术之一。高通量筛选技术利用自动化设备和高效的检测方法，能够在短时间内对大量化学物质进行筛选。其基本流程包括建立一个合适的生物学模型或靶点，如细胞系、酶或其他生物分子，然后将化学物质以高通量的方式加入这些模型中。接着，利用预设的生物学测定(如细胞毒性测试、酶活性测试等)来评估化学物质的生物效应。高通量筛选技术的核心优势在于其能够处理大量样品，显著提高了筛选的速度和数据的全面性。这不仅加快了药物发现的进程，还广泛应用于毒理学研究中，如检测化学物质对细胞生长、基因表达或特定生物靶点的影响。通过高通量筛选，研究人员可以快速识别出那些表现出显著生物活性或毒性特征的化学物质，为进一步的机制研究提供基础数据。

然而，高通量筛选技术也面临一些挑战。首先，大规模的数据生成和处理需要强大的计算资源和数据分析能力，如何从海量数据中提取有价值的信息是一个重要的挑战。其次，高通量筛选的实验设计和数据解释也需要考虑到实验的重复性和标准化，以确保结果的准确性和可靠性。尽管如此，随着技术的不断进步和数据分析方法的改进，高通量筛选在毒理学研究中的应用前景仍然非常广阔。

2.高通量基因表达分析技术

高通量基因表达分析技术为毒理学研究提供了另一种重要的验证手段。该技术主要包括微阵列分析和 RNA 测序（RNA-seq），它们能够同时监测数千到数万个基因的表达情况，从而揭示化学物质对基因表达的整体影响。

微阵列分析是一种经典的高通量基因表达分析技术。通过将样品中的 cDNA 或 RNA 与芯片上的预制基因探针杂交，微阵列分析可以同时检测数千个基因的表达水平。利用荧光或其他标记检测杂交信号，研究人员能够获得关于基因表达的广泛信息。这项技术的优点在于其高通量、相对成熟且成本较低，非常适合用于大规模的基因表达检测。微阵列分析在毒理学研究中的应用主要包括识别化学物质对细胞或组织的影响、揭示其潜在的毒性机制，并为进一步的功能研究提供线索。然而，微阵列分析也存在一些局限性，如探针的预先选择可能影响对未知基因或新基因的检测能力，这使得其在发现新基因或转录变体方面的能力受到限制。

与微阵列分析相比，RNA-seq 技术具有更高的分辨率和全面性。RNA-seq 通过高通量测序技术对样品中的所有转录本进行测序，能够提供关于基因表达的全面信息，包括基因的表达量、剪接变体、突变及其他转录组特征。RNA-seq 的主要优势在于其能够检测到微小的表达变化，并且不依赖于预先设计的探针，从而能够识别出传统微阵列分析无法探测到的基因和转录变体。这使得 RNA-seq 在毒理学研究中，尤其是在评估化学物质对基因转录影响方面，具有独特的优势。通过 RNA-seq，研究人员可以全面了解化学物质对转录组的影响，揭示潜在的生物学机制，并识别与毒物暴露相关的特征基因。

尽管高通量基因表达分析技术提供了丰富的数据，但它们也面临一些挑战。例如，RNA-seq 产生的海量数据需要强大的计算资源和先进的数据分析方法来处理。如何准确解读这些数据，并将其与实验结果结合起来，是一个重要的研究方向。此外，高通量基因表达分析的标准化和结果的可重复性也是需要关注的问题，以确保实验数据的可靠性和可比较性。

综上所述，高通量验证技术在毒理学研究中发挥了关键作用。高通量筛选通过高效的大规模化学物质筛选，帮助研究人员快速识别潜在的毒性靶点和机制；高通量基因表达分析（包括微阵列分析和 RNA-seq）则提供了关于基因表达的全面信息，揭示化学物质对基因转录的影响。这些技术的应用不仅加速了毒理学研究的进展，也为药物开发、环境保护和公共健康提供了宝贵的数据支持。虽然面临一些挑战，但随着技术的不断进步和数据分析方法的改进，高通量验证技术将在毒理学研究中发挥越来越重要的作用。

四、临床验证

在现代毒理学中,临床验证是将组学研究成果应用于实际医疗和健康领域的关键步骤。其核心目标是验证实验室中发现的生物标志物和毒性机制在临床样本中的相关性和有效性。这不仅有助于理解化学物质对人体的影响,还为药物开发和安全评估提供了科学依据。临床验证的过程包括多个步骤,每个步骤都至关重要,以确保结果的可靠性和临床适用性。

首先是临床样本的收集和处理。样本的类型多样,包括血液、尿液、组织切片等。这些样本的采集和保存需要遵循严格的标准,以确保数据的准确性和可重复性。例如,血液样本的收集可能需要使用特定的抗凝剂,并在采集后立即冷藏保存,以防止成分降解;而组织样本则可能需要快速固定或冷冻,以保留其生物学特性。样本的异质性是验证过程中面临的一个主要挑战,因为不同患者的背景和生理特征可能导致数据的多样性和复杂性。研究人员通常需要在大规模、多中心研究中收集样本,以降低个体差异带来的影响。

其次是生物标志物的验证。生物标志物是指示疾病状态、药物反应或毒性效应的关键分子。在临床验证中,需要使用灵敏且特异的检测技术来确认这些标志物在真实患者中的存在及浓度。例如,酶联免疫吸附试验(ELISA)是一种常用的方法,可以通过抗体与标志物的特异性结合来测定其水平。质谱技术则提供了蛋白质和代谢物的高通量鉴定和定量能力,能够帮助识别和确认潜在的生物标志物。实时定量 PCR(qPCR)则用于分析基因表达水平的变化,是验证 RNA 标志物的有效手段。

毒性机制的验证是临床验证中的另一个重要环节。实验室研究通常通过多种组学技术识别出可能的毒性机制,如信号通路的激活或基因表达的变化。临床验证需要确认这些机制在患者样本中的实际表现,以揭示化学物质或药物的生物学效应。这通常涉及分析相关细胞因子、信号分子或特定基因的表达变化,以理解化学物质如何影响细胞功能并导致毒性效应。

临床相关性的评估是验证过程中不可或缺的一部分。这一步旨在通过将组学研究发现的生物标志物和毒性机制与临床结果进行关联分析,来评估其在疾病诊断、预后预测或药物反应监测中的应用潜力。通过对大规模临床样本进行分析,研究人员能够评估标志物的敏感性、特异性及与临床结果的相关性。这一过程不仅可以揭示标志物的实际临床价值,还能指导个体化治疗方案的制定。

在临床验证中,数据整合和分析是一个复杂的挑战。由于涉及多种数据类型,如基因组数据、蛋白质组数据和临床数据,如何有效地整合和分析这些数据是验证过程中的难点。现代数据分析工具和计算方法,如机器学习和大数据分析技术,为解决这一问题提供了强有力的支持。这些工具可以处理大量的数据并从中提取有用的信息,帮助研究人员识别与临床结果相关的关键标志物和机制。

伦理和法规问题在临床验证中同样至关重要。所有涉及人类样本的研究都需要经过伦理委员会的审批,以确保参与者的知情同意和隐私保护。此外,研究还需遵循相关法律法规,确保其合法性和科学性。对于标志物的临床应用,监管机构如 FDA(美国食品药品监督管理局)和 EMA(欧洲药品管理局)也提供了相应的指导和标准,以规范生物标志物的开发和验证过程。

临床验证在推动毒理学研究成果的实际应用方面发挥着关键作用。通过确认组学研究的发现，临床验证帮助将实验室研究转化为实用的临床工具。这不仅提高了疾病诊断和治疗的精准性，还为个体化医疗提供了可能。例如，通过早期识别特定的生物标志物，医生可以更快地诊断疾病并制定针对性的治疗方案，从而提高治疗效果并降低不良反应的风险。

临床验证在毒理学和医学研究中具有重要的战略意义。通过结合组学技术与临床样本，研究人员能够更好地理解化学物质的潜在毒性和生物学效应，为公共健康和药物安全提供科学支持。尽管面临样本异质性、数据整合以及伦理和法规方面的挑战，随着技术和分析方法的不断进步，临床验证在推动医学研究进步和提高患者健康水平方面的作用将不断增强。未来，随着精准医学的发展，临床验证将成为个体化治疗和个性化健康管理的重要工具，进一步推动医学和毒理学领域的创新和进步。

五、综合验证

在现代毒理学中，综合验证是确保组学研究结果的可靠性和实际应用性的重要步骤。这一过程主要包括代谢通路分析和数据复现两个关键方面，每个方面都在揭示化学物质对生物体的潜在影响和机制中发挥着重要作用。

1.代谢通路分析

代谢通路分析的核心目的是验证代谢组学数据中发现的代谢异常是否会对关键的代谢通路产生影响。代谢组学技术能够提供关于生物体内代谢物浓度和变化的信息，通过分析这些数据，研究人员可以识别出可能受到化学物质影响的代谢路径。

首先，代谢通路分析开始于数据收集与处理。在这一阶段，研究者从实验中获取代谢组学数据，包括血液、尿液或组织样本中的代谢物浓度。这些数据经过标准化处理，以消除技术和样本间的变异性，确保数据的准确性和一致性。数据处理之后，使用数据库如KEGG(Kyoto Encyclopedia of Genes and Genomes)或Reactome，将代谢物与已知的生物化学通路进行映射。这些数据库提供了丰富的代谢通路信息，有助于识别哪些代谢通路可能受到化学物质的干扰。

其次，研究人员评估发现代谢异常如何影响特定的代谢通路。例如，某些关键酶的抑制或激活可能导致代谢通路的中断或增强，从而影响细胞功能和健康。这种分析可以揭示化学物质可能引发的系统性生理变化，如能量代谢受阻或抗氧化防御能力降低。为了进一步验证这些通路变化的实际生物学效应，研究人员通常会进行细胞实验或动物模型实验。这些实验可以帮助确认代谢通路的变化是否导致了预期的毒性效应，并提供有关化学物质如何影响生物体的深入理解。

代谢通路分析不仅有助于揭示化学物质的毒性机制，还可以为制定干预措施提供科学依据。例如，如果某一代谢通路的功能受到显著影响，可能导致一系列的生理异常，研究人员可以基于这些发现开发相应的药物或治疗方法，以缓解化学物质的有害影响。整体而言，代谢通路分析是综合验证中的关键环节，它帮助研究人员了解化学物质对代谢网络的影响,并指导未来的研究方向。

2.数据复现

数据复现是验证组学研究结果的重要手段,旨在通过独立的数据集或样本验证研究中的关键发现,确保结果的稳定性和普适性。数据复现的步骤包括独立数据集验证、交叉验证、多中心研究和数据共享等。

独立数据集验证涉及使用与原始研究不同的样本或实验条件,重复进行数据采集和分析。这一过程帮助识别原始研究中的偶然性结果或样本偏差。通过在不同的实验条件下重复实验,研究人员可以确认发现是否具有一致性和可靠性。交叉验证是另一种常用的方法,它将原始数据划分为多个子集,在每个子集上独立验证研究发现。这种方法能够评估模型的泛化能力,并检查结果在不同数据集上的稳定性。

多中心研究则通过在不同的实验室或研究中心进行验证,确保结果不受特定实验条件或操作人员的影响。这种方法能够提高结果的普遍适用性,并增强研究的可靠性。此外,数据共享与公开是鼓励其他研究人员进行独立验证的重要手段。公开的数据允许研究人员利用已有数据进行再分析,以验证原始研究结果的普遍性和适用性。通过数据共享,研究人员可以从不同角度审视研究结果,进一步提升其科学价值。

数据复现不仅提升了科学研究的可信度,还推动了领域内的协作与创新。通过反复验证,研究人员能够更好地理解化学物质的作用机制,并确保所提出的理论和模型在不同环境下均具备稳定性。在毒理学研究中,数据复现尤为重要,因为许多发现直接关系到人类健康和安全。通过严格的数据复现,研究人员可以更准确地评估化学物质的毒性效应,并为公共健康提供更可靠的科学依据。

综合验证在毒理学研究中具有重要的战略意义。通过代谢通路分析和数据复现,研究者能够从多个角度确认研究结果的可靠性和实际应用价值。这不仅有助于揭示化学物质的潜在毒性机制,还为科学界提供了一套标准化的验证流程。综合验证提升了科学研究的透明度和可信度,推动了领域内的协作和创新。

随着现代组学技术的发展和大数据分析能力的提升,综合验证将进一步拓展毒理学研究的深度和广度,为公共健康和药物安全提供更加坚实的科学基础。未来,随着精准医学和个体化治疗的发展,综合验证将成为研究成果转化为实际应用的关键环节,为实现科学进步和改善人类健康做出重要贡献。

第四节　现代组学的常用数据库

毒理学的现代组学研究涉及多个重要的数据库,这些数据库为研究人员提供了丰富的信息资源,支持毒性机制的探索、化学物质的安全性评估,以及新药的开发等工作。下面是对一些常用数据库的详细介绍。

一、PubChem

PubChem 是由美国国家生物技术信息中心（National Center for Biotechnology Information，NCBI）提供的开放访问数据库，涵盖了化学物质的生物活性信息。它包含 3 个子数据库：Compound、Substance 和 BioAssay。Compound 数据库包含详细的化学结构和性质信息；Substance 数据库提供化学物质的不同来源和描述；BioAssay 数据库则包括化合物的生物活性测试数据。通过 PubChem，研究人员可以获取化学物质的结构、化学性质、毒性信息及其在不同生物体系中的作用机制。这对识别潜在有害化合物和进行毒性预测非常有用。

二、Tox21

Tox21 计划由美国国家环境保护局、国家毒理学计划（National Toxicology Program，NTP）、美国食品药品监督管理局（FDA）等机构联合发起，旨在通过高通量筛选技术评估化学物质的毒性。Tox21 数据库提供大量化合物在细胞和模式生物中的毒性数据。该数据库可以通过生物标志物预测化合物的毒性效应，并加速毒理学评估过程。这些数据广泛应用于化合物筛选和毒性机制研究。

三、CTD

CTD（Comparative Toxicogenomics Database）是一个综合数据库，旨在揭示化学物质、基因和疾病之间的相互作用。它提供化学物质与基因表达变化的关联数据，以及这些变化与疾病的关系。研究化学物质如何影响基因表达，并揭示潜在的化学致病因素是其核心。CTD 帮助科学家识别环境暴露的潜在健康影响，并理解复杂的生物响应网络。

四、ToxCast

ToxCast 是美国国家环境保护局开发的项目，旨在通过高通量筛选技术预测化合物的毒性。ToxCast 数据库包含上千种化学物质的生物活性数据，这些数据来自多种体外生物学实验。它通过机器学习和建模技术预测化合物对不同生物系统的潜在毒性，并帮助快速确定化学物质的研究优先级。ToxCast 的数据对药物开发和环境化学品的安全性评估具有重要意义，显著提高了毒性评估的效率。

五、DrugBank

DrugBank 是一个综合型数据库，提供详细的药物和化合物信息。该数据库整合了化学、制药和临床信息，包括药物的化学结构、作用机制、代谢途径、相互作用等。它提供药物化学信息、药理学信息及临床数据，是药物开发和毒性研究的重要支持工具，尤其在个性化医学和药物重定位方面发挥了关键作用。

六、ChEMBL

ChEMBL 是一个生物活性化合物数据库,涵盖药物发现过程中产生的实验数据。数据来源于科学文献和专利,提供化合物的生物活性、选择性和药理学信息。ChEMBL 的数据有助于理解药物与靶点的相互作用机制,并为新药开发提供重要的参考信息。

七、TOXNET

TOXNET 是一个包含多个毒性数据库的集合,已整合到 PubChem 中。它提供化学品的毒性、环境和健康影响的信息。TOXNET 中的关键数据库包括 Hazardous Substances Data Bank(HSDB)、Integrated Risk Information System(IRIS)和 Chemical Carcinogenesis Research Information System(CCRIS),分别提供化学物质的毒性和安全信息、健康风险评估和致癌性研究数据。TOXNET 是环境健康科学研究的重要资源,支持化学物质的风险评估和管理。

这些数据库在现代毒理学研究中扮演着不可或缺的角色。通过整合多维度的数据,研究人员可以更全面地了解化学物质的毒性和安全性,促进毒性机制的探索和新药的开发。同时,数据库的使用推动毒理学研究向大数据和人工智能方向发展,提高了毒性预测和风险评估的准确性。这些数据库不仅为科学研究提供了基础,还为政策制定和公共健康保护提供了重要支持。在未来,随着数据量的增长和分析技术的进步,毒理学数据库将继续为科学界提供重要的洞见。

第五节　现代组学的发展趋势与展望

在过去的几十年中,毒理学研究经历了从传统实验方法到现代科技驱动的深刻变革。随着基因组学、转录组学、蛋白质组学和代谢组学等现代组学技术的发展,毒理学家能够从更为系统和综合的角度研究化学物质对生物体的影响。组学技术的兴起不仅推动了对毒性机制的深入理解,还为个性化毒理学、替代实验方法以及环境毒理学的研究开辟了新的路径。这些技术的进步为毒理学研究提供了更为全面和深入的视角,推动了多个关键趋势的发展。

一、综合数据分析

随着组学技术的发展,整合多种组学数据成为可能。这种综合分析方法可以揭示毒性机制的复杂性,通过交叉验证不同数据类型之间的联系,提供对毒性作用的全面理解。例如,基因组学和转录组学的结合可以揭示基因表达的变化如何影响蛋白质功能,进而影响代谢途径。这种整合方法有助于识别潜在的毒性途径和作用模式,为新药开发和化学品安全性评估提供重要参考。

二、个性化毒理学

个性化毒理学利用个体的遗传信息预测药物和化学品的反应。这一领域的发展使得科学家可以考虑个体间的遗传差异,从而实现更为精准的毒性预测。例如,通过分析个体的基因变异,可以预测其对特定化学物质的敏感性和耐受性。这种个性化方法不仅能提高药物的安全性,还能减少不良反应的发生。

三、新型生物标志物的发现

组学技术为生物标志物的发现和验证提供了强有力的工具。生物标志物是指可用于检测和预测生物系统中毒性或疾病状态的分子标记。通过高通量组学技术,可以快速筛选出与毒性反应相关的分子。这些标志物不仅可以用于早期毒性检测,还可以作为评估化学品风险的重要指标,帮助制定更为科学的风险管理策略。

四、替代实验方法

现代组学技术的进步为发展替代实验方法提供了可能。这些方法包括体外试验和计算机建模,能够减少对动物试验的依赖。利用组学技术进行的体外试验可以模拟体内环境,预测化学物质对生物体的影响。与此同时,计算机建模和模拟技术的发展,使得研究人员可以在虚拟环境中评估化学物质的毒性,从而大幅降低实验成本,缩短实验时间。

五、大数据和人工智能的应用

大数据和人工智能(AI)的结合为毒理学研究提供了强大的分析能力。海量组学数据的产生需要有效的处理和分析方法,AI 和机器学习算法可以快速从中提取有价值的信息。这些技术能够识别出潜在的毒性模式,提高毒性预测的准确性和效率。在药物开发过程中,AI 可以帮助筛选出安全性更高的候选化合物,缩短研发周期。

六、环境毒理学的进步

组学技术在环境毒理学中也有着广泛的应用。研究人员可以利用这些技术评估环境中化学物质对生物体和生态系统的长期影响。例如,通过分析水体和土壤中的代谢物,可以追踪污染物的来源和扩散路径。同时,组学技术还可以揭示环境毒素对生物群落和生态平衡的潜在威胁,为环境保护和可持续发展提供科学依据。

现代组学技术的发展为毒理学研究带来了革命性的变化。这些技术不仅提升了毒性检测和风险评估的精准度,还推动了毒理学研究从传统的实验方法向现代科技驱动的方向转变。未来，随着技术的进一步发展，毒理学将朝着更为精准、个性化和高效的方向迈进。这将有助于人类更好地理解和管理化学品的安全性，为公共健康和环境保护提供重要支持。

总之，现代组学技术在毒理学中的应用正逐渐改变研究和实践的方式，为新药开发、环境保护和公共健康领域带来新的机遇和挑战。这些技术的发展将继续推动毒理学的进步，使其在科学研究和应用中发挥更大的作用。

参考文献

[1]Watson J D，Crick F H C. Molecular structure of nucleic acids：a structure for deoxyribose nucleic acid [J]. Nature，1953，171(4356)：737-738.

[2]Nirenberg M W，Matthaei J H. The dependence of cell-free protein synthesis in *E. coli* upon naturally occurring or synthetic polyribonucleotides [J]. PNAS，1961，47(10)：1588-1602.

[3]Sanger F，Nicklen S，Coulson A R. DNA sequencing with chain-terminating inhibitors [J].PNAS，1977，74(12)：5463-5467.

[4]Maxam A M，Gilbert W. A new method for sequencing DNA [J].PNAS，1977，74(2)：560-564.

[5]Mullis K B，Faloona F A. Specific synthesis of DNA in vitro via a polymerase-catalyzed chain reaction[J]. Methods Enzymo,1987,155：335-350.

[6]Crick F，Barnett L，Brenner S，et al. General nature of the genetic code for proteins [J]. Nature，1961，92：1227-1232.

[7]Schena M，Shalon D，Davis R W，et al. Quantitative monitoring of gene expression patterns with a complementary DNA microarray [J]. Science，1995，270(5235)：467-470.

[8]Sanger F，Thompson E O P. The amino-acid sequence in the glycyl chain of insulin. 1. The identification of lower peptides from partial hydrolysates [J]. Biochem J，1953，53(3)：353-366.

[9]O'Farrell P H. High resolution two-dimensional electrophoresis of proteins [J]. J Biol Chem，1975，250(10)：4007-4021.

[10]Klose J. Protein mapping by combined isoelectric focusing and electrophoresis of mouse tissues [J]. Humangenetik，1975，26(3)：231-243.

[11]Scheele G A. Two-dimensional gel analysis of soluble proteins. charaterization of guinea pig exocrine pancreatic proteins [J]. J Biol Chem，1975，250(14)：5375-5385.

[12]丁士健,夏其昌.蛋白质组学的发展与科学仪器现代化[J].现代科学仪器,2001,3:12-17.

[13]Krebs H A，Eggleston L V. The oxidation of pyruvate in pigeon breast muscle [J]. Biochem J,1940，34(3)：442-459.

[14]Krebs H A，Kornberg H L，Krebs H A，et al. Energy transformations in living matter [M]. Berlin：Springer，1957:212-298.

[15]Krebs H A. The citric acid cycle：a reply to the criticisms of F. L. Breusch and of J. Thomas [J]. Biochem J，1940，34(3)：460-463.

[16]Riggs A D，Jones P A. 5-methylcytosine，gene regulation，and cancer [J]. Adv Canser Res，1983，40：1-30.

[17]Peters B A，Kermani B G，Sparks A B，et al. Accurate whole-genome sequencing and haplotyping from 10 to 20 human cells [J]. Nature，2012，487(7406)：190-195.

[18]Drmanac R，Sparks A B，Callow M J，et al. Human genome sequencing using unchained base reads on

self-assembling DNA nanoarrays [J]. Science, 2010, 327(5961): 78-81.

[19] Howles S A, Wiberg A, Goldsworthy M, et al. Genetic variants of calcium and vitamin D metabolism in kidney stone disease [J]. Nat Commun, 2019, 10(1): 5175.

[20] Wang Z, Gerstein M, Snyder M. RNA-seq: a revolutionary tool for transcriptomics [J]. Nat Rev Genet, 2009, 10(1): 57-63.

[21] Koczan D, Fitzner B, Zettl U K, et al. Microarray data of transcriptome shifts in blood cell subsets during S1P receptor modulator therapy [J]. Sci Data, 2018, 5(1): 180145.

[22] Xu W, Seok J, Mindrinos M N, et al. Human transcriptome array for high-throughput clinical studies [J]. PNAS, 2011, 108(9): 3707-3712.

[23] Shuken S R. An introduction to mass spectrometry-based proteomics [J]. J Proteome Res, 2023, 22(7): 2151-2171.

[24] Baharvand H, Fathi A, Hoof D, et al. Concise review: trends in stem cell proteomics [J]. Stem Cells, 2007, 25(8): 1888-1903.

[25] Corsaro C, Vasi S, Neri F, et al. NMR in metabolomics: from conventional statistics to machine learning and neural network approaches [J]. Appl Sci, 2022, 12(6): 2824.

[26] Puchades-Carrasco L, Palomino-Schätzlein M, Pérez-Rambla C, et al. Bioinformatics tools for the analysis of NMR metabolomics studies focused on the identification of clinically relevant biomarkers [J]. Brief Bioinform, 2016, 17(3): 541-552.

[27] Hu J M, Sun H T. Serum proton NMR metabolomics analysis of human lung cancer following microwave ablation [J]. Radiat Oncol, 2018, 13: 1-10.

[28] Khakimov B, Mongi R J, Sørensen K M, et al. A comprehensive and comparative GC-MS metabolomics study of non-volatiles in tanzanian grown mango, pineapple, jackfruit, baobab and tamarind fruits [J]. Food Chem, 2016, 213: 691-699.

[29] Mir S A, Rajagopalan P, Jain A P, et al. LC-MS-based serum metabolomic analysis reveals dysregulation of phosphatidylcholines in esophageal squamous cell carcinoma [J]. J Proteomics, 2015, 127: 96-102.

[30] Farlik M, Sheffield N C, Nuzzo A, et al. Single-cell DNA methylome sequencing and bioinformatic inference of epigenomic cell-state dynamics [J]. Cell Reports, 2015, 10(8): 1386-1397.

[31] Park P J. ChIP-seq: advantages and challenges of a maturing technology [J]. Nat Rev Genet, 2009, 10(10): 669-680.

[32] Domínguez-Oliva A, Hernández-Ávalos I, Martínez-Burnes J, et al. The importance of animal models in biomedical research: current insights and applications[J]. Animals, 2023, 13(7): 1223.

[33] Panchal M, Pawar V, Mhatre M, et al. Chapter 24-cells and tissue-based models as a rational substitute in toxicity testing[J]. Essentials of Pharmatoxicology in Drug Research, 2023, 1: 625-672.

[34] Khan M, Shah S H, Salman M, et al. Enzyme-linked immunosorbent assay versus chemiluminescent immunoassay: a general overview [J]. Glob J Med Pharm and Bio, 2023, 18(1): 256714357.

[35] Pall G S, Hamilton A J. Improved Northern Blot method for enhanced detection of small RNA [J]. Nat Protoc, 2008, 3(6): 1077-1084.

思考题

①什么是现代组学？它主要研究哪些方面的内容？

②基因组学的发展受到了哪些关键技术的推动？

③全基因组测序的主要步骤是什么？每个步骤的重要性如何？

④GWAS研究中，样本的选择和基因分型如何进行？样本量对研究结果有何影响？

⑤转录组学的核心技术有哪些？这些技术如何推动转录组学的发展？

⑥为何RNA需要转录为cDNA？逆转录的目的是什么？

⑦质谱技术在蛋白质组学中扮演了什么角色？它对蛋白质组学的发展有何影响？

⑧Western Blot和ELISA在蛋白质分析中的应用是什么？这些方法如何帮助理解化学物质对细胞过程的影响？

⑨代谢组学和表观基因组学如何研究生物体内的变化？

⑩高通量筛选如何提高毒理学研究的效率？它在评估化学毒性方面的主要优势是什么？

⑪大数据和人工智能在毒理学研究中扮演了什么角色？

⑫组学技术如何帮助发现和验证新型生物标志物？

⑬PubChem数据库的3个子数据库是什么？它们各自的功能是什么？

⑭Tox21计划的主要目标是什么？它在毒性评估中扮演了什么角色？

⑮CTD数据库如何帮助研究人员理解化学物质与疾病的关系？

⑯ToxCast数据库如何利用高通量筛选技术来预测化合物的毒性？

⑰DrugBank数据库在个性化医学和药物重定位中有什么作用？

⑱TOXNET包含哪些部分？它在环境健康科学研究中有何应用？

⑲现代组学技术如何推动毒理学研究的变革？请举例说明。

⑳什么是个性化毒理学？它在毒性预测中有哪些应用？

㉑组学技术如何促进环境毒理学的进步？请解释其应用。

推荐阅读文献

[1]Mouse Genome Sequencing Consortium. Initial sequencing and comparative analysis of the mouse genome [J]. Nature，2002，420(6915)：520-562.

[2]Wang Z，Gerstein M，Snyder M. RNA-seq：a revolutionary tool for transcriptomics [J]. Nat Rev Genet，2009，10(1)：57-63.

[3]Uffelmann E，Huang Q Q，Munung N S，et al. Genome-wide association studies [J]. Nat Rev Methods Primers，2021，1(1)：59.

[4]Tam V，Patel N，Turcotte M，et al. Benefits and limitations of genome-wide association studies [J]. Nat Rev Genet，2019，20(8)：467-484.

[5]The Cancer Genome Atlas Research Network. Integrated genomic analyses of ovarian carcinoma [J]. Nature，2011，474(7353)：609-615.

[6]Papp E，Hallberg D，Konecny G E，et al. Integrated genomic，epigenomic，and expression analyses of ovarian cancer cell lines [J]. Cell，2018，25(9)：2617-2633.

[7]Rood J E，Maartens A，Hupalowska A，et al. Impact of the human cell atlas on medicine [J]. Nat Med，2022，28(12)：2486-2496.

[8]Cao J，O'Day D R，Pliner H A，et al. A human cell atlas of fetal gene expression [J]. Science，2020，370(6518)：eaba7721.

［9］Nurk S，Koren S，Rhie A，et al. The complete sequence of a human genome ［J］. Science，2022，376(6588)：44-53.

［10］International Human Genome Sequencing Consortium. Initial sequencing and analysis of the human genome ［J］. Nature，2001，409(6822)：860-921.

［11］Kim M S，Pinto S M，Getnet D，et al. A draft map of the human proteome ［J］. Nature，2014，509(7502)：575-581.

［12］Aebersold R，Mann M. Mass-spectrometric exploration of proteome structure and function ［J］. Nature，2016，537(7620)：347-355.

［13］Fiehn O，Robertson D，Griffin J，et al. The metabolomics standards initiative（MSI）［J］. Metabolomics，2007，3(3)：175-178.

［14］Tringe S G，Rubin E M. Metagenomics：DNA sequencing of environmental samples ［J］. Nat Rev Genet，2005，6(11)：805-814.

第八章　环境健康风险评估

主要内容:环境健康风险评估的概念与基本框架;环境健康风险评估制度;标准和基准;危害识别;危害表征;暴露评估;环境流行病学与归因分析;风险变异性和不确定性;最坏假定;人类健康与生态风险评价的整合;风险管理;挑战及趋势。

重点:环境健康风险评估的框架和流程。

难点:定性和定量评价中不同的风险表征方法。

第一节　环境健康风险评估框架

环境与健康问题是人类发展的永恒主题。随着现代工业的蓬勃发展和科技的迭代更新,生态破坏、环境要素的恶化给人体健康可能带来不确定性高、影响范围广、潜伏周期长的环境健康风险。公众环境健康风险无处不在,同时人们对美好生活提出更高层次的要求,环境健康工作作为国家"健康中国"战略的重要组成部分,受到更广泛的关注和重视。风险评估作为环境健康工作的关键环节,在我国生态环保及公共卫生中的地位愈发重要,目前已广泛应用于生态风险、空气污染、水污染、土壤污染、气候变化等各个领域,为环境保护和人类健康提供重要支持。

一、环境健康风险评估的概念

1.环境健康风险

环境健康风险是指人类活动或自然活动作用于环境媒介,并通过环境迁移、转化,最终对人群健康造成危害或者累积性不良影响的概率及后果。它的因果关联表现为"人类/自然活动→环境介质→人体健康"。环境健康风险是一种社会风险,作用机制复杂且越来越具有不确定性和危害性。环境健康风险来源广泛,多数来自人类的环境资源开发和工程建设。根据作用的快慢可以分为突发性环境事故环境健康风险、在特定条件下累积性污染造成的突发环境事故环境健康风险、长期慢性环境健康风险 3 种。

2.环境健康风险评估

风险评估关注人类行为造成公众健康损害的风险大小,其本质是回答"安全面临什么威胁""哪些行为需要规制"的事实判断问题。环境健康风险评估(environmental health risk assessment,EHRA)的主要内容是将有害因素与人体健康联系起来,定量描述有害环境因素对人体健康产生的危害风险,估计有害因素对人体健康造成损害的可能性及其程度的大小。

1983年,美国国家科学院《联邦政府的风险评估管理》中提出环境健康风险评估理念。环境健康风险评估是一种系统化的过程,可通过流行病学、毒理学、环境监测等手段对环境因素(物理、化学、生物等)进行定性和定量评估,同时结合个体暴露情况、生理病理反应等进行综合评估。环境健康风险评估通过科学研究和分析,评估环境因素对人类健康的潜在风险,其目的是保护和促进人类健康,预防疾病,提高生活质量。另外,环境健康风险评估是连接科学研究和风险管理的桥梁,可以帮助政策制定者和公众理解环境问题对人类健康的影响,紧密衔接健康中国、美丽中国建设需求,为环境管理和决策提供科学依据。

二、环境健康风险评估的发展

1.国外的发展历程和现状

国际上环境健康风险评估始于20世纪30年代,最初形式是对特殊人群(职业工人、化学品使用者)暴露的流行病学资料和动物试验的剂量-反应关系进行相关报道,或者采用毒物鉴定法定性分析对人体的健康影响;到40年代后期,转向关注慢性的、隐蔽的,尤其是长期暴露于低浓度环境因子造成的危害;50年代提出了安全系数法,估计人体的可接受摄入量;70—80年代引入数学概率观点,并基本建立了较完整的评价体系,形成一门综合性的方法学,即环境健康风险评估。

目前,欧美等发达国家制定了国家环境与健康战略研究议程,并在环境与健康的长期基础和应用研究方面投入了大量资金,逐步构建了完善的环境健康风险评估工作体系,在水体、大气、土壤重点关注与管控污染物名录和高关注化学品清单制修订、环境基准制修订、基于基准的环境质量标准制修订、污染物减排、污染场地修复、饮用水保护等环境管理决策中充分考虑了环境健康风险,并通过行动计划、研究战略等项目定期或不定期开展区域或全国的环境健康风险评估工作,为环境管理决策提供科学依据。

美国是较早开展风险评估的国家,于1969年通过了《国家环境政策法》,是世界上首次规范环境影响评价制度,确保公民健康权益的国家。1975年,美国编制完成第一份风险评估文件,于1983年发布了第一本风险评估红皮书——《联邦政府风险评估:管理程序》,报告中建立了人群健康风险评估的"四步法"经典模型,主要包括风险识别、剂量-效应(反应)关系评估、暴露评估和风险表征4个步骤,为环境健康风险评估制定了一个里程碑式的程序框架。此后,美国国家环境保护局制定并颁布了多部技术性评估指南与评估手册,并不断对其进行完善和修订。美国国家环境保护局的工作最早侧重于人类健康风险评估,但从20世纪90年代开始在相关模型中考虑了生态风险评估。2018年,美国环境健康风险评估制度已发展和实施得较为完善,通过监测国家毒物数据系统数据的异常情况可以识别新出现的公共卫生威胁,并利用循证科学支持公共卫生行动和政策变化。

进入 21 世纪,随着全球化进程的加速和环境保护意识的增强,环境健康风险评估逐渐走向国际化和标准化。环境健康风险评估的方法和技术也在不断更新和改进,随着医学、环境科学、统计学及计算机技术的不断进步而趋向于更加精准、高效和智能化,世界卫生组织于 2001 年发布了整合人类健康和生态风险评估的方法,以辅助决策。一些国际环境风险评价联合组织通过制定标准、开展培训、促进国际合作等方式,提高了全球环境健康风险评估的水平和一致性。各国政府和国际组织也开始制定环境健康风险评估的标准和规范,以确保评估结果的准确性和可比性。

2. 中国的发展历程和现状

与发达国家相比,中国的环境健康风险评估工作起步较晚,尚未形成完整的风险评估体系。近年,中国在环境健康管理政策制定、技术规范制定和制度试点等方面取得了一定成果。1979 年中国确立了环境影响评价制度,1989 年正式通过《中华人民共和国环境保护法》,2002 年《中华人民共和国环境影响评价法》的颁布标志着环境影响评价成为我国环境管理的法定法规。

自 20 世纪中后期,中国日益重视环境对人群健康的影响,积极推动环境健康影响评估工作,加强环境健康管理的科学性,逐步在环境健康管理工作中纳入环境健康风险评估理念。[1] 20 世纪 90 年代,环境健康风险评估在核工业领域放射性污染物对人体健康影响的课题研究中首次出现。随后,关于环境健康风险评估的研究逐渐兴起,主要分为两个方向,一个是基于自然科学角度探索具体环境污染因素对人体健康造成危害的风险评估技术,另一个是基于社会科学角度研究环境健康风险的评估方法、评估标准及评估制度等问题。

2002 年,中国疾病预防控制中心环境与健康相关产品安全所(简称环境所)成立,2012年下设环境健康风险评估室,为环境与健康相关产品法律、法规的制定提供数据和技术支持,监测环境因素对人体健康的影响以及环境所引发的疾病,指导省级环境与健康的相关工作。2016 年,国务院印发的《"健康中国 2030"规划纲要》中提出,"逐步建立健全环境与健康管理制度;建立健全环境与健康监测、调查和风险评估制度",要求加强与群众健康密切相关的饮用水、空气、土壤等环境健康影响的监测与评价。2022 年 7 月,生态环境部发布的《"十四五"环境健康工作规划》中提出,到 2025 年,进一步完善环境健康标准体系,研制一批环境健康风险评估技术规范和模型计算软件。《"十四五"国民健康规划》中提出,"完善环境健康风险评估技术方法、监测体系和标准体系,逐步建立国家环境与健康监测、调查和风险评估制度",并鼓励开展将健康风险防控融入生态环境管理制度的探索,为建立环境健康监测、调查和风险评估制度提供依据。

三、环境健康风险评估的基本框架

环境健康风险评估是一个复杂而系统的过程,旨在识别、量化和评估环境中可能对人类健康产生的负面影响。我国的环境健康风险评估的程序尚在不断探索与完善中。总结国内外环境健康风险评估的发展过程和实践经验,环境健康风险评估主要用于支撑 3 类情形的管理决策:①基于风险的管理优先次序设置,如重点环境健康问题的确定、优先管控有毒有害污染物的筛选、重点管控区域或人群的确定等;②化学物质或污染物(新化学物质、现有化学物质、农药、食品、化学品)的风险管理,如新化学物质注册登记、环境健康基准(environmental health criteria,EHC)的制定等;③特定情景的风险管理,如污染场地风险评估与管理、突发环境或公共卫生事件的应急管理等。评估体系基本框架主要包括问题形成、危害识别、暴露评估、剂量-效应评价、危害风险表征、危害风险管理等。评估过程通常包括多个关键步骤和环节,需要综合运用多学科的知识和方法,遵循科学、公正、透明的原则,以确保评估结果的准确性和有效性。

1.问题形成

问题形成包括明确评估目的和评估范围,为后续评估提供方向。要明确评估的初衷和目标,例如,是为了识别特定环境中的健康风险、评估政策或项目的健康影响,还是为了制定环境健康管理措施等。通过资料收集与分析、人员访谈、现场调查和生态环境监测等途径,确定评估范围,明确评估所涵盖的地理区域、时间跨度、可能涉及的环境因素(如空气、水、土壤、噪声等)、目标人群等。

2.理论基础与模型构建

基于环境科学、健康科学、毒理学、流行病学等相关学科的理论和研究成果,构建环境健康评估的理论框架。根据评估目的和范围,选择合适的评估模型,如压力-状态-响应(pressure-state-response,PSR)模型、暴露-反应模型等,以指导后续的评估工作。[2] 其中PSR 模型由加拿大统计学家 David J. Rapport 和 Tony Friend 提出,后由经济合作与发展组织和联合国环境规划署共同发展起来,是评估可持续发展的典型模型。

3.数据收集与整理

环境健康风险评估的数据来源主要包括流行病学研究、动物毒性研究、环境监测数据、人体监测数据,计算机模型。通过监测、调查、实验研究、模型预测、文献回顾等方式收集与环境健康相关的数据,包括环境污染物浓度、人群暴露水平、健康效应数据等。除环境质量和暴露途径外,环境与健康风险还与经济发展水平、环保设施投资、政府管理措施和公民环境保护意识密切相关。评估时应充分利用现有数据资料,必要时开展实验研究和现场调查。对收集到的数据进行整理、清洗和校验,确保数据的准确性和可靠性。

4.风险识别与评估

通过文献回顾、专家咨询、实地调查等方法,识别环境中可能存在的健康风险源和暴露途径。运用定量或定性的方法对风险源进行评估,确定其对人群健康的影响程度和范围。风险识别与评估包括危害识别(确定有害物质的毒性效应和作用机制)、暴露评估(评估人群对有害物质的暴露水平、频率和持续时间)和风险表征(将暴露和危害联系起来,评估健康风险的大小和不确定性)。

5.风险管理策略制定

根据风险评估结果,制定相应的风险管理策略,包括预防措施(如减少污染物排放、改善环境质量)、控制措施(如制定环境标准、实施监管措施)和应对措施(如建立应急响应机制、提供健康咨询等)。将风险管理策略转化为具体的行动计划和方案,并付诸实施。

6.评估报告的编制与发布

将评估过程、结果和风险管理策略等内容编制成评估报告,确保报告内容全面、准确、客观。将评估报告提交给相关管理部门、利益相关方和公众,以便他们了解环境健康状况、参与风险管理和决策过程。

7.监测与反馈

对评估区域进行持续的环境监测和健康监测,以跟踪评估结果的变化和风险管理措施的实施效果。根据监测结果和利益相关方的反馈意见,及时调整和完善环境健康评估和管理措施。

综上所述,环境健康风险评估是一个复杂而系统的过程,需要综合考虑多个因素和步骤。2020 年 3 月 18 日,生态环境部发布了《生态环境健康风险评估技术指南　总纲》(HJ 1111—2020)[3],其中环境健康风险评估程序包括方案制定、危害识别、危害表征、暴露评估和风险表征等步骤,具体流程如图 8-1 所示。

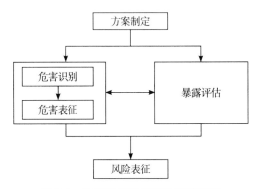

图 8-1　生态环境健康风险评估程序

第二节　环境健康风险评估制度

一、我国法律法规制度的确立和发展

1.制度的确立

现行环境法体系虽未明确将风险预防作为基本原则,但已要求在环境健康风险应对上秉持风险预防理念。2014 年修订的新《中华人民共和国环境保护法》首次在环境法律层面使用了"风险"概念,第 39 条规定"国家建立、健全环境与健康监测、调查和风险评估制度",明确将环境健康风险评估制度纳入了生态环境和卫生健康管理的范畴,意味着我国环境健康风险评估制度的法定化,实现了生态治理从侧重事后救济到侧重事前预防的理念转变。该条规定了国家在环境健康风险规制上的任务和目标,在环境问题威胁到人群健康时,国家要承担起预防和控制环境健康风险的责任,利用风险评估的技术手段和基本工具来完成风险规避的目标,实现风险评估与健康规制的整合取向。

同时,该法第 1 条提及"保障公众健康",明确了保障公众健康的立法目的,将公众健康的保障赋予了较高的法律地位。第 5 条规定的预防为主原则,体现了环境法体系运用预防理念应对环境健康风险的价值追求。

2. 制度的发展

随着环境健康问题日益凸显,现行环境法制度体系正在通过行政监管部门的实施逐渐实现"健康转向"。除《中华人民共和国环境保护法》外,经过 40 余年的发展,我国已建立内容丰富的环境法制度体系,发布和修订了一系列环境与健康相关法律法规,包括《中华人民共和国环境影响评价法》《中华人民共和国大气污染防治法》《中华人民共和国水污染防治法》《中华人民共和国土壤污染防治法》《关于全面加强生态环境保护坚决打好污染防治攻坚战的意见》等。我国现行有关环境与健康的法律法规具体见表 8-1,共同构成了我国环境健康风险评估与管理的法律法规框架,为政府、企业和公众提供了实施风险评估和管理的依据,保障了环境健康和公众健康。[4] 除了一系列法律法规的出台,国务院还于 2019 年正式成立了健康中国行动推进委员会,这对环境健康工作的深入推进有着积极意义。

表 8-1　我国现行有关环境与健康的法律法规

年份	相关法律法规	相关内容
1979	《中华人民共和国环境保护法(试行)》	新中国制定的第一部环境保护法律,正式步入依法治理环境保障人群生命健康阶段
1987	《中华人民共和国大气污染防治法》	制定了大气污染防治标准与策略以保障公众健康
1989	《中华人民共和国环境保护法》	中国环境影响评价体系已发展成为一个基于持续改进原则的法律体系
2002	《中华人民共和国环境影响评价法》	环境影响评价(EIA)成为环境管理的法定法规
2007	《国家环境与健康行动计划(2007—2015)》	中国环境健康领域的第一个纲领性文件
2012	修订《环境空气质量标准》	首次将 $PM_{2.5}$ 作为控制项目列入以达到改善环境保护人群健康的目的
2014	修订《中华人民共和国环境保护法》	规定可制定超过国家环境质量标准的地方环境质量标准
2016	《"健康中国 2030"规划纲要》	逐步建立环境与健康综合监测与风险评估体系
2017	《国家环境保护"十三五"环境与健康工作规划》	推进我国环境健康工作的调查和监测工作

续表

年份	相关法律法规	相关内容
2017	修订《中华人民共和国水污染防治法》	规定了有毒有害水污染物的公众健康风险评估与管理制度
2018	修订《中华人民共和国大气防治法》	明确了大气环境质量标准的制定应当以保障公众健康为宗旨,规定了有毒有害大气污染物的公众健康风险评估与管理制度
2018	《国家环境保护环境与健康工作办法(试行)》	明确了风险评估工作的评估单位、评估对象等
2018	修订《中华人民共和国环境影响评价法》	规定环境影响评价报告书必须包括健康风险评估内容,对项目可能产生的健康影响进行评估和预测
2018	《中华人民共和国土壤污染防治法》	规定了土壤污染风险管控制度、污染场地调查和风险评估制度
2018	《中华人民共和国职业病防治法》	旨在预防和控制职业病,保障劳动者的身体健康
2019	《中华人民共和国基本医疗卫生与健康促进法》	建立健康危险因素监测制度和研究
2020	修订《固体废物污染防治法》	规定了生态环境部门对危险废物环境风险的科学评估义务
2022	《"十四五"环境健康工作规划》	推动环境健康风险防控,完善并强化监督、预警、风险评估等职能

二、环境健康基准体系

环境健康基准是指环境中污染物或有害因素对特定对象(如人或其他生物)不产生不良或有害影响的最大剂量(无作用剂量)或浓度。这一基准是通过科学研究,特别是环境毒理学和环境流行病学的方法,根据污染物与人体健康之间的剂量-效应关系确定的。环境健康基准具有科学性、研究耗时大、结果具有不确定性、不具有法律效力等特点,但它是制定环境质量标准、污染物排放标准等具有法律效力的标准的科学依据。[5]构建环境基准体系是一项复杂的系统工程和长期任务,许多国家和地区都把人类健康环境基线作为环境基线的核心内容之一。

环境健康基准的研究一般投资大、耗时长,因为需要长时间、大量而细致的研究工作来推导和验证。尽管研究经过严格的科学实验程序,但由于研究的介质和对象的自然可变性,以及技术的不规范,结果可能具有一定的不确定性。我国对于环境健康基准的研究尚处于初步发展阶段,大多是转化应用国外发达国家的研究成果,其中 WHO 环境健康基准体系框架如图 8-2 所示。由于各国人民体质上存在差异,对于环境健康风险的敏感程度也不一致,所以大量借鉴国外研究成果的做法有不足之处,未来可通过资金扶持、政策引导等方式组织各高校和科研单位开展环境健康基准的研究。

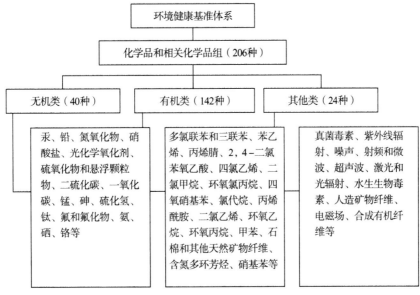

图 8-2 WHO 环境健康基准体系框架

三、环境健康风险评估标准体系

环境健康风险管理相关标准应用于环境污染所致健康危害发生之前,对评价环境污染的人体健康风险的有关术语、技术规范,以及对防控环境风险的管理和技术措施要统一要求。环境健康标准体系涵盖了环境质量、污染物排放、环境监测、管理和基础等多个方面,具有综合性、层次性、科学性和法律性。长期以来,"环境标准应与国家的技术水平、社会经济承受能力相适应"原则对标准制定的刚性约束十分明显。

1.国际组织环境健康风险评估标准化体系

世界卫生组织、美国国家环境保护局等机构早在 20 世纪 70 年代就已经开始进行环境风险评估相关工作,并发布了包括毒性类型、暴露类型、人群类型及综合类型等多种类型的环境健康风险评估标准,针对化学物种类、主要毒性作用和不同人群进行了详细分类,较为全面。对各类环境健康风险有系统的、较为完整的评估标准体系。

美国是由美国国家环境保护局编制、修订执行环境法规和规章。美国国家环境保护局的环境健康风险评估指南始于 1976 年,发布的第一篇关于健康风险评估的指南为《疑似致癌物健康风险评估暂行程序和指南》。1983 年美国国家科学院出版的红皮书《联邦政府的风险评估:管理程序》,已成为环境健康风险评估的指导性文件,目前已被许多国家和国际组织采用。随后,美国国家环境保护局制定并颁布了一系列指南性文件,主要包括毒性类型、暴露类型、人群类型、评价类型、框架类、手册类和其他类型,见表 8-2,环境健康风险评估指南体系日趋完善。

表 8-2　美国国家环境保护局环境健康风险评估指南汇总

分类	具体类型
毒性类型	致突变性(1986)、发育毒性(1991)、生殖毒性(1996)、神经毒性(1998)和致癌性(2005)
暴露类型	暴露(1992)、化学混合物(1986)、农药(1998)、致癌物质(2005)、多环芳烃(1993)和二噁英(2008)
人群类型	儿童(2006)、按年龄组(2005)
评价类型	生态(1998)、水(2000)和土壤(2007)
框架类	暴露风险评估框架(2003)、儿童环境暴露的健康风险评估框架(2006)、金属风险评估框架(2007)和暴露参数(1998)
手册类	非癌症健康影响评估手册(2000)、风险描述手册(2000)和暴露因素手册(2011)
其他	参考剂量/浓度(1993)、基准剂量(1995)、累积风险评价(1997)和暴露参数(1998)

2.中国环境健康风险评估标准化体系

建立环境与健康标准体系是落实"环境保护法""国家建立、健全环境与健康监测、调查和风险评估制度"的要求,也是环境与健康管理工作开展的必要支撑手段和科学依据。环境健康标准的制定要有充分的科学依据,并随着科技发展和环境保护需求的变化而不断更新和完善,具有法律约束力,是环境保护和执法的重要依据。

目前我国环境健康管理工作仍由环境保护主管部门(生态环境部)和卫生主管部门(国家卫生健康委员会)共同负责。[6] 环境保护主管部门主要负责污染物种类以及污染状况的确定,卫生主管部门主要负责通过环境毒理学、流行病学等研究方法分析污染物对人体健康的影响,为环境健康标准体系的构建提供科学依据,并且建立环境健康影响数据共享平台,进而提高环境健康影响评价程序的健康风险规制能力。

借鉴世界卫生组织、美国国家环境保护局等环境健康风险评估技术指南体系,针对我国环境健康风险评估技术指南体系存在的问题和管理需求,同时考虑我国风险评估的工作基础,从框架性指南、基础方法类技术规范、应用领域类技术规范 3 个方面逐步完善技术指南体系,涉及空气、土壤、水和职业暴露等方面,分为国家级、地方级标准以及不同类别的标准,体现了层次性和灵活性,为工作的实际开展提供了有力的支持。其中,框架性指南规定环境健康风险评估的一般性原则、程序、内容、方法和要求;基础方法类技术规范针对环境健康风险评估各环节的通用技术和方法制定专门的技术指南,包括术语、数据质量评价、文献综述、证据权重评价、剂量-反应建模、毒性参数推导、不确定性分析、累积风险评估等;应用领域类技术规范针对特定的管理需求制定专门的技术指南,如有毒有害污染物筛选排序技术指南、人体健康环境基准制定技术指南、化学物质健康风险评估技术指南等。近年来我国发布的相关环境健康风险评估标准化体系详见表 8-3,这些标准的制定填补了我国环境与健康标准的空白,对完善我国环境标准体系具有重要意义。[7-9]

生态环境部于 2020 年发布了《生态环境健康风险评估技术指南 总纲》(HJ 1111—2020)(以下简称《总纲》),该标准规定了我国环境健康风险评估的一般性原则、评估程序、评估内容、方法和要求,意味着我国环境健康风险评估技术规范体系有了纲领性文件指导,确立了环境健康风险评估规范体系框架,在宏观上为风险评估工作提供了技术指引。《总纲》的发布与实施是落实现有风险评估法律法规及政策的重要举措,也带动了国内若干地区如北京市、重庆市制定辖区内评估技术的地方标准。但是,还缺乏在《总纲》的指导下,针对环境健康风险评估的各个技术环节[如危害鉴定、暴露评价、剂量-效应(反应)关系、危险表征]和特定健康风险管理要求而制定的一系列技术规范。

表 8-3　我国现行的环境与健康标准概况

年份	指南名称	制定部门
2002	建设项目职业病危害评价规范(2002)	卫生部
2004	新化学物质危害评估导则(HJ/T 154—2004)	国家环境保护总局
2015	职业病危害因素分类目录(2015)	国家卫生计生委
2017	环境污染物人群暴露评估技术指南(HJ 875—2017)	环境保护部
2017	环境与健康现场调查技术规范 横断面调查(HJ 839—2017)	环境保护部
2017	环境与健康现场调查技术规范 横断面调查数据统计分析技术指南(HJ 839—2017)	环境保护部
2017	儿童土壤摄入量调查技术规范 示踪元素法(HJ 876—2017)	环境保护部
2017	工作场所化学有害因素职业健康风险评估技术导则(GBZT 298—2017)	国家卫生计生委
2017	公民环境与健康素养测评技术指南(试行)(原环境保护部公告〔2017〕第 24 号)	环境保护部
2017	暴露参数调查技术规范(HJ 877—2017)	环境保护部
2017	人体健康水质基准制定技术指南(HJ 837—2017)	环境保护部
2018	污染地块风险管控与土壤修复效率评估技术导则(试行)(HJ 25.5—2018)	生态环境部
2018	民用建筑环境空气颗粒物(PM$_{2.5}$)渗透系数调查技术规范(HJ 949—2018)	生态环境部
2018	土壤环境质量 建设用地土壤污染风险管控标准(试行)(GB 36600—2018)	生态环境部,国家市场监督管理总局
2018	土壤环境质量 农用地土壤污染风险管控标准(试行)(GB 15618—2018)	生态环境部,国家市场监督管理总局
2019	建设用地土壤污染风险评估技术导则(HJ 25.3—2019)	生态环境部
2019	工作场所有害因素职业接触限值 第 1 部分:化学有害因素(GBZ 2.1—2019)	国家卫生健康委
2019	化学物质环境风险评估技术方法框架指南(试行)(环办固体〔2019〕54 号)	生态环境部,国家卫生健康委
2019	自然灾害环境健康应急技术指南(2019)	国家卫生健康委
2019	地下水污染健康风险评估工作指南(环办土壤函〔2019〕第 770 号)	国家生态环境部
2019	大气污染人群健康风险评估技术规范(WS/T 666—2019)	国家卫生健康委
2020	生态环境健康风险评估技术指南 总纲(HJ 1111—2020)	生态环境部

续表

年份	指南名称	制定部门
2020	化学物质环境与健康危害评估技术导则（试行）（生态环境部公告〔2020〕第69号）	生态环境部
2020	化学物质环境与健康暴露评估技术导则（试行）（生态环境部公告〔2020〕第69号）	生态环境部
2020	化学物质环境与健康风险表征技术导则（试行）（生态环境部公告〔2020〕第69号）	生态环境部
2021	化学物质环境健康风险评估技术指南（WS/T 777—2021）	国家卫生健康委

3.环境健康风险评估试点工作

为推进环境健康风险评估制度建设,生态环境部和国家卫生健康委近几年均启动了各自的环境健康风险评估和管理试点,旨在通过试点工作,提高生态环境和卫生健康管理决策的精准化和科学化水平。

生态环境部于 2018 年和 2019 年先后选取浙江省丽水市云和县、山东省日照市五莲县、上海市、四川省成都市、江苏省连云港市、湖北省十堰市武当山特区为"国家环境与健康风险管理试点"工作的试点地区,探索建立以风险管理为导向的生态环境管理模式,初步形成了全过程的环境健康风险评估和管理路径。试点地区先试先行建立环境健康风险评估制度,以环境健康风险为依据,精准识别环境管理重点区域、重点行业、重点排污单位和重点控制污染物,优化了生态环境监测点位和监测项目设置,将人群健康风险融入环评的重要内容和必要流程,初步形成由环境健康风险识别、评估、防控构成的全过程风险管理路径,为建立一个生态环境与人群健康相得益彰的风险规制模式提供范本,为环境健康工作提供了可复制推广的经验。

国家卫生健康委于 2019 年首次在全国范围内遴选 10 个(5 个省级、5 个市级)疾控中心开展"环境健康风险评估试点",围绕组织架构、制度建设、平台建设、方法优化、技术工具等若干方面完善健康风险评估体系和加强风险评估能力建设,推动评估技术、方法与产品的衔接应用,旨在用以点带面的方式逐步提升疾控系统环境健康风险评估能力。

2024 年 3 月,为贯彻落实《"健康中国 2030"规划纲要》《健康中国行动(2019—2030年)》提出的"建设健康环境"有关要求,按照《国家疾控局综合司关于开展第二批环境健康风险评估适宜技术应用试点工作的通知》(国疾控综卫免函〔2023〕307 号)工作安排,经地方申报、省级推荐、专家评估,综合考虑各地专业基础、实施意愿、适宜技术应用需求和示范推广条件,国家疾控局综合司确定北京市疾控中心等 26 家单位为第二批环境健康风险评估适宜技术应用试点单位。同时,为发挥中国疾控中心、重点高校和科研院所的技术优势,强化试点建设过程中的专业引领、技术共促,组织中国疾控中心环境所、北京大学环境科学与工程学院等 15 家机构作为试点的国家级指导机构,对试点工作开展一对一的技术指导和专业支撑,以提高试点单位适宜技术应用的质量和效果。

4.能力建设

生态环境部门和卫生健康部门作为环境健康工作的主要管理部门,在环境健康风险评估制度建设方面进行了积极的探索,集中进行环境健康风险评估的政策制定及修订、技术研发及培训等。生态环境部门和卫生健康部门均在其部属事业单位中设置环境健康风险评估中心或研究部门,开展环境健康风险评估技术研发、政策标准制修订技术支持和培训等能力建设。生态环境部门的环境健康风险评估工作虽然起步较晚,但多年来在政策规范和研究项目等方面开展了大量工作,出台了相应的管理办法,初步建成评估技术规范体系,有效推动了环境健康风险评估制度建设。卫生健康部门在环境健康领域的工作主要集中于空气污染、饮用水污染、极端天气(如高温热浪、低温寒潮)、公共场所健康危害因素等导致的健康影响调查与监测,并根据调查与监测结果提出健康防护建议和采取干预措施。

在大气污染的严峻形势下,疾控部门研发的雾霾健康风险评估模型计算平台实现了健康风险的快速评估及评估数据结果的可视化展示,为科学制定人群健康防护策略提供精准化依据。生态环境部直属的华南环境科学研究所、环境规划院等研究中心均开展专项研究,为我国风险评估工作的开展提供了多种形式的培训与技术支持。此外,生态环境部还鼓励高校建设风险评估相关研究实验室,如华中科技大学建立环境健康重点实验室、上海交通大学建立新型污染物健康影响评价重点实验室等。

总体来看,我国正处于开展环境健康工作的起步阶段,普遍存在着法律政策支撑不足、评估技术体系不完善、调查数据整合不到位、风险评估定量结果缺乏等问题,开展区域性试点应用将为我国有针对性解决风险评估实践中遇到的突出问题和奠定现实工作基础提供必要参考依据。

第三节　危害识别与表征

一、危害识别

1.定义和目标

危害识别是确定环境因素引起人群、个体或靶器官发生有害效应的类型和属性的过程。识别环境介质中可能存在的危害物质或因素的过程,是健康风险评估过程中的第一步。

危害识别的目标主要包括:①应概述目标环境因素的毒性效应、靶器官、效应终点及关键文献证据;②应阐明目标环境因素的作用模式或机制;③应描述目标环境因素危害性判断的证据权重;④应描述危害识别存在的不确定性,包括数据质量和不同证据链的一致性等。

2.危害识别的步骤

危害识别一般按以下步骤进行。

(1)数据收集

①国内外政府部门或国际组织已发布评估结论的,应结合我国人群特征、暴露特征对其进行相关性、可靠性和时效性评估,经评估适用的,可直接引用。直接引用国内外政府部门或国际组织发布的报告时,应描述目标环境因素的毒性效应、效应终点、证据权重、危害等级以及危害识别存在的不确定性等。②国内外政府部门或国际组织未发布评估结论的,或已发布评估结论但经评估不适用的,风险评估者应与风险管理者和利益相关方沟通确定是否继续开展危害识别;如果不需要继续开展危害识别,则终止风险评估。

(2)数据质量评价

如果需要继续开展危害识别,则对来自文献或自行开展的科学研究的数据质量进行可靠性和相关性评价,剔除可靠性和相关性差的文献或试验数据。

(3)证据综合

识别目标环境因素可能的健康危害或毒性效应,评估并解释毒性作用机制,综合证据信息。

(4)证据集成

基于证据综合结果,依据因果推断准则评估目标环境因素与可能的健康危害之间的因果关系,做出证据充分性评价。经评价,证据充分的,进一步开展危害表征;证据不充分的,可开展模型、实验或调查等科学研究补充数据,进一步开展危害识别;无法进行科学研究补充数据的,则终止风险评估。具体评估步骤可参考图8-3。

3.危害识别的指标

全球 $25\% \sim 33\%$ 的疾病负担可归因于环境因素,能够引发环境健康风险的环境致病因素包括化学性因素(有毒气体、重金属、农药和其他化学品)、物理性因素(噪声、振动、放射性物质和电磁波辐射等)和生物性因素(细菌、病菌和虫卵等),其中化学性污染因素占 90% 以上。

以化学物质为例,健康毒理学危害识别需要收集的数据包括急性毒性、腐蚀性、刺激性(皮肤、眼睛)、致敏性(皮肤、呼吸道)、(亚)慢性毒性、致突变性、生殖发育毒性、致癌性等;此外,还应收集流行病学、毒代动力学、毒效动力学等相关数据。

对于通过阈值作用模式产生毒性效应且能够获得可靠阈值的健康毒理学终点[例如(亚)慢性毒性、生殖发育毒性等],应明确剂量描述符并收集不同暴露途径的毒性数据,例如经口途径 LD_{50}、吸入途径 LC_{50}、经皮途径的 NOAEL 或 LOAEL 等。对于通过无阈值作用模式产生毒性效应的健康毒理学终点(例如致突变性、遗传毒性、致癌性),以及通过阈值作用模式产生毒性效应但无法获得可靠阈值的健康毒理学终点(例如刺激性),在难以明确剂量描述符的前提下,应收集详细的试验过程与试验结果等方面的信息。

4.危害识别的方法

危害识别需要考虑危害物质的类型、来源、特性、暴露途径和潜在健康影响。危害识别

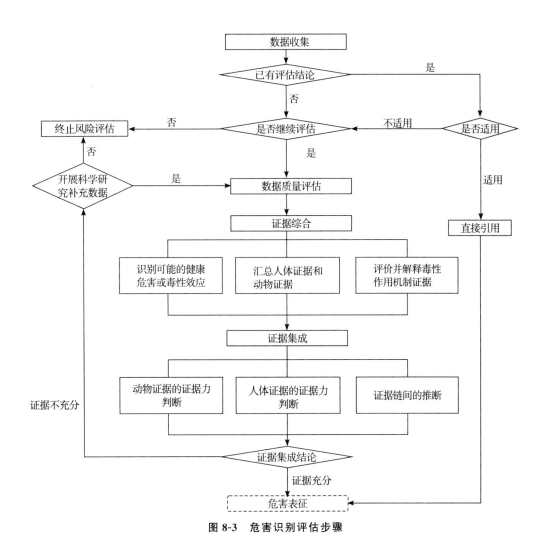

图 8-3　危害识别评估步骤

方法有文献检索、专家咨询、现场调查、实地监测、风险预清单等,通过应用不同的风险识别方法,可以更全面地了解环境与健康风险状况。不同项目的主要危害因素识别的调查内容或资料收集具有一定的差别,如规划类项目涉及的地理范围较大,考虑的危害因素更为宏观;建设类项目中,工业建设项目的危害因素较为具体,危害因素多为化学污染物,而水利建设项目由于涉及水文条件和生态环境的改变,更多考虑到有关疫病流行的相关因素。初步识别的污染物可依照环境质量标准,筛选出项目主要污染物及确定评估范围,确定拟建项目相关环境主要影响参数。

二、危害表征

1.定义及目标

危害表征是指对环境因素引起个体或群体发生有害效应的固有特性进行定性或定量描述的过程。危害表征的目标主要包括:①应描述数据来源;②应描述效应终点及其确定依据;③应描述目标环境因素与效应终点间的剂量-反应(效应)函数以及剂量-反应(效应)建模方法的摘要和解释;④应描述毒性参数及其推导过程中的默认假设、参数及其确定依据;⑤应描述敏感人群识别以及敏感性差异;⑥应描述危害表征存在的局限和不确定性等。定性危害表征的报告编制可适当简化。

2. 危害表征的步骤

危害表征的步骤可参考图 8-4,主要包括:①检索国内外政府部门或国际组织发布的目标环境因素的危害表征结论并进行适用性评估。国内外政府部门或国际组织已发布危害表征结论且适用的,可直接引用;国内外政府部门或国际组织未发布危害表征结论的,或已发布危害表征结论但经评估不适用的,风险评估者应与风险管理者和利益相关方沟通确定是否继续开展危害表征;经沟通后,如果不需要继续开展,则终止危害表征。②如果继续开展危害表征,则基于危害识别结果确定用于危害表征的效应终点并筛选相关数据。③对危害表征数据进行数据质量评价,如果满足要求,则进行危害等级划分,或进行剂量-反应(效应)建模并推导毒性参数;如果不满足要求且需继续开展危害表征,则应补充试验或调整数据。

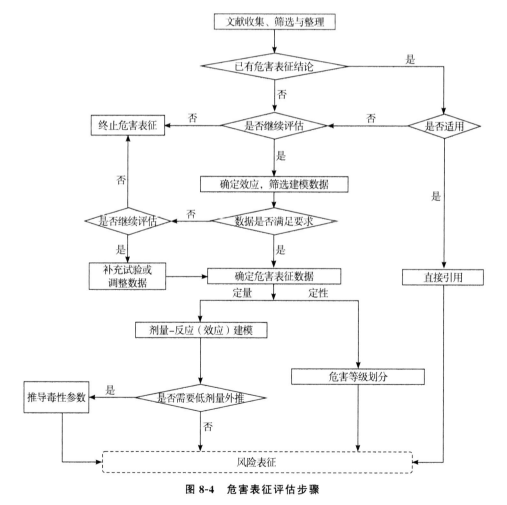

图 8-4 危害表征评估步骤

3.定量危害表征

建立目标环境因素暴露与有害效应之间的剂量-反应(效应)关系,推导毒性参数。危害表征所需数据包括流行病学数据、体内试验数据、体外试验数据和(定量)构效关系数据。

优先采用流行病学数据或体内试验数据。危害表征数据应满足国家相关标准规定的最低数据要求。

以化学物质为例,利用危害识别过程确定的不同健康毒理学终点的关键效应数据,估算化学物质长期或短期作用于人体不会产生明显不良效应的剂量水平或概率。通常,应针对不同暴露途径(经口、经皮和吸入)下的不同健康毒理学终点分别估算不会产生明显不良效应的剂量水平或概率。在综合分析健康毒理学数据的基础上,结合化学物质的毒效动力学信息,确定化学物质危害效应的可能作用模式或机制(有阈值或无阈值)。包括日均参考剂量和致癌强度系数在内的各污染物健康风险评价模型参数。

4.定性危害表征

在环境健康影响评价中,环境与健康之间的因果关系极为复杂,既可能表现为长期的累积影响,也可能表现为短期的急性影响。由于各学科间的认识论和方法论存在差异,各个领域的专业人士都有不同的范式视角,虽然定量分析的方式可以作为环境健康影响评价决策的可靠依据,但是过于量化的评估方法也具有局限性。一方面,科学发展水平的局限性使得定量分析结果不具有绝对意义上的正确性;另一方面,过于严格的定量分析会降低环境健康影响评价决策的可接受程度,因为环境健康影响评价决策还需要考虑经济、技术等其他社会因素。

危害定性表征是基于危害识别,定性描述目标环境因素引起个体或群体发生有害效应的危害等级。可直接采用已有的危害分级结果,或根据国内外政府部门或国际组织发布的毒性分级标准(如化学品分类和标签规范),对目标环境因素的危害等级进行划分;或者建立危害等级评价指标体系,确定指标权重,构建危害评价指数,定性或半定量评价目标环境因素的危害等级。

危害识别和危害表征是风险评估的关键组成部分。它们有助于确定潜在风险,量化风险的严重性和可能性,并为风险管理和决策提供基础。通过遵循系统的方法和使用适当的数据,可以有效地进行危害识别和定量分析,确保人类健康和环境得到保护。

第四节　暴露评估

一、暴露评估的定义和目标

暴露评估是环境健康风险评估的重要组成部分,旨在定量和定性描述人体与环境中有害物质的接触程度。暴露评估需要考虑环境中有害物质的浓度、暴露途径、暴露持续时间及暴露人群的特征(如年龄、性别、职业及其敏感人群等)等情况。准确的暴露评估有助于为风险管理和决策提供科学依据。

暴露评估的目标主要包括:①应描述数据来源;②应详细描述暴露情景;③应描述暴露评估的方法和假设;④应采用点估计或概率估计方法定量描述人群的评估暴露水平或分布;⑤应说明暴露评估存在的局限性和不确定性。定性暴露评估的报告编制可适当简化。

二、暴露评估步骤

暴露评估一般按照以下步骤进行:①根据评估目的,通过情景分析或现场调查,确定人群暴露于目标环境因素的暴露情景;②基于暴露情景的条件和假设,建立暴露模型;③针对不同的路径和途径,确定暴露评估方法,定性暴露评估需要对人群暴露水平进行分级;④定量暴露评估需要测量或预测人群对目标环境因素的暴露浓度,选择人群暴露参数,定量计算人群外暴露量。评估步骤可参考图 8-5。

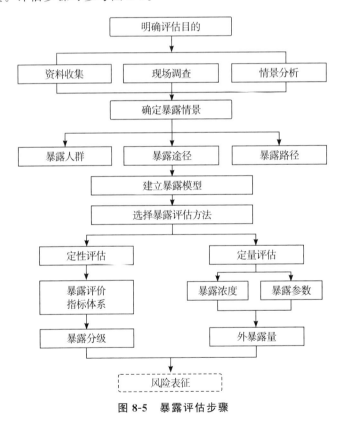

图 8-5　暴露评估步骤

三、暴露评估方法

暴露评估方法包括监测、模型计算、文献查阅、问卷调查等。监测法是指通过采集和分析环境介质(如空气、水、土壤、植物等)和生物样本(如血液、尿液、毛发等),直接测定污染物的浓度和暴露水平。模型计算法是指通过建立数学模型,根据污染物的物化性质、环境参数、人口特征等因素,推算污染物的暴露水平。监测法和模型计算法各有优缺点,一般需要结合使用,以提高暴露评估的准确性和可靠性。选择合适的方法需要考虑评估目的、数据可得性和资源等因素。

环境健康风险评估"四步法"可以很好地满足环境污染致健康损害的因果关系推定的需要。以暴露评估环节为例,其主要任务为定量估算暴露量,包括通过外暴露及内暴露两种方法来估算。外暴露指通过外暴露浓度、暴露时间、暴露途径和暴露参数来估算外暴露量,包括点接触测量法和场景评价法。内暴露评估通常是暴露发生以后,抽样选取一定数量的代表性人群,通过采集和分析该人群的人体生物样本(如血样、尿样、头发、指甲等)中的生物标志物浓度水平,来估算环境污染物在人体内的暴露量(称为再现内在剂量法)。通过内外暴露综合测量可以获得一个相对准确的暴露水平表征。因此,暴露评估环节不仅可以确认污染暴露的存在,还能从侧面证明污染暴露与健康损害发生的时序。

评估人体通过环境的间接暴露,包括吸入、饮水、摄食途径。摄食途径主要考虑摄食鱼类。必要时,可考虑肉类、奶制品、农产品等。当化学物质在公共场所(如公园)使用时,可考虑儿童的土壤摄入。人体暴露量以不同途径的总暴露量计。推荐使用《中国人群暴露参数手册》中的暴露参数,标准场景中采用成人的暴露参数。

随着科技的发展,暴露评估方法也在不断改进和完善,更加准确和高效的方法不断涌现。不同评估环境对象的着重点会有所不同。如空气暴露评估主要关注大气中有害物质的浓度和分布,以及人群的暴露情况。空气监测是空气暴露评估的重要手段,需要合理布点、规范采样、准确分析。空气暴露评估需要考虑气象条件、地形地貌和土地利用等因素的影响。水暴露评估主要关注饮用水和水体中有害物质的含量和分布,以及人群的暴露情况。水质监测是水暴露评估的基础,需要采用标准方法和仪器,确保数据可靠性。水暴露评估需要考虑水源地保护、水处理工艺和水体修复等方面的因素。土壤暴露评估主要关注土壤中有害物质的含量和分布,以及人群通过直接接触或间接摄入土壤的方式造成的暴露情况(必要时考虑儿童摄取土壤暴露)。土壤暴露评估的关键是土壤监测,需要考虑土地利用类型、土壤类型和地质背景等因素的影响。

四、环境流行病学与归因分析

1.环境流行病学的研究内容

环境流行病学是环境医学的一个分支学科,它应用流行病学的理论和方法,研究环境中自然因素和污染因素危害人群健康的流行规律,尤其是研究环境因素和人体健康之间的相关关系和因果关系,即阐明暴露-效应关系(又称接触-效应关系),以便为制定环境卫生标准和采取预防措施提供依据。

2.归因分析

在环境健康评估中,归因分析是一种重要的方法,指通过科学的方法和手段,确定特定环境因素对人类健康问题的贡献程度。它涉及对多种环境暴露因素(如空气污染、水污染、土壤污染等)的评估,以及这些因素与特定健康结局(如呼吸系统疾病、心血管疾病、癌症等)之间的关联性分析。通过分析环境因素与健康之间的关联,可以识别出存在健康风险的区域,为风险管理提供依据。根据风险评估结果,可以制定相应的风险管理措施,包括污染控制、健康宣传、防护措施等。环境污染造成的健康损害具有复杂性、持续性、长期性、潜伏性、广泛性等特点。

第五节　风险表征和管理

一、风险表征的定义和目标

风险表征是环境健康风险评估的重要构成部分,其主要目标是综合危害识别、危害表征和暴露评估结果,定性或定量描述风险大小及不确定性。通过描绘并解释风险的特点,提供给决策者使用。

风险表征的目标主要包括:①应描述危害识别、危害表征和暴露评估的主要结论,并描述关键的支持性证据;②应描述风险估计的结果;③应描述危害识别、危害表征、暴露评估及风险估计存在的不确定性,重点阐述关键的数据缺失和假设条件;④应描述资料和分析的优势和局限性,以及同行评审提出的问题;⑤应比较分析国内外其他机构针对同一问题开展的风险评估结果;⑥风险表征应透明、清晰、一致和合理。在科学严谨地阐述风险估计结果及其不确定性的基础上,应以通俗易懂、实用的方式向风险管理者和利益相关方提交风险评估结果,以便审查和交流。

二、风险表征的步骤

风险表征评估步骤主要包括:①信息汇总。综合描述目标环境因素的毒性效应、效应终点、剂量-反应(效应)关系以及特定暴露情景下的人群暴露水平。②风险估计。基于剂量-反应(效应)关系和暴露水平,估计人群经不同暴露途径发生相应有害效应的风险。③敏感性和不确定性分析。基于风险评估全过程应用的假设条件、模型参数及证据评价等,分析模型参数的敏感性和风险估计的不确定性。④形成结论。定性或定量表征特定情景下人群暴露于目标环境因素的健康风险,形成评估结论。主要步骤可参考图8-6。

三、风险表征的方法

综合暴露评估和毒性评估的结果,估计人群在特定的暴露情况下,发生不同健康效应的可能性和严重程度,以及风险的不确定性和变异性。表征方法主要分为确定性方法和概率方法。确定性方法是指通过比较暴露剂量和参考剂量(RfD)或暴露浓度和参考浓度(RfC),计算暴露风险指数(exposure risk index,ERI),判断风险的大小。概率方法是指通过比较暴露剂量和癌症斜率因子(cancer slope factor,CSF)或暴露浓度和癌症单位风险

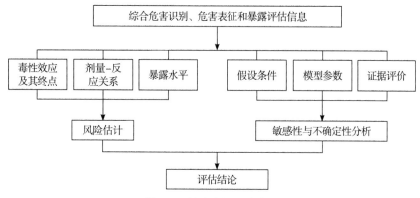

图 8-6 风险表征评估步骤

(unit risk,UR),计算癌症风险概率(cancer risk,CR),判断癌症的发生率。确定性方法和概率方法也需要结合使用,以提高风险特征化的全面性和灵敏性。

四、风险管理

1.风险管理与风险评估的关系

风险管理是指根据风险表征的结果,制定和实施相应的风险控制和降低措施,以保护人体健康和环境安全。具体而言,风险管理决定着是否以及如何管理风险,其中需要考虑法律、经济和行为的因素,以及每个决策或者备选方案对生态、人类健康和福利所产生的影响。风险管理除基于风险评估为其提供的有关潜在健康或生态风险的信息外,同时需要考虑科学、经济、法律、社会等因素。[10]

具体而言,科学因素是风险评估的基础,是指从毒理学、化学、流行病学、生态学和统计学中提取的信息;经济因素是为了使风险管理者对风险成本和风险控制效益有着更加清晰的认知;法律和法院判决则在确定风险评估机构、制定管理决定以及在某些情况下确定降低风险的进度、级别或方法等方面发挥着基础性作用;社会因素是指包括收入水平、种族背景、社区价值、土地使用、生活方式和受影响人群的心理状况等在内的可能影响个体或可定义群体对特定压力源的风险的易感性因素;技术因素较多地关注风险管理方案的可行性、影响和范围等方面;政治因素是基于政府各部门,以及国家和地方政府,甚至与外国政府之间的相互关系。上述这些因素从不同角度为风险管理决策提供了信息支持,为风险管理行动的科学性和合理性提供了保障。

2.风险管理的方法

通过风险评估证明特定行为带来的健康风险需要规制之后,风险管理旨在进一步确定风险规制应当实现的目标与所需达到的程度。风险管理关注风险的可接受性以及需要在多大程度上消除风险,其本质是回答"多安全才够安全"以及"规制行为到什么程度"的价值判断问题,权衡风险规制所追求的公众健康利益价值与被规制行为本身所服务的价值。

根据价值权衡的不同倾向,美国环境法主要采用了 3 种方式:基于健康风险的方式、基于可行性的方式以及基于成本效益权衡的方式。风险管理的方法主要包括风险沟通、风险决策和风险干预。风险沟通是指通过有效的信息传递和交流,增进风险评估人员、风险管理人员、风险受益人和风险受害人之间的理解和信任,促进风险的共识和共治。风险决策是指通过比较风险的成本和收益,确定风险的可接受水平和优先级,制定风险的控制目标和策略。风险干预是指通过采取技术、法律、经济、行政等手段,实施风险的控制和降低措施,监测风险的变化和效果,评估风险的管理效能。

第六节　风险的不确定性分析

一、风险变异性和不确定性

环境健康风险评估朝着更加精准、智能和个性化的方向发展,同时,我们也需要关注评估过程中的不确定性问题,加强跨学科合作和技术创新,以提高评估结果的准确性和可靠性。

由于不同时间、空间等条件的差异,风险存在变异性。不确定性分析是环境与健康风险评估中的重要环节,主要用于评估风险分析结果的可信度和可靠性。不确定性是由科学认识不足、评估方法局限和基础数据欠缺等因素导致的生态环境健康风险评估结果的准确性受到影响的情况。不确定性分析可以帮助决策者更好地了解风险评估和管理过程中的不确定性,帮助他们做出更明智的决定,并避免基于不确定信息的决策。

二、风险不确定性的来源

环境健康风险评估通常涉及的不确定性过程包括:危害特性的不确定性;暴露评估的不确定性;剂量-反应关系的不确定性;风险管理策略有效性的不确定性。不确定性来源可能包括数据质量的不确定性(如实验数据的准确性、代表性等)、模型假设的不确定性(如模型对实际过程的简化程度、参数选择等)、暴露评估的不确定性(如暴露途径、暴露时间、暴露强度的估计误差、暴露人群的差异、复合污染)以及毒性评估的不确定性(如实验设计的局限性、实验结果的统计分析等)。此外,决策者对不确定性的认知和理解程度也会影响不确定性分析的效果和应用。

通过对不确定性来源的识别和分类,可以更准确地了解风险评估结果的不确定程度,为决策提供更全面的依据。识别这些不确定性来源可能对风险评估结果产生重要影响。

三、不确定性的分析方法

识别风险评估全过程不确定性的来源,定性描述或定量分析危害识别、危害表征、暴露评估和风险估计过程中的不确定性。常用的不确定性分析方法包括敏感性分析、蒙特卡洛模拟、贝叶斯分析等。《环境污染物人群暴露评估技术指南》(HJ 875—2017)中规定的敏感性分析方法通过分析单个参数或变量对风险评估结果的影响,了解哪些参数或变量对结果最敏感。《风险管理 风险评估技术》(GB/T 27921—2023)中规定的蒙特卡洛模拟方法通过随机抽样模拟参数的不确定性,得到风险评估结果的概率分布。这种方法可以对风险进行更准确的估计,因为它考虑了更多可能的不确定性组合。贝叶斯分析方法利用先验信息和数据更新参数估计,得到后验分布,更好地反映参数的不确定性。

四、不确定性的应用步骤

在环境健康风险评价中,不确定性因子的应用通常涉及以下步骤:①识别不确定性来源:首先识别影响风险评估结果的主要不确定性来源,如数据质量、模型假设、参数选择等。②量化不确定性:根据不确定性来源的性质和程度,选择合适的量化方法(如概率分布、模糊集理论等)来量化不确定性。③计算不确定性因子:基于量化结果,计算得到不确定性因子。这通常是一个大于1的数值,用于将风险评估结果向上调整,以反映潜在的不确定性。④应用不确定性因子:将不确定性因子应用于风险评估结果中,得到调整后的风险评估值。这个值更接近于实际环境中的风险水平。

五、不确定性分析的原则

虽然不确定性分析在环境与健康风险评估中具有重要作用,但也存在一定的局限性。数据和模型的局限性可能导致分析结果的不准确,不确定性分析方法的局限性可能影响分析结果的可靠性和精度。在不确定性分析中要遵循的一般原则主要包括以下几点。

1.合理性和科学性

在确定和应用不确定性因子时,应确保其合理性和科学性。这要求评估者具备丰富的专业知识和经验,能够准确识别不确定性来源、量化不确定性并计算得到合理的不确定性因子。

2.数据依赖

不确定性因子的取值往往依赖于可用的数据质量。因此,在评估过程中应尽可能收集高质量的数据,以提高不确定性因子的准确性和可靠性。

3.种间和种内差异

当评估某种化学物质对人体健康的潜在风险时,可能需要考虑从动物试验数据外推到人类时的种间差异、不同人群之间的种内差异以及暴露评估过程中的不确定性等因素。通过量化这些不确定性并计算得到不确定性因子后,可以将其应用于基于动物试验数据的毒性评估结果中,得到更接近于人类实际暴露情况下的风险评估值。

4.最坏假定

在环境健康风险评估中,最坏假定是指为了保障公众健康,而假定环境污染物的浓度、暴露时间、毒性等参数均达到可能的最坏水平,从而评估这种极端情况下对人体健康可能造成的最大风险。最坏假定应基于科学依据和实际情况,考虑合理性,避免过于悲观或不切实际的设想。在设定最坏假定时,应尽可能考虑所有可能的极端情况,确保评估的全面性。随着环境监测数据的更新和科学研究的深入,最坏假定可能需要动态调整,以反映实际情况的变化。

5.成本效益

在制定风险管理措施时,应权衡成本与效益,确保措施的经济性和可行性。以重金属污染为例,在环境健康风险评价中,可以设定重金属污染物的浓度达到环境质量标准中的最高允许值,暴露时间为长期(如终身暴露),毒性为最强(如致癌性最强)等最坏假定。基于这些假定,利用环境健康风险评价模型和方法,可以评估重金属污染对人体健康可能造成的最大风险,并据此制定严格的环境保护标准和有效的风险管理措施。

6.透明度和可追溯性

在风险评估报告中应详细说明不确定性因子的来源、计算方法和应用过程,以确保评估结果的透明度和可追溯性。这有助于其他评估者或决策者了解评估过程和结果,并进行有效的沟通和交流。

综上所述,不确定性因子在健康风险评价和生态风险评价中的应用是一个复杂而关键的过程。通过合理识别不确定性来源、量化不确定性、计算不确定性因子并将其应用于风险评估结果中,可以更准确地反映实际环境中的潜在风险,为决策者提供更可靠的风险管理依据。随着环境与健康风险评估的不断发展,未来可以加强数据和模型的研究与改进,提高数据的准确性和模型的精度,减少不确定性的来源。同时,可以探索新的不确定性分析方法和技术,提高分析结果的可靠性和精度。此外,提高决策者对不确定性的认知和理解程度也有助于更好地应用不确定性分析结果,为制定风险管理措施提供依据。

第七节　我国环境健康风险评估的挑战及趋势

近年来,我国加快健全现代环境治理体系,把生态环境风险逐步纳入常态化管理,系统构建全过程、多层级生态环境风险防范体系。未来,环境健康风险评估将面临更多的挑战和机遇,需要不断加强科学研究和技术创新,以适应不断变化的环境和健康需求。

一、风险变异性和不确定性

我国以宪法为基础,以《中华人民共和国环境保护法》为核心,构建了一套环境法律体系。对于风险评估,《中华人民共和国环境保护法》第 39 条虽然要求建立健全环境健康风险评估制度,但是在具体的制度构建方面仍处于法律细则缺失的状态,关于风险评估的评估主体、权责划分、评估程序等都未做出明确的规定,导致制度的落实建设存在阻碍。现行环境法体系所确认的健康风险预防理念具有程序性而非实体性的本质。

现有的环境法研究已经开始关注环境健康风险的法律应对及比较法考察,但主要局限于单一制度或单行立法视角,缺乏在体系整体视角下对环境健康风险的审视;我国尚未设立针对环境健康管理的专门法律,其更多地分散于行政法规、部门规章以及规划中,总体法律层级较低,具体的实施细则也较为零散。

换言之,若环境法制度未能明确公众健康利益的保护目标,即便严格依法实施,也只能是在一定程度上降低公众健康风险,却无法真正确保其力度与程度能够达到"保障公众健康"的要求。低于"保障公众健康"要求的法律即使被贯彻实施了,也可能会导致出现"达标排放"造成人体健康危害以及"环境保护对抗环境保护"的监管怪象。

总体上,我国环境健康风险评估制度建设仍处于起步阶段,随着对环境健康损害的认识逐渐加深,现行环境法体系正在确立公众健康利益保护的独立价值追求。[11] 未来,我国应当构建具有中国特色的环境健康管理体系,在顶层设计上明确目标和战略导向,加强法律法规、标准和制度建设,明确环境健康风险评估的对象、启动条件、责任主体、管理应用等。

二、健全完善环境健康风险评估技术体系建设

我国环境健康风险评估技术体系起步较晚,相关风险评估基础薄弱、风险管理体系不完善,环境健康风险评估工作的顺利运行需求同落后的技术规范间的矛盾凸显。虽已发布环境健康风险评估相关技术规范 20 余项,但国内已发布的技术规范主要集中于具体领域,一方面在顶层设计上缺乏系统性归纳,另一方面各技术规范之间边界模糊。《中华人民共和国大气污染防治法》《中华人民共和国土壤污染防治法》《中华人民共和国水污染防治法》等提到了根据污染物对人体健康的影响及危害制定环境质量标准、风险管控标准,但未规范具体技术要求和程序,其余生态环境单行法也未对环境健康风险防控做出具体规定。

现有环境质量标准中部分限值设定的目标是保护人体健康,但是这些限值的制定并没有以基于我国人群的环境健康基准(环境中污染物对人不产生不良或有害影响的最大剂量/无作用剂量或浓度)为科学依据,因此,在现有的环境质量标准下,往往存在"质量达标,健康超标"的现象,达不到保障人体健康的目的。目前我国尚未建立起自己完善的环境健康基准技术规范体系,因此在环境与健康标准体系中,应该制定以保护人体健康为目标的水环境基准、大气环境基准、土壤环境基准及其他基准制定方法技术规范,以此来为国家和地方环境质量标准的制修订提供方法学依据。环境与健康风险评估制度需要多领域、科学化的防控标准作为参考;但到目前为止,相关环境标准的制定对人体健康的关注度不足,污染物的人体健康基准值并未公布。

针对数据质量评价、不确定性分析等环境健康风险评估的通用技术和方法不断得到更新,制定基础方法类标准规范;针对重点区域、重点行业、建设项目、化学物质、污染地块等防控健康风险的特定生态环境管理需要,制定管理应用类标准规范;研发一套环境健康风

险评估软件工具。开展以健康风险防控为约束条件的环境基准研究,为筛选重点管理的有毒有害污染物、制修订相关标准提供依据。探索构建新污染物环境健康风险评估技术标准体系,针对持久性有机污染物、内分泌干扰物、抗生素等新污染物[12],研究调查监测、危害评估、暴露评估、风险表征等技术方法。

相比于世界卫生组织和美国国家环境保护局的环境健康风险评估工作,我国有大量的基础工作要做。可借鉴世界卫生组织和美国国家环境保护局的经验,制订、修订总纲(框架性指南)、技术方法基础、参考性资料和应用性指南等类别,包括各种暴露类型(化学物、污染物等)、毒性(致癌、致畸、致突变等)和人群类型(婴幼儿、儿童、老年人等)。

我国风险评估启动环节所依赖的《国家环境保护环境与健康工作办法(试行)》和《健康中国行动(2019—2030 年)》并未对环境健康风险评估的具体操作要求、风险识别能力建设和评估责权的划分进行全面的规定和涵盖。在《生态环境健康风险评估技术指南　总纲》(HJ 1111—2020)的基础上,不断完善技术体系框架,将环境健康风险评估技术规则进一步细化,根据不同的区域、行业等,分专项制定环境健康风险评估技术导则,尽快发展出一套完善的环境健康风险评估体系,以确保环境健康风险评估在环境健康政策体系中的应用规范有据。

现阶段,环境质量标准与环境卫生标准之间的部分指标限值存在冲突或者空白内容,因此,建议应及时对相关标准进行修订或补充,加快制定针对公众健康影响评估编制的专项技术导则,将我国现有的环境质量标准区分为人体健康标准和生态保护标准,并将人体健康标准进一步细化为有阈值物的人体健康标准与无阈值物的人体健康标准、可接受的人体健康标准与不可接受的人体健康标准。

在此基础上,进一步完善相应的污染物排放标准和方法标准、样品标准等。加强环境基准中的人体健康基准研究,为人体健康环境质量标准的制定提供坚实的科学基础。另外,环境健康风险评估技术指南是确立评估技术标准的基础规范文件,也需进一步细化。

三、数据科学与人工智能的集成

大数据、人工智能等前沿技术的应用,使得评估过程更加智能化、自动化和高效化,为环境健康风险评估带来了新的机遇和挑战。依托生态环境综合管理信息化平台和生态环境信息资源中心,利用机器学习和人工智能技术处理庞大的环境健康数据,系统整合相关调查、监测数据库,健全收集、录入、传输、储存、交流、查询、反馈、分析、利用和展示功能。加强环境健康信息标准化管理,编制数据资源目录,推进元数据注册服务,研究信息资源开放共享机制。[13] 区别模式、预测风险并优化干预措施。例如,使用人工智能算法分析生物监测数据,以识别环境污染物的早期暴露。运用大数据[14],掌握全国重点地区高环境健康风险分布特征。

四、精准健康风险评估

长期以来,我国的环境质量标准等环境标准大多直接借鉴欧美等发达国家或世卫组织等国际组织的已有规定,未能根据我国人群对特定污染物的敏感程度、暴露途径等方面的不同,对环境标准做出必要的本土化与差别化调整。

修订中国人群暴露参数,及时反映经济和社会发展对中国人群环境暴露行为模式的影响。[15] 根据生态环境管理业务活动涉及的典型暴露场景,细化暴露参数分类,明确使用原则,增强数据的实用性。跟踪国内外农药、高关注物质研究进展,建立有毒有害物质毒性数据库。向社会提供中国人群暴露参数和有毒有害物质毒性数据查询使用服务。[16] 考虑基因组学、表观遗传学和个体生活方式的影响,转向个性化和基于个人健康数据的风险评估方法,以提供更准确的风险估计。例如,开发个性化的环境健康指南,针对特定群体或个体。

五、注重环境不公正

环境健康风险无处不在,但不同区域、不同人群面临的风险大小不同,不应同等对待。不加区分地同等对待不同风险,不仅不利于有限监管资源的高效配置,也不利于公众健康利益的最大化。依据公众健康利益的相对优先地位,环境健康条款应当要求对不同风险进行分级管理,优先对较高保护级别的领域进行风险评估,并针对不同级别风险采取相应的预防措施,从而有效地预防环境健康风险。

所谓环境公平/正义,是指在制定、实施和执行环境法律、规定或政策方面,无论种族、肤色、国籍或收入,所有人都能得到公平的对待和有意义地参与。中国对于环境公平的研究起步较晚,目前尚未形成成熟的研究体系。[17] 近年来,我国环境异质性一直在上升,而且与区域发展差异相比,环境差异对公众健康有更加直接的影响,使其成为造成健康差异的潜在决定因素。在全球都在关注与环境利益和威胁分配有关的公平挑战的背景下,我国的环境公平问题还未得到学术界和政治领域的充分关注,公正的概念还没有渗透到决策者的政治意识中。

分析环境健康风险监测与评估业务需求,结合现有生态环境监测网络,编制环境健康风险监测体系建设方案,逐步纳入国家生态环境监测体系。承认环境风险和健康影响在不同人群和社区中分布不均。[18,19] 目前我国居民环境健康素养水平总体不高,环境健康风险防范意识和能力有待提升,科学知识素养水平低的问题尤为突出,城乡差异大。通过公平的风险评估方法和有针对性的干预措施,解决环境不公正问题。例如,评估低收入社区的空气污染暴露情况,并实施改善空气质量的措施。

六、促进多方合作

环境健康风险评估具有跨学科、跨专业、综合性强、技术要求高等特点,涉及生态环境、卫生健康、农业农村、住房建设、应急管理等多个部门,环境健康风险评估与管理需要多学科的合作与融合,包括环境科学、流行病学、毒理学和风险管理,需要促进部门间协作以及环境科学、环境医学、化学、生物信息、公共政策学、统计学、经济学等学科的深度融合。

我国现有的环境健康管理工作由卫生健康部门和生态环境部门两大主管部门共同牵头。生态环境部门主要关注常规污染物排放控制和环境质量提升,对环境健康风险的监测管理以及污染暴露对健康影响方面的研究存在不足。[20] 而卫生健康部门则主要关注损害人群健康的环境风险因素识别,但在对引发健康问题的环境风险因素的相应管理机制方面存在欠缺,协作、监测、共享、发布等工作遇到困难。强化环境保护部门和公共卫生部门间的契合性,实现生态环境要素和人体健康要素间的互通有无。

另外,环境问题如大气环境问题、微塑料、新型污染物等的全球化,未来应注重促进全球合作,分享信息、协调风险管理策略并解决跨境环境健康问题。加强国际条约和协定的制定,以应对全球环境健康威胁。例如,制定全球空气污染条约,以减少空气污染对公众健康的影响。

七、持续监测和预警系统

开发实时监测系统,以检测环境中潜在的健康风险。建立预警系统,以便在发生环境事件时迅速采取行动。例如,使用传感器网络监测空气污染浓度,并向受影响社区发出警报。

充分利用污染源普查、生态环境监测、排污许可、"三线一单"、敏感区分布、人口分布、土地利用、经济结构以及环境健康调查研究等数据资源,研究构建环境健康风险源识别和区域风险评估技术方法、指标体系及数字化模型。筛选高风险源清单,结合污染源、污染物、暴露途径、暴露路径及可能受到潜在污染影响的敏感人群分析,绘制风险分布地图,识别高风险区域及其关键影响因素,提出环境健康风险分区分级管理对策,推动地方生态环境部门加强监管。

八、全生命周期与可持续发展

考虑环境暴露和健康后果的全生命周期,从胚胎发育到老年。评估化学品对不同发育阶段的潜在影响,并实施保护脆弱人群的措施。[21] 例如,研究怀孕和儿童早期接触环境污染物对认知功能的影响。促进绿色化学实践,减少有毒化学品的使用并防止环境污染。[22] 鼓励可持续发展措施,以减少环境足迹和保护公众健康。例如,支持研发替代有毒化学品的更安全替代品。

九、风险沟通与公众参与

环境健康风险评估与管理是一个复杂且多方面的过程,其中沟通与公众参与至关重要。环境健康问题通常复杂而技术性强,加强风险沟通,使用清晰、简洁和准确的语言,向利益相关者传达风险评估结果和管理建议,鼓励利益相关者参与决策过程,促进公众参与风险评估和管理过程,以增强理解和信任。[23] 例如,举办社区研讨会,以透明的方式向公众传达环境健康风险信息,讨论环境健康风险并征求公众意见。有效沟通可以促进认识、建立信任并促进采取行动,从而保护公众健康和环境。加强宣传员,把提升居民环境健康素养作为建设健康中国和美丽中国的重要内容,引导县(市、区)政府和相关部门结合日常宣传科普工作制定推进计划,广泛动员单位、社区、社会组织、家庭、个人和媒体参与。

尽管环境健康风险的识别、评估、管理都需要建立在科学的基础上,但由于不同主体对同一物质的风险认知不同,进而会影响风险的识别、评估、管理的效果,所以,有必要在环境健康风险的识别、评估、管理环节进行充分的信息公开,使相关主体(管理者、专家、社会公众)之间进行充分的风险交流与沟通。

十、新污染物的治理

从改善生态环境质量和环境风险管理的角度来看,"新污染物"是指那些具有生物毒性、环境持久性、生物累积性等特征的有毒有害化学物质,这些有毒有害化学物质对生态环境或者人体健康存在较大的危害性风险[24],但由于现有的管理措施不足,它们尚未被纳入环境管理中的四大类污染物,即持久性有机污染物(如部分杀虫剂)、内分泌干扰物(如部分农药)、抗生素和微塑料[25]。研究和监测新兴污染物,评估其潜在的健康风险;开发监管框架,管理新兴污染物的生产、使用和处置。

目前,国内外对新污染物关注度高,但开展新污染物环境风险管控对科技支撑要求较高。新污染物种类繁多、危害机理复杂、在环境中迁移转化和归趋过程复杂、污染控制难度大、绿色替代品研发技术要求高。我国在新污染物的危害识别、暴露预测、环境风险评估、绿色替代、污染控制等领域的研究基础薄弱,并缺少系统部署,严重制约了新污染物环境风险的科学评估和精准管控。

参考文献

[1]王馨羚,孙澳,梁丽萍,等.环境健康影响评价及发展历程[J].中国公共卫生,2023,39(10):1348-1353.

[2]王雪.我国环境健康综合风险评价指标体系的建立及应用研究[D].沈阳:中国医科大学,2022.

[3]生态环境部.生态环境健康风险评估技术指南 总纲:HJ 1111—2020[S].北京:中国环境出版集团有限公司,2020.

[4]韩利琳,王斌.环境健康影响评价制度研究[J].南宁师范大学学报(哲学社会科学版),2022,43(4):107-114.

[5]段小丽.环境与健康标准体系研究[J].环境资源法论丛,2021,13:17-60.

[6]郑和辉,王情,程义斌.环境健康风险评估标准化研究[J].中国公共卫生管理,2021,37(2):229-232.

[7]环境保护部.环境污染物人群暴露评估技术指南:HJ 875—2017[S].北京:中国环境出版集团有限公司,2017.

[8]国家环境保护总局.新化学物质危害评估导则:HJ/T 154—2004[S].北京:中国环境出版集团有限公司,2004.

[9]国家卫生健康委员会.化学物质环境健康风险评估技术指南:WS/T 777—2021[S].北京:中国环境出版集团有限公司,2021.

[10]赵丹,吴畏达,孙倩,等.场地复合污染的生态效应与风险评估研究进展和展望[J].环境科学研究,2023,36(1):30-43.

[11]赵阳.我国环境健康风险评估法律制度研究[D].郑州:河南大学,2022:32.

[12]Li Y, Yu Y, Li Y, et al. A combined method for human health risk area identification of heavy metals in urban environments[J]. J Hazar Mater, 2023, 449:131067.

[13]Ding F F, Li Y, He T H, et al. Urban agglomerations as an environmental dimension of antibiotics transmission through the "one health" lens[J]. J Hazar Mater, 2024, 465:133283.

[14]万珍宁,李灵,濮梦婕,等.粤港澳大湾区水环境中新污染物的分布特征及其健康风险评估的研究进展[J].地球环境学报,2024,15(5):728-741.

[15]樊朴,郭群,徐建.建立健全环境健康损害认定制度:环境健康风险评估策略的应用[J].环境资源法论丛,2021,13:3-16.

[16]Yan J H, Chen J S, Zhang W Q. A new probabilistic assessment process for human health risk (HHR) in groundwater with extensive fluoride and nitrate optimized by non parametric estimation method[J]. Water Rearch, 2023, 243: 120379.

[17]常旺.珠三角地区多污染物健康风险环境公平研究[D].广州:华南理工大学,2022:2.

[18]吴通航,刘海燕,张卫民,等.鄱阳湖流域赣江下游水化学特征及人类健康风险评价[J].现代地质,2022,36(2):427-438.

[19]萬佳.铅污染场地的人类健康风险评估及应用实例[J].上海国土资源,2018,39(4):35-38.

[20]李智卓.我国环境健康管理政策的发展历程、不足及完善建议[J].河海大学学报(哲学社会科学版),2022,24(3):83-90.

[21]Xiao Y, Han D M, Currell M, et al. Review of endocrine disrupting compounds (EDCs) in China's water environments: implications for environmental fate, transport and health risks[J]. Water Res, 2023, 245: 120645.

[22]Yao X W, Luo X S, Fan J Y, et al. Ecological and human health risks of atmospheric microplastics (MPs): a review[J]. Environl Sci: Atmos, 2022, 2: 921-924.

[23]马思远.我国环境健康风险规制公众参与问题研究[D].贵阳:贵州大学,2022:3.

[24]黄家浩,陶艳茹,黄天寅,等.洪泽湖水体全氟化合物的污染特征、来源及健康[J].环境科学研究,2023,36(4):694-703.

[25]Tang K H D, Li R H, Li Z, et al. Health risk of human exposure to microplastics: a review [J]. Environ Chem Lett, 2024, 22: 1155-1183.

思考题

①简述环境健康风险及环境健康风险评估的定义。

②简述环境健康风险评估在国内外的发展情况。

③简述环境健康风险评估的基本框架。

④简述环境健康风险评估制度在我国的确立和发展。

⑤简述环境健康基准体系及其特点。

⑥请介绍中国环境健康风险评估标准化体系构建历史。

⑦危害识别一般包括哪些步骤?其常用指标和方法有哪些?

⑧危害表征一般包括哪些步骤?

⑨简述暴露评估的步骤和方法。

⑩简述风险表征的定义、步骤和方法。

⑪风险管理的方法主要有哪些?

⑫风险不确定的来源有哪些?不确定的分析方法有哪些?

⑬我国环境健康风险评估面临哪些挑战?未来发展趋势如何?

推荐阅读文献

[1]Huang H C, Lu Z F, Fan X M, et al. Urban heatwave, green spaces, and mental health: a review based on

environmental health risk assessment framework [J]. Sci Total Environ，2024，948：174816.

[2]Zhu J N，Zhang Y J，Xu X,et al. Air pollution and health impacts of atmospheric PM：application of air Q⁺ model to Jiangsu province in China [J]. Int J Environ Res，2022，16：74.

[3]Pourchet M，Debrauwer L，Klanova J,et al. Suspect and non-targeted screening of chemicals of emerging concern for human biomonitoring，environmental health studies and support to risk assessment：from promises to challenges and harmonisation issues [J]. Environ Int，2020，139：105545.

[4]Sicard P，Agathokleous E，Anenberg S S,et al. Trends in urban air pollution over the last two decades：a global perspective [J]. Sci Total Environ，2023，858：160064.

[5]Zhang Z Y，Zhang Q，Wang T Z，et al. Assessment of global health risk of antibiotic resistance genes [J]. Nat Commun，2022，13：1553.

[6]Abubakar I R，Maniruzzaman K M，Dano U L，et al. Environmental sustainability impacts of solid waste management practices in the global south [J]. Int J Env Res Pub He，2022，19：12717.

[7]Pérez S，German-Labaume C，Mathiot S，et al. Using bayesian networks for environmental health risk assessment [J]. Environ Res，2022，204：112059.

[8]Gupta P，Biswas S，Tamrakar T，et al. Environmental health risk assessment of heavy metals contamination in the soils [J]. Trans Indian Inst Met，2024，77(1)：209-217.

[9]Koelmans A A，Redondo-Hasseleharm P E，Nor N H M，et al. Risk assessment of microplastic particles [J]. Nat Rev Mater，2022，7(2)：138-152.

[10]Gao S K，Zhang S，Feng Z H，et al.The ecological risk and fate of microplastics in the environmental matrices of marine ranching area in coastal water [J]. J Hazard Mater，2024，473：134570.

[11]高雅,郭昌胜,徐建.基于文献计量学的环境健康效益评估研究热点及趋势分析[J].环境科学研究，2023,36(9):1813-1823.

[12]王红梅,吴健芳,田自强,等.土壤污染物健康风险评价技术现状及发展趋势[J].环境工程技术学报，2023,13(2):778-784.

[13]王超,李辉林,胡清,等.我国土壤环境的风险评估技术分析与展望[J].生态毒理学报,2021,16(1):28-42.